安徽省"十三五"高职高专规划教材

# 传染病护理

## （第3版）

（可供高职高专护理专业及五年制护理专业使用）

主　编　王荣俊
副主编　孙美兰　樊　军　宋佩杉
编　者（按姓氏笔画顺序排列）
王荣俊　合肥职业技术学院
叶永椿　黄山职业技术学院
宋佩杉　皖北卫生职业学院
李影影　亳州职业技术学院
孙美兰　合肥职业技术学院
张　娣　亳州职业技术学院
彭徐云　宣城职业技术学院
樊　军　皖南医药卫生学校

东南大学出版社
SOUTHEAST UNIVERSITY PRESS
·南京·

## 内 容 提 要

本书主要介绍感染与免疫,传染病的发病机制,传染病的特征,传染病的流行过程及影响因素,传染病的预防,传染病病人的护理,传染病病人常见症状及体征的护理,病毒感染性疾病病人的护理(病毒性肝炎病人的护理、流行性乙型脑炎病人的护理、肾综合征出血热病人的护理、狂犬病病人的护理、艾滋病人的护理、水痘病人的护理、麻疹病人的护理、流行性腮腺炎病人的护理、流行性感冒病人的护理、严重急性呼吸综合征病人的护理、手足口病病人的护理)、细菌感染性疾病病人的护理(伤寒病人的护理、细菌性痢疾病人的护理、细菌性食物中毒病人的护理、霍乱病人的护理、流行性脑脊髓膜炎病人的护理、百日咳病人的护理、白喉病人的护理)、钩端螺旋体病病人的护理、原虫感染性疾病病人的护理(阿米巴病患者的护理、疟疾患者的护理)、蠕虫感染性疾病病人的护理等。本书内容精炼,版式活泼,图文并茂,实用性强。

本书可供高职高专护理专业学生使用,同时可供从事护理教学和护理临床的人员参考。

**图书在版编目(CIP)数据**

传染病护理 / 王荣俊主编. —3版. —南京:东南大学出版社,2019.11
ISBN 978-7-5641-8660-9

Ⅰ. ①传… Ⅱ. ①王… Ⅲ. ①传染病-护理-教材 Ⅳ. ①R473.51

中国版本图书馆 CIP 数据核字(2019)第 263342 号

**传染病护理**

| | |
|---|---|
| 主　　编 | 王荣俊 |
| 出版发行 | 东南大学出版社 |
| 出 版 人 | 江建中 |
| 社　　址 | 南京市四牌楼2号 |
| 邮　　编 | 210096 |
| 经　　销 | 江苏省新华书店 |
| 印　　刷 | 江苏徐州新华印刷厂 |
| 开　　本 | 787 mm×1 092 mm　1/16 |
| 印　　张 | 13 |
| 字　　数 | 320千字 |
| 版　　次 | 2019年11月第3版　2019年11月第1次印刷 |
| 书　　号 | ISBN 978-7-5641-8660-9 |
| 定　　价 | 45.00元 |

\* 本社图书若有印装质量问题,请直接与营销部联系,电话:025—83791830。

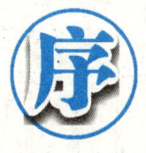

随着社会经济的发展和医疗卫生服务改革的不断深入,对护理人才的数量、质量和结构提出了新的更高的要求。为加强五年制高职护理教学改革,提高护理教育的质量,培养具有扎实基础知识和较强实践能力的高素质技能型护理人才,建设一套适用于五年制高职护理专业教学实际的教材,是承担高职五年制护理专业教学任务的各个院校所关心和亟待解决的问题。

在安徽省教育厅和卫生厅的大力支持下,经过该省有关医学院校的共同努力,由安徽省医学会医学教育学分会组织的安徽省五年制护理专业高职规划教材编写工作,于2005年正式启动。全省共有10余所高校、医专、高职和中等卫生学校的多名骨干教师参加了教材的编写工作。本套教材着力反映当前护理专业最新进展的教育教学内容,优化护理专业教育的知识结构和体系,注重护理专业基础知识的学习和技能的训练,以保证为各级医疗卫生机构大量输送适应现代社会发展和健康需求的高质技能型护理专业人才。在编写过程中,每门课程均着力体现思想性、科学性、先进性、启发性、针对性、实用性,力求做到如下几点:一是以综合素质教育为基础,以能力培养为本位,培养学生对护理专业的爱岗敬业精神;二是适应护理专业的现状和发展趋势,在教学内容上体现先进性和前瞻性,充分反映护理领域的新知识、新技术、新方法;三是理论知识要求以"必需、够用"为原则,因而将更多的篇幅用于强化学生的护理专业技能上,围绕如何提高其实践操作能力来编写。

本套教材包括以下30个品种：《卫生法学》《护理礼仪与形体训练》《医用物理》《医用化学》《医用生物学》《人体解剖学》《组织胚胎学》《生理学》《病理学》《生物化学》《病原生物与免疫》《药物学》《护理心理学》《护理学基础》《营养与膳食》《卫生保健》《健康评估》《内科护理技术》《外科护理技术》《妇产科护理技术》《儿科护理技术》《老年护理技术》《精神科护理技术》《急救护理技术》《社区护理》《康复护理技术》《传染病护理》《五官科护理技术》《护理管理学》和《护理科研与医学文献检索》。本套教材主要供五年制高职护理专业使用，其中的部分职业基础课教材也可供其他相关医学专业选择使用。

成功地组织出版这套教材，是安徽省医学教育的一项重要成果，也是对安徽省长期从事护理专业教学的广大优秀教师的一次能力的展示。作为安徽省高职高专类医学教育规划教材编写的首次尝试，不足之处在所难免，希望使用这套教材的广大师生和读者能给予批评指正，也希望这套教材的编委会和编者们根据大家提出的宝贵意见，结合护理学科发展和教学的实际需要，及时组织修订，不断提高教材的质量。

卫生部科技教育司副司长 孟群

2006年2月6日

# 第3版前言

为适应我国高等卫生职业教育护理专业教学改革和发展需要,适应数字化时代学习者学习方式的改变,基于对以往《传染病护理》教材的反思以及传染病护理学课程改革与建设的实践,本着以护理专业培养目标为导向,以职业技能培养为根本,以学生为主体的编写指导思想,突出高职高专护理专业的教育特色,强调学生临床思维能力的培养,注重与岗位需求密切结合、与全国护士资格考试接轨的同时,体现强化实践、贴近临床、方便教学的基本原则。在借鉴参考国内各种版本的基础上,编写了高等卫生职业教育安徽省"十三五"规划教材《传染病护理》,供高等卫生职业教育护理、助产专业学生使用,同时可供其他层次从事护理教学及临床护理工作者参考。

全书分正文、实训指导、附录三部分,正文包括总论、病毒感染性疾病病人的护理、细菌感染性疾病病人的护理、钩端螺旋体病病人的护理、原虫感染性疾病病人的护理、蠕虫感染性疾病病人的护理,共6章。全书突出"以人为本"和"以人的健康为中心"的职业理念,依据高等医学职业专科学生的认知特点,按照整体护理程序的基本框架进行编写,每节开篇设有学习目标,通过"扫一扫,知重点"富媒体模块,概括章节重点,便于学生预习,设立"导入情景",导入临床真实情景,根据情景内容提出"问题",体现"学习内容与工作内容相对接",帮助学生逐步建立临床护理工作思维模式。节中根据需要设置"知识链接"、"微课"及"考点提示"等,拓展延伸知识内容,与护士执业资格考试紧密联系。章末设有案例或思考题和案例思路解析,培养学生临床思维能力,设有"扫一扫,看总结",帮助学生总结归纳重点知识内容;设有"扫一扫,测一测",进一步强化和巩固护士执业资格考试考点、重要知识点和基本概念。

在编写过程中,全体编者本着认真负责的态度参与编写,参阅了国内有关教材和专著,并得到各编者所在院校的大力支持,在此一并表示诚挚的谢意。由于编写时间仓促和参编人员的学识水平有限,疏漏和不妥之处,恳请广大师生和读者不吝赐教与斧正。

王荣俊

2019 年元月

# 第1版前言

为了更好地培养高等护理专业人才,适应21世纪社会进步和卫生保健护理事业的发展,按照安徽省五年制护理专业高职规划教材编写的主导思想,《传染病护理技术》紧密围绕初中起点五年制护理专业的培养目标,体现三基(基本理论、基本知识、基本技能)和五性(思想性、科学性、启发性、先进性、适用性)的原则。本教材既突出了在五年制护理专业高职规划系列教材中的学科地位和作用,又注重与本专业内其他教材之间的有机衔接、相互呼应,避免不必要的重复,与全套教材形成完整的体系。

本教材体现以患者为中心的整体护理模式,按照护理程序进行编写。除绪论外,全书共分六章,即绪论、病毒感染性疾病、细菌感染性疾病、钩端螺旋体病、原虫感染、蠕虫感染。绪论除外,每章按照疾病概要(包括概述、病因及发病机制、治疗原则)、护理(包括护理评估、护理诊断及合作性问题、护理目标、护理措施、护理评估)两大步骤叙述,旨在引导学生按照护理程序的思维方法,遵循人性化的护理要求,对患者进行全面评估和实施整体护理。

在选择内容方面本教材体现了实用、新颖,力求适应特定的培养目标,跟上现代科学发展的步伐。但由于医学科学的迅猛发展,本教材内容不当之处在所难免,敬请同行专家及读者不吝指出,以求再版时改进与完善。

余万春

2005年10月

# 目 录

## 第一章 总论
第一节 感染与免疫 ………………………………………………… (2)
第二节 传染病的发病机制 ………………………………………… (6)
第三节 传染病的特征 ……………………………………………… (8)
第四节 传染病的流行过程及影响因素 …………………………… (11)
第五节 传染病的预防 ……………………………………………… (15)
第六节 传染病病人的护理 ………………………………………… (24)
第七节 传染病病人常见症状及体征的护理 ……………………… (29)

## 第二章 病毒感染性疾病病人的护理
第一节 病毒性肝炎病人的护理 …………………………………… (34)
第二节 流行性乙型脑炎病人的护理 ……………………………… (43)
第三节 肾综合征出血热病人的护理 ……………………………… (49)
第四节 狂犬病病人的护理 ………………………………………… (55)
第五节 艾滋病病人的护理 ………………………………………… (60)
第六节 水痘病人的护理 …………………………………………… (67)
第七节 麻疹病人的护理 …………………………………………… (72)
第八节 流行性腮腺炎病人的护理 ………………………………… (77)
第九节 流行性感冒病人的护理 …………………………………… (81)
第十节 严重急性呼吸综合征病人的护理 ………………………… (86)
第十一节 手足口病病人的护理 …………………………………… (91)

## 第三章 细菌感染性疾病病人的护理
第一节 伤寒病人的护理 …………………………………………… (97)
第二节 细菌性痢疾病人的护理 …………………………………… (104)
第三节 细菌性食物中毒病人的护理 ……………………………… (110)
第四节 霍乱病人的护理 …………………………………………… (115)
第五节 流行性脑脊髓膜炎病人的护理 …………………………… (122)
第六节 百日咳病人的护理 ………………………………………… (128)
第七节 白喉病人的护理 …………………………………………… (133)

# 目 录

## 第四章 钩端螺旋体病病人的护理

## 第五章 原虫感染性疾病病人的护理
第一节 阿米巴病病人的护理 …………………………………………… (147)
第二节 疟疾病人的护理 ………………………………………………… (155)

## 第六章 蠕虫感染性疾病病人的护理
第一节 日本血吸虫病病人的护理 ……………………………………… (162)
第二节 钩虫病病人的护理 ……………………………………………… (169)
第三节 蛔虫病病人的护理 ……………………………………………… (174)
第四节 蛲虫病病人的护理 ……………………………………………… (179)

## 实训指导
实训 1 传染病职业暴露的预防和意外暴露时的处理 ………………… (183)
实训 2 穿脱隔离衣、防护服 …………………………………………… (184)
实训 3 七步洗手法 ……………………………………………………… (186)
实训 4 麻疹疫苗接种 …………………………………………………… (188)

## 附录
附录一 常见传染病的潜伏期、隔离期及检疫期 ……………………… (190)
附录二 常见传染病污染物品的消毒方法 ……………………………… (193)
附录三 儿童计划免疫方案 ……………………………………………… (195)
主要参考文献 ……………………………………………………………… (196)

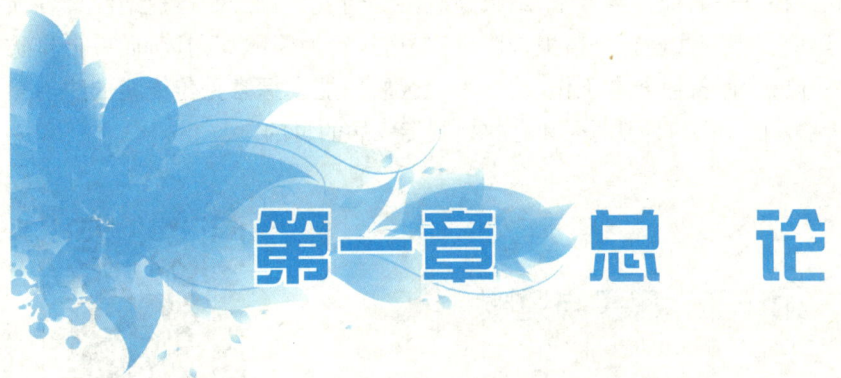

# 第一章 总 论

传染病(communicable diseases)是指人体感染病原微生物和寄生虫后所产生的具有传染性的疾病。常见的病原微生物有细菌、病毒、立克次体、支原体、衣原体、螺旋体、真菌、朊毒体等。常见的寄生虫有蠕虫、原虫等,由它们感染人体而产生的疾病又称为寄生虫病(parasitosis)。传染病属于感染性疾病(infectious diseases)的范畴。感染性疾病是指由各种病原体感染所引起的疾病,除包括传染病以外,还包括非传染性感染性疾病。

历史上传染病在全世界曾对人类的健康造成巨大危害。在我国,鼠疫、霍乱、天花、血吸虫病等传染病在新中国成立之前曾广泛流行,严重地威胁着人民的身体健康。新中国成立后,政府及时制定并实施了"预防为主,防治结合"的卫生方针,许多传染病被消灭或得到有效控制。如天花已被完全消灭,脊髓灰质炎已接近被消灭,新生儿破伤风、白喉、百日咳、流行性乙型脑炎等传染病的发病率较新中国成立前已经显著降低。然而有些传染病,如病毒性肝炎、结核病、狂犬病、肾综合征出血热等仍然在我国广泛存在,一些已被有效控制的传染病,如血吸虫病等有死灰复燃的可能,仍然严重影响着广大群众的身体健康。另外,一些新的传染病亦不断出现,如 2003 年我国流行的传染性非典型肺炎。还有艾滋病、军团病、人感染高致病性禽流感等,对人类的健康和生命构成了严重的威胁。因此,传染病的防治工作仍应坚持常抓不懈,并争取广大人民群众的积极参与,使各种传染病得到有效控制。

## 知 识 链 接

英国人爱德华·琴纳发明和普及了一种预防可怕的天花病的方法:接种疫苗法。1979 年 10 月 26 日联合国世界卫生组织在肯尼亚首都内罗毕宣布,全世界已经消灭了天花病。

在传染病防治工作中,传染病护理是非常重要的组成部分。正确、良好的护理不仅能促进传染病人早日康复,还能有效终止传染病在人群中的传播流行。传染病均具有传染性,而且多数传染病常常表现为起病急骤、病情危重、变化较快、并发症多的特点。因此,要求护理人员不但要有扎实、丰富的传染病相关理论知识和准确、娴熟的护理操作技术,同时还要有高度的责任感和同情心,在护理时能做到严密、细致地观察病情变化,准确、迅速地配合各项抢救治疗。护理人员还应积极依法履行疫情报告职责,严格执行消毒隔离制度,做好自身防护,同时还应高度重视开展社区健康教育工作,使广大社区居民能掌握常见传染病的防治知识,以防止传染病的传播流行,最终实现消灭和有效控制传染病的目的。

## 第一节　感染与免疫

ER-1-1　扫一扫,知重点
（感染与免疫）PPT

### 学习目标

1. 掌握感染的概念、感染过程的表现。
2. 熟悉感染过程中病原体及机体免疫反应的作用。
3. 具有严谨求实的工作态度,尊重传染病患者的身心需求,体现出护士的爱伤精神和人文关怀。

---

导入情景：

杨某,男,36岁。发热、乏力、食欲缺乏10天。1月20日开始发热,伴疲乏和食欲缺乏。当地卫生院诊断为"上感",注射"退热针"后,体温下降。3天后体温渐升,以午后明显,可达38.5～40 ℃,经用青霉素治疗5天,体温仍稽留不退。5天后其儿子小明出现发热、食欲缺乏、乏力等症状,经检查小明也患上了"上感",杨某女儿小红并无异常。

问题：

1. 为什么杨某患病几天后小明也患了同样的病？
2. 为什么杨某女儿小红未患病？可能原因有哪些？

---

### 一、感染的概念

感染(infection)是指病原体侵入人体后与人体相互作用、相互斗争的过程。病原体是指侵入人体后可引起疾病发生的病原微生物和寄生虫。值得注意的是,虽然传染病属于感染性疾病,但感染性疾病并不一定都具有传染性,因此传染病和感染性疾病是不完全相同的。

在人类进化过程中,有些病原体和宿主之间出现了互相适应和互不损害的状态,称为共生状态(commensalism),如肠道内的大肠埃希菌。但多数侵入人体的病原体与人体宿主之间是不适应的,因此引起了双方之间的相互作用和相互斗争。这一过程与侵入病人体内的病原体的致病能力以及被感染病人的免疫功能（包括非特异性免疫和特异性免疫）密切相关，也与来自外界的干预，如药物治疗、身体疲劳等因素有关。

## 二、感染过程的表现

病原体（pathogens）经各种途径侵入人体后即开始了感染过程。由于受到病原体的致病力、机体的免疫反应及外界的干预等因素的影响，感染后可出现以下表现。

### （一）病原体被清除

病原体被清除（elimination of pathogen）是指人体在受到病原体侵袭后，可通过非特异性免疫和特异性免疫功能及时将病原体清除。临床上没有任何症状，也不引起病理变化，即使通过免疫学检测亦难发现和证实。

### （二）隐性感染

隐性感染（covert infection）是指病原体进入人体后，仅引起机体出现特异性免疫应答，而机体组织不发生或仅发生轻微损伤，病理变化轻微，临床上常不出现任何症状和体征，仅通过相关免疫学检查才能发现和证实，也称为亚临床感染。在多数传染病中，隐性感染是最常见的。大多数病人在隐性感染结束以后可获得不同程度的特异性免疫力，病原体被清除。也有少数病人的病原体可持续存在于机体内，转为病原携带状态，成为重要的传染源，如伤寒杆菌、乙型肝炎病毒、志贺杆菌感染等。

> 考点提示：传染病中最常见的感染类型是隐性感染

### （三）显性感染

显性感染（overt infection）是指病原体进入人体后，不仅引起机体出现特异性免疫应答，而且通过病原体的作用和机体的变态反应，引起组织损伤，导致机体出现病理变化和临床症状、体征，也称为临床感染。在多数传染病中，显性感染仅占所有受感染者的少部分。但水痘、麻疹等传染病，感染者多表现为显性感染。显性感染过程结束后，病人常可获得持久而牢固的免疫力，病原体被清除，如伤寒、甲型肝炎、麻疹等。但也有部分传染病人感染后所获得的特异性免疫力并不持久，可以再次受感染而引起疾病再次发生，如细菌性痢疾。还有少部分显性感染者可转为慢性病原携带者。

### （四）病原携带状态

病原携带状态（carrier state）是指病原体感染人体后，不引起任何临床表现，而是在受感染者体内生长繁殖，并且可以不断排出体外的一种现象。根据侵入的病原体种类不同，可将其分为带菌者、带病毒者、带虫者。根据发生的时间不同，可将其分为潜伏期携带者、恢复期携带者和健康携带者。根据持续的时间长短不同，可将其分为急性携带者和慢性携带者，急性携带者携带病原体的时间一般短于3个月，若携带病原体的时间超过3个月则为慢性携带者。因病原携带者能不断将病原体排出体外，因此成为许多传染病的重要传染源，如病毒性乙型肝炎、细菌性痢疾、伤寒等。

### （五）潜伏性感染

潜伏性感染（latent infection）是指病原体侵入人体后寄生于机体某部，而机体免疫功能只能使病原体局限化,并不能将病原体完全清除,致使病原体长期潜伏于体内的一种状态。一旦机体免疫功能下降时,则可引起显性感染。在潜伏性感染期间,机体不排出病原体,因而不具有传染性。水痘病毒、单纯疱疹病毒、结核分枝杆菌、疟原虫等感染均可引起潜伏性感染,但并不是所有传染病都有潜伏性感染。

不同的传染病在感染的表现形式上可各有侧重,而且不是固定不变的,在一定条件下它们之间可以相互转变。其中最常见的是隐性感染,其次是病原携带状态,显性感染最少,但一旦发生则最容易被发现。

### 三、感染过程中病原体的作用

病原体感染人体后是否导致机体发病,取决于人体的免疫功能和病原体的致病力。其中病原体的致病力主要有以下几个方面:

#### (一)侵袭力

侵袭力(invasiveness)是指病原体感染人体并在人体内生长、繁殖、扩散的能力。钩端螺旋体病、钩虫病、血吸虫病等病原体可直接侵入人体。病毒性传染病的病原体常常先与人体细胞表面的受体结合而后再进入细胞内。结核病、细菌性痢疾等病原体常常先黏附于支气管、肠黏膜表面,然后再进一步侵入组织细胞。破伤风、狂犬病等病原体侵袭力较弱,必须经人体的伤口侵入人体。

#### (二)毒力

毒力(virulence)包括毒素及毒力因子。其中毒素包括内毒素和外毒素两方面。内毒素主要通过激活单核-吞噬细胞释放细胞因子致病,如伤寒杆菌内毒素、痢疾杆菌内毒素等。外毒素主要与细胞表面受体结合,再进入细胞内而致病,如破伤风杆菌外毒素、白喉杆菌外毒素等。

#### (三)数量

对于同一种病原体来说,侵入人体的病原体数量一般与其致病能力成正比。但是对于不同的病原体,能导致疾病发生的病原体最低数量可有很大差异,如细菌性痢疾只需要 10 个菌体即可致病,而伤寒则需要 10 万个菌体才能致病。

#### (四)变异性

变异性(variability)是指病原体可因环境、遗传等因素的影响发生变异。如果病原体的抗原发生变异,则机体的特异性免疫对它则不能发挥作用,因而可继续导致疾病发生或使疾病慢性化,如流行性感冒、丙型肝炎等疾病的病原体变异等。

### 四、感染过程中免疫反应的作用

感染过程中机体的免疫反应对疾病的临床表现和转归有着重要的影响。免疫反应的作用有两类:一类是使机体免受病原体侵袭和破坏的保护性免疫反应;另一类是促进病理改变和组织损伤的变态反应。免疫反应包括非特异性免疫反应和特异性免疫反应两种。

#### (一)非特异性免疫

非特异性免疫(non-specific immunity)又称先天性免疫,是通过遗传获得的。它是人体对侵入体内的病原体的一种清除机制,无抗原特异性。主要包括天然屏障、吞噬作用、体液因子等。

1. 天然屏障　包括外部屏障和内部屏障。外部屏障主要有皮肤、黏膜及其分泌物,内部屏障主要有胎盘屏障、血脑屏障等。

2. 吞噬作用　人体的单核-吞噬细胞系统具有非特异性吞噬功能,可及时清除侵入人体的各种病原体。

3. 体液因子　包括各种细胞因子、补体及溶菌酶等。体液因子,如γ-干扰素、白细胞介素、粒细胞-巨噬细胞集落刺激因子等,可直接或通过免疫调节作用将侵入人体的病原体清除。

### (二) 特异性免疫

特异性免疫(specific immunity)是通过后天获得的,是指通过特异性识别抗原后所产生的、只针对该抗原的特异性免疫能力。包括体液免疫和细胞免疫两类。体液免疫由B淋巴细胞介导,细胞免疫由T淋巴细胞介导。

### 知识链接

IgG具有抗菌、抗病毒、抗毒素等特性,临床上所用丙种球蛋白即为IgG。

血清中检出特异性IgM,作为传染病早期诊断的标志,揭示新近感染或持续感染。

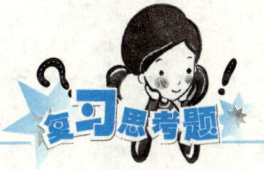

说说感染及感染过程的表现。

ER-1-2　思路解析
(感染与免疫)(文档)

ER-1-3　扫一扫,看总结
(感染与免疫)(文档)

ER-1-4　扫一扫,测一测
(感染与免疫)(文档)

(樊　军、彭徐云)

## 第二节 传染病的发病机制

ER-1-5 扫一扫,知重点
(传染病的发病机制)PPT

### 学 习 目 标

了解传染病的发病机制。

---

**导入情景:**

李某,女性,16岁,因发热4天后皮肤巩膜黄染7天,于2018年3月15日扶行入院。患者于3月4日受凉后发热,体温39℃左右,伴有头痛咽痛、身痛乏力、食欲减退、恶心、上腹部胀痛及右上腹隐痛,4天后热退。精神食欲稍好转,但旁人发现皮肤黄染,病后大便稀,无黏液,无明显里急后重感。两天前大便呈黄白色,现已成黄色。病后尿呈黄色,渐变成浓茶样,量中等,无皮肤瘙痒、咳嗽吐痰等症状,无出血倾向。诊断为"肝炎"。

**问题:**

肝炎病毒入侵后是如何发生组织损伤的?

---

### 一、传染病的发生与发展

传染病的发生与发展的共同特征是疾病发展的阶段性。一般而言,发病机制的阶段性与临床过程的阶段性大多数是一致的,但有时也不吻合。

#### (一)侵入部位

病原体侵入人体时,只有侵入部位适当,病原体才能定植并进一步生长、繁殖,从而引起疾病发生。它与发病机制之间有着密切的联系。如霍乱弧菌必须经口感染,而破伤风杆菌必须经破损的伤口感染,才能引起疾病发生。

#### (二)机体内定位

病原体侵入人体定植后,可直接在侵入部位引起病变,亦可在其他部位引起病变。不同的病原体在机体内的定位不同,有其特殊的规律性,它与传播途径有着密切的联系。如痢疾杆菌经口侵入人体后,却在大肠黏膜定位;血吸虫尾蚴穿过皮肤可引起局部变态反应,然后随血液循环移行至肺脏、肝脏,可引起相应表现。

### (三)排出途径

各种病原体均可通过不同的途径排出体外,导致疾病在人群中传播流行,是引起病原携带者、隐性感染者和传染病病人具有传染性的重要原因。不同的病原体排出途径可不一样,如肺结核的结核分枝杆菌主要通过痰液及飞沫排出,霍乱弧菌主要通过粪便排出,疟原虫等病原体是存在于血液中的,只有当采血、出血或有虫媒叮咬时,才离开人体。

## 二、组织损伤的发生机制

### (一)直接损伤

病原体侵入人体后可通过其所分泌的酶和机械运动直接使组织损伤,还可通过细胞病变使细胞破坏。

### (二)毒素作用

包括内毒素和外毒素的作用。内毒素可通过激活单核-吞噬细胞分泌细胞因子引起发热、弥散性血管内凝血(disseminated intravascular coagulation,DIC)、休克等表现。外毒素可损害靶器官或导致相应功能紊乱。

### (三)免疫机制

免疫反应与许多传染病的发生有密切关系。大部分病原体主要通过变态反应引起组织损伤,以Ⅲ型变态反应和Ⅳ型变态反应最多见,如肺结核等。还有部分病原体可直接破坏T淋巴细胞或抑制免疫反应,如艾滋病病毒等。

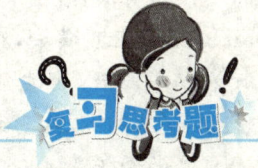

传染病组织损伤的发生机制。

ER-1-6 思路解析
(传染病的发病
机制)(文档)

ER-1-7 扫一扫,看总结
(传染病的发病
机制)(文档)

ER-1-8 扫一扫,测一测
(传染病的发病
机制)(文档)

(樊 军、彭徐云)

## 第三节　传染病的特征

ER-1-9　扫一扫,知重点
（传染病的特征）PPT

**学 习 目 标**

1. 掌握传染病的基本特征。
2. 熟悉传染病病程发展的四个阶段、毒血症状。
3. 了解传染病的常见临床类型。

**导入情景：**

张某，男，20岁，畏寒、寒战、高热6天，隔天发作一次，热退后活动正常，疑为疟疾，服氯喹及伯氨喹2天后症状控制，继续服用上药，5天后感腰背疼痛，小便如酱油样，量少，病前半个月曾到海南旅游过。体查：脉搏90次/分，血压110/70 mmHg，巩膜轻度黄染，双肺呼吸音清，心率90次/分，律齐无杂音，腹软，无压痛、反跳痛，肝右肋下刚及，脾左肋下1 cm，质中，无触痛。实验室检查：血常规：白细胞$8.0×10^9$/L，中性粒细胞0.72，淋巴细胞0.28，血红蛋白90 g/L，尿常规：尿胆原（２＋），胆红素（一）。患者最可能的诊断是间日疟。

**问题：**

该病人需不需要隔离？如果需要，隔离多久？

### 一、基本特征

传染病与其他非传染性疾病的区别主要是传染病有以下四个特征：

#### （一）病原体（pathogen）

每一种传染病都是由特异性的病原体所引起的。病原体可以是病原微生物或寄生虫，以病毒和细菌最常见，如病毒性肝炎的病原体是肝炎病毒、霍乱的病原体是霍乱弧菌、血吸虫病的病原体是血吸虫。临床上如能检测出病原体即可对疾病确诊。

#### （二）传染性（infectivity）

传染病与其他非传染性疾病的最主要区别在于传染病具有传染性。病原体自宿主体内排出后经一定途径传染给另一个宿主的特性称为传染性。不同的传染病，其传染性强弱不同，即使是同一种传染病，在不同时期其传染性的强弱也是不同的。传染期是指传染病病人具有传染性的时期，在每一种传染病中相对固定，是确定病人隔离时间的重要依据之一。

考点提示:疾病隔离期的依据是传染期

### (三) 流行病学特征(epidemiologic feature)

传染病的流行需要三个基本条件,即传染源、传播途径和易感人群。传染病在流行过程中主要受自然因素和社会因素的影响,可表现为以下特征:

1. 流行性　流行性是指传染病在一定条件下,能在人群中传播蔓延的特性。按流行强度可分为:散发(sporadic occurrence)、流行(epidemic)、大流行(pandemic)、暴发流行(epidemic outbreak)。散发指某地区人群中某种传染病的发病率为常年的一般水平。流行指某地区人群中某种传染病的发病率显著超过常年的发病水平。大流行指某种传染病在一定时间内迅速蔓延,流行范围广泛,超出国界或洲界。暴发流行指某种传染病短时间内在某一地区突然发生大量病例,多有同一传染源或共同的传播途径。

2. 季节性　季节性是指某些传染病的发病率在每年的一定季节内升高的现象。如呼吸道传染病发病率常常在冬春季升高,如流行性感冒等;消化道传染病发病率常常在夏秋季升高,如细菌性痢疾等;虫媒传染病的发病率升高季节常常与媒介节肢动物的活跃季节相一致,如流行性乙型脑炎主要通过蚊虫叮咬而传播,其病例主要发生在7、8、9三个月。

3. 地方性与外来性　地方性是指某些传染病仅局限于某些地区内发生,主要由地理环境、气候等自然因素及生活习惯等社会因素的影响所致。如我国血吸虫病主要发生在江南有钉螺分布的地区。自然疫源性传染病是指以野生动物为传染源的疾病,如鼠疫、钩端螺旋体病等,存在这种疾病的地区称为自然疫源地。这些疾病都属于地方性传染病。外来性是指某种传染病在某一地区或国内原来不存在,而是从外地或国外传入的。如艾滋病最早在我国并不存在,是由国外传入的。

此外,传染病的发生和传播蔓延还受到年龄、性别、职业等因素的影响,导致其在不同人群中的分布不同。如钩端螺旋体病主要发生于农民、渔民及屠宰工人中,尤其多见于男性;肾综合征出血热主要见于工人和农民,以男性青壮年多见。某些传染病经过一定时间后,人群免疫水平逐渐下降,易感人群逐渐增多,或由于病原体发生抗原性变异,可在若干年后再次出现流行,称为周期性,如甲型流行性感冒。这些都属于传染病的流行病学特征。

### (四) 感染后免疫(postinfection immunity)

病原体感染人体后,不论是显性感染,还是隐性感染,都能致使人体产生针对该病原体及其产物(如毒素)的特异性免疫反应,属于主动免疫。感染后免疫力的持续时间和强度在不同传染病中差异很大。如脊髓灰质炎、麻疹、伤寒等传染病,感染后的免疫持续时间长,可持续终生;而有些传染病,如流行性感冒、细菌性痢疾等,感染后的免疫持续时间则较短,仅持续数月至数年。

考点提示:传染病的四个基本特征

## 二、临床特点

### (一) 病程发展的阶段性

急性传染病的病程从发生、发展至恢复,一般分为四个阶段。

1. 潜伏期(incubation period)　从人体感染病原体起至开始出现临床症状之前的一段时期称为潜伏期。潜伏期一般相当于自病原体感染人体开始,在人体内繁殖、转移、定位,并导致组织损伤和功能改变,引起临床症状出现之前的全过程。每一种传染病的潜伏期都有一个相对固定的时间范围(最短、最长),而且各种传染病的潜伏期长短是不一致的。如细菌性食物中毒的潜伏期可短至数十分钟,而艾滋病的潜伏期平均约为9年。一般来说,潜伏期的时间长短与人体感染的病原体数量成反比。如果传染病的病理变化主要由毒素引起,则潜伏期的长短与毒素的产生和播散所需要的时间有关。潜伏期是对接触者进行检疫观察、留验的重要依据之一,还有助于传染病的诊断和流行病学调查。

> 考点提示:传染病检疫期的依据是潜伏期

2. 前驱期(prodromal period)　前驱期指传染病自起病到出现明显症状为止的一段时期。前驱期症状多表现为发热、头痛、肌肉酸痛、乏力、食欲减退等非特异性全身反应,在许多传染病中都可出现,一般持续1~3天。多数传染病在前驱期就已经具有较强的传染性。部分传染病起病急骤,可没有前驱期,如急性细菌性食物中毒。

3. 症状明显期(period of apparent manifestation)　某些传染病经过前驱期后,绝大多数病人进入症状明显期,出现该传染病所特有的症状和体征,如典型的皮疹、热型、肝脾肿大、黄疸、粪便及尿液性状变化、脑膜刺激征等。症状明显期又可分为上升期、极期、缓解期。该期病人传染性强且易发生并发症。也有部分传染病,如脊髓灰质炎等,仅少数病人进入症状明显期,大多数病人经过前驱期后直接进入恢复期,临床称为顿挫型。

4. 恢复期(convalescent period)　人体感染病原体后,随着免疫力逐渐增强至一定程度时,体内的病理生理过程基本终止,病人的症状、体征逐渐消失,称为恢复期。恢复期的病人体力和食欲逐渐恢复,血清中的相关抗体效价亦逐渐上升至最高水平。但此期病人体内病原体可能还没有被完全清除(如霍乱),可能还有病理改变残余(如伤寒)或生物化学改变(如病毒性肝炎),许多病人的传染性仍将持续一段时间。

5. 复发(relapse)或再燃(recrudescence)　复发是指某些传染病病人进入恢复期后,体温已经恢复正常并稳定一段时间后,由于体内潜伏的病原体再度繁殖,使病人体温重新升高,再度出现相关临床表现的情形。再燃是指当传染病病人进入恢复期后,临床症状和体征逐渐减轻,但体温还未完全恢复正常时,由于体内潜伏的病原体再度繁殖,使病人体温再次进一步升高,出现初发病的症状与体征,称为再燃。伤寒、疟疾等传染病均可出现复发或再燃。

6. 后遗症　某些传染病病人在恢复期结束后,某些器官功能仍然长期不能恢复正常,称为后遗症(secuela)。多见于以神经系统病变为主要表现的传染病,如流行性脑脊髓膜炎、流行性乙型脑炎、脊髓灰质炎等。

(二)临床类型

临床上可根据传染病的临床过程、病情严重程度及临床特征进行分型,对疾病的隔离、治疗和护理均具有重要的指导意义。按照临床过程的长短不同,可将传染病分为急性传染病、亚急性传染病和慢性传染病。按照病情严重程度可将传染病分为轻型传染病、中型(或普通型)传染病、重型传染病和暴发型传染病。按照临床特征可将传染病分为典型及非典型传染病。

## (三)毒血症状

病原体侵入人体后可引起多种毒血症状,这些症状常常是多种传染病的共同表现。如出现发热、皮疹、头痛、关节疼痛、乏力等毒性症状,严重者还可出现呼吸、循环衰竭、意识障碍等表现。体征可出现肝、脾、淋巴结肿大等表现。

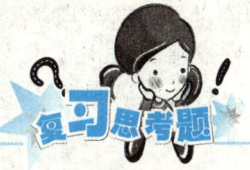

简述传染病的基本特征。

ER-1-10 思路解析
(传染病的特征)(文档)

ER-1-11 扫一扫,看总结
(传染病的特征)(文档)

ER-1-12 扫一扫,测一测
(传染病的特征)(文档)

(樊 军、彭徐云)

## 第四节 传染病的流行过程及影响因素

ER-1-13 扫一扫,知重点
(传染病的流行过程及影响因素)PPT

### 学 习 目 标

1. 掌握传染病流行过程的基本条件。
2. 熟悉影响流行过程的因素及疫源地的概念。

**导入情景:**
"非典"是指自2003年以来我国局部地区发生的一类由冠状病毒引起的肺部感染病症。它主要是通过近距离空气飞沫和密切接触传染的呼吸道传染病,临床主要表现为肺炎,在家庭和医院有显著的聚集现象。

> 问题：
> 1."非典"为什么会在家庭和医院有显著聚集现象？
> 2.影响"非典"聚集的因素有哪些？

所谓传染病的流行过程是指传染病在人群中发生、发展和转归的过程，包括传染源、传播途径、易感人群三个基本条件。传染病的流行过程又受到自然因素和社会因素的影响。

## 一、传染病流行过程的基本条件

### （一）传染源（source of infection）

病原体已在体内生长、繁殖并且能将病原体排出体外的人或动物，称为传染源。主要包括4个方面。

1. 传染病病人　传染病病人是重要的传染源之一。急性病人可通过呕吐、腹泻、咳嗽等将病原体排出体外，促进病原体的播散。慢性病人可长期有病原体排出体外，轻型病人因症状不明显，不易被发现，因此它们作为传染源的意义更大。

2. 隐性感染者　由于隐性感染者没有任何临床症状和体征，不易被发现，因此，在某些传染病，隐性感染者是非常重要的传染源，如脊髓灰质炎、流行性脑脊髓膜炎等。

3. 病原携带者　病原携带者，尤其是慢性病原携带者虽然没有临床症状和体征出现，但可长期排出病原体，因而成为某些传染病的重要传染源。如在细菌性痢疾、伤寒等传染病中，病原携带者具有非常重要的流行病学意义。

4. 受感染的动物　某些传染病，如狂犬病、鼠疫等，其病原体可由受感染的动物体内排出体外，再感染人类，从而引起人体发病，称为动物源性传染病。

> 考点提示：传染病流行的基本条件

### （二）传播途径（route of transmission）

病原体从传染源体内排出后感染另一个易感者的途径，称为传播途径。每一种传染病均有其各自的传播途径，有的传染病由单一途径传播，也有一部分传染病由多条途径传播。传染病的传播途径主要由外界环境中的各种因素组成，主要可以分为以下7种。

1. 呼吸道传播　病原体通过病人说话、打喷嚏、咳嗽或吐痰从传染源体内排出，存在于空气中的飞沫、气溶胶或尘埃中，被易感者吸入呼吸道而感染，如麻疹、流行性感冒、肺结核等。

2. 消化道传播（粪-口传播）　病原体从传染源体内排出后，污染食物、水源，易感者通过饮食、饮水而感染，如霍乱、细菌性食物中毒、伤寒、甲型病毒性肝炎等。

3. 接触传播　可有直接接触和间接接触两种传播方式。直接接触传播是指传染源与易感者的皮肤、黏膜直接密切接触，从而引起疾病的传播，如各种性传播疾病、狂犬病等。间接接触传播又称日常生活接触传播，是易感者接触了被传染源的排泄物或分泌物污染的日常生活用品（玩具、餐具、洗漱用品等）而感染，如细菌性痢疾、猩红热等。

4. 虫媒传播　病原体通过节肢动物为媒介进行传播的方式，称为虫媒传播。分为吸血传播和机械传播两种。吸血传播指通过吸血节肢动物，如蚊子、虱子、恙虫、白蛉等，在患病动物和易感者之间叮咬、吸吮血液时将病原体传播给易感者。常见的传染病有疟疾、鼠疫、流行性乙型脑炎、斑疹伤寒等。机械传播指病原体通过苍蝇、蟑螂等机械携带，污染食物、日常生活用品等,从而使易感者感染,如伤寒、细菌性痢疾等。

5. **血液、血液制品、体液传播** 某些传染病的病原体存在于病人或病原携带者的血液、体液中,易感者通过分娩、性交、输入受病原体污染的血液或血液制品等而被感染。如艾滋病、乙型病毒性肝炎、丙型病毒性肝炎、疟疾等。

6. **母婴传播** 某些传染病的病原体可通过母亲胎盘、分娩、哺乳等方式传播给胎儿或婴儿,如艾滋病、乙型病毒性肝炎、丙型病毒性肝炎等。

7. **土壤传播** 土壤可被某些传染病病原体的芽孢、幼虫或虫卵污染,当易感者接触被污染的土壤时而被感染,如破伤风、炭疽、钩虫、蛔虫等。

### (三) 人群易感性(susceptibility of the crowd)

所谓易感人群是指缺乏对某种传染病的特异性免疫力的人群,对该病原体具有易感性。人群易感性是指人群对某种传染病容易感染的程度。易感者在某一特定人群中的比例决定了该人群的易感性高低。当易感者的比例在某一特定人群中达到一定水平时,又有传染源和合适的传播途径存在,则易造成该传染病的流行。因此,易感性的高低对传染病的发生、传播有很大的影响。某一人群中易感者越多,人群易感性就越高,传染病就越容易在这一人群中发生和流行。而人工主动免疫的普遍推行,可有效减少某种传染病的易感者,从而可将人群易感性降至最低,使传染病不易发生和流行。

### 知 识 链 接

1951年4月,一个正处在麻疹潜伏期的水手,从丹麦的哥本哈根来到格陵兰某地区参加一次人数众多的聚会,由于当地多年无麻疹流行,人群对麻疹的易感性很高,因而在这次集会之后引起麻疹流行,使到会居民4 310人中不分年龄老幼有4 212人罹患麻疹。

## 二、影响流行过程的因素

传染源、传播途径和易感人群是传染病流行过程的三个基本条件,为传染病的流行提供了可能性。但传染病发生与否、流行与否以及流行的程度,则受到了自然因素和社会因素的影响,其中起决定作用的是社会因素。

### (一) 自然因素(natural factors)

自然环境中的各种因素,如气候、地理、生态环境等,可通过对流行过程的三个基本环节发挥作用,从而对传染病的发生、发展起着重要的影响作用。自然因素与传染病的季节性、地区性关系密切,其中虫媒传染病和寄生虫病受自然因素的影响特别明显。如我国的血吸虫病主要发生于长江以南地区,而黑热病主要分布在北方地区;呼吸道传染病主要发生于冬春季节,而流行性乙型脑炎则主要发生于7、8、9三个月,疟疾的发病率较高的季节在夏秋季。另外,某些自然生态环境为传染病在野生动物间传播流行提供了条件,如鼠疫、钩端螺旋体病等,人类进入该地区时亦可能被感染。

## (二)社会因素(social factors)

社会制度、经济水平、文化水平、宗教信仰、风俗习惯、生活和生产条件等社会因素,对传染病的流行过程起着决定性作用。其中社会制度又起着主导作用。新中国成立后,我国实施的是社会主义制度,人民的生活水平和文化水平得到了极大提高,组建了各级卫生防疫机构,积极贯彻执行预防为主的方针政策,颁布了《中华人民共和国传染病防治法》,大力推行计划免疫,使某些传染病被消灭(如天花)或基本被消灭(如脊髓灰质炎),另外有很多传染病得到了有效控制,发病率明显下降。

近年来,由于人口流动性增加、生活方式和饮食习惯的改变、全世界气候变暖、环境污染日益严重等因素的影响,某些传染病的发病率可能或已经有了上升的趋势,如结核病、艾滋病等,应引起我们充分的重视。

考点提示:传染病流行的影响因素有自然因素和社会因素

## 三、疫源地(epidemic focus)

某种传染病的传染源及其排出的病原体向周围播散所能达到的范围称为疫源地,即可能发生新的病例或新的感染的范围。它包括传染源所停留的场所及其周围区域,以及可能受到感染的人群所在区域范围。构成疫源地必须具备以下两个条件:①传染源的存在;②病原体能继续进行传播。疫源地范围主要取决于以下三方面因素:①传染源的活动范围;②传播途径的特点;③周围人群的免疫状况。如果传染源的活动范围广、病原体的传播距离较远、周围人群易感者比例较高时,则疫源地的范围也相应较广。不同传染病的疫源地范围不同,如疟疾的疫源地范围是以传染源为中心,以按蚊飞行距离为半径的区域,范围较广;而水痘病人如仅在家庭内活动,则疫源地范围较局限。即使是同种传染病,疫源地范围在不同条件下也不相同,如麻疹病人发病后不外出,只在家庭内活动,则疫源地范围仅限于其家庭;但若麻疹病人患病后,仍上托幼机构或学校,则疫源地的范围就明显扩大到相应地方。当某种传染病疫情发生时,为有效地采取防疫措施,必须查清疫源地范围。

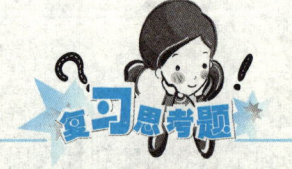

传染病流行过程的基本条件有哪些?其影响因素有哪些?

ER-1-14 思路解析
(传染病的流行过程
及影响因素)(文档)

ER-1-15 扫一扫,看总结
(传染病的流行过程
及影响因素)(文档)

ER-1-16 扫一扫,测一测
(传染病的流行过程
及影响因素)(文档)

(樊 军、彭徐云)

## 第五节 传染病的预防

ER-1-17 扫一扫,知重点
(传染病的预防)PPT

### 学 习 目 标

1. 掌握传染病预防的综合措施。
2. 掌握消毒、隔离的概念。
3. 熟悉消毒的种类、方法及隔离的原则、方法。
4. 了解常用的消毒剂、隔离的种类。
5. 熟悉医护人员个人防护措施。

导入情景:

张某,男,26岁,20天前开始每晚发热,体温最高39.5 ℃,次晨可退热。伴畏寒、腹痛、腹泻、腹胀,发病前1个月曾有下水捕鱼史。体查:体温39.3 ℃,血压115/75 mmHg,两肺无啰音,肝肋缘下1 cm,剑突下3 cm,脾未触及。外周血白细胞$16×10^9$/L,中性粒细胞0.45,淋巴细胞0.20,嗜酸粒细胞0.35。诊断为"急性血吸虫病"。

问题:

该疾病应该如何预防?

为了预防、控制和消除传染病的发生与流行,保障人民健康和公共卫生,我国政府颁布了《中华人民共和国传染病防治法》,组建了各级卫生防疫机构,积极贯彻执行"预防为主,防治结合"的方针、政策,大力推行计划免疫,使很多传染病得到了有效控制,某些传染病被消灭或基本被消灭。近年来,由于多种因素的影响,某些传染病的发病率又有上升的趋势,因此传染病的预防工作应该坚持常抓不懈,主要应针对传染病流行过程的三个基本环节采取一系列的综合性预防措施,防止传染病继续传播流行。

### 一、管理传染源

#### (一)对病人的管理

为做好对传染病病人的管理,应该做到"五早",即早发现、早诊断、早报告、早隔离、早治疗。

1. **早期发现、早期诊断** 建立健全各级医疗卫生防疫机构,结合社区卫生服务,积极在群众中开展传染病防治知识健康教育,提高人民群众对各种常见传染病的识别能力,有计划地为社区居民进行健康体检,对传染病的早期发现、早期诊断有着重要意义。

2. 早期报告　严格执行传染病的报告制度是早期发现、有效控制传染病的重要措施,每个医疗卫生防疫人员均为法定报告人,均必须严格遵守执行。一旦发现疑似或确诊传染病人及病原携带者,必须在规定时限内及时通过传染病疫情监测信息系统向卫生防疫机构报告疫情。依据2004年12月1日起实施的《中华人民共和国传染病防治法》规定,将法定传染病分为甲、乙、丙三类,总共39种。①甲类传染病,共2种:鼠疫、霍乱。要求城镇在发现后2小时内上报,农村在6小时内上报。②乙类传染病,共25种:传染性非典型肺炎、艾滋病、病毒性肝炎、脊髓灰质炎、人感染高致病性禽流感、麻疹、流行性出血热、狂犬病、流行性乙型脑炎、登革热、炭疽、细菌性和阿米巴性痢疾、肺结核、伤寒和副伤寒、流行性脑脊髓膜炎、百日咳、白喉、新生儿破伤风、猩红热、布氏菌病、淋病、梅毒、钩端螺旋体病、血吸虫病、疟疾、甲型$H_1N_1$流感。要求城镇在发现后6小时内上报,农村在12小时内上报。应该注意的是在乙类传染病中,传染性非典型肺炎、炭疽中的肺炭疽、人感染高致病性禽流感和脊髓灰质炎,因为传染性强、危害大,采取的是甲类传染病的报告、控制措施。③丙类传染病,共11种:流行性感冒、流行性腮腺炎、风疹、急性出血性结膜炎、麻风病、流行性和地方性斑疹伤寒、黑热病、包虫病、丝虫病、除霍乱、细菌性和阿米巴性痢疾、伤寒和副伤寒以外的感染性腹泻病、手足口病。要求在发现后24小时内上报。

3. 早期隔离与早期治疗　为了有效防止传染病的传播流行,一旦发现传染病病人或疑似病人,应立即采取必要的隔离、治疗措施。传染病病人的隔离期限主要依据该种传染病的传染期制定,隔离措施应因病、因时、因地制定。

### (二) 对病原携带者的管理

对有传染病病史者、传染病接触者、传染病流行区居民以及在饮食、供水等服务性工作行业、托幼机构工作者,应定期对其进行相关传染病的普查和健康体检,以便能早期发现病原携带者,及时进行管理。对病原携带者应及时做好登记、随访观察,加强管理,指导其养成良好的生活卫生习惯。必要时病原携带者应停止从事相关行业的工作,或进行隔离治疗。

### (三) 对传染病接触者的管理

传染病接触者是指接触过传染源的人。他们中的一部分有可能已经感染了病原体,处于疾病的潜伏期,虽然还没有出现临床表现,但有可能已经有病原体从体内排出,成为传染源。因此对传染病接触者的管理十分必要。针对传染病接触者采取的措施称为检疫。检疫期限是从接触传染源的最后一日算起,至该传染病最长的潜伏期为止。可根据接触者的具体情况对其进行医学观察、留验或卫生处理。必要时还可进行紧急免疫接种或药物预防。

1. 医学观察主要适用于乙类传染病接触者,每天对其进行必要的诊查,以了解有无疾病的早期表现,但不限制其日常活动。

2. 留验主要适用于甲类传染病接触者。接触者必须在指定场所进行医学观察,严格限制传染病接触者的日常活动,不能与他人接触,又称隔离观察。对集体单位的留验称为集体检疫。

3. 卫生处理是指包括消毒、杀虫及对带病原体的动物的处理等措施。

### (四) 对动物传染源的管理

应依据动物所患的传染病病种及动物自身的经济价值来决定对动物传染源的处理方

式。如果动物经济价值较高,且所患的是非烈性传染病,可给予隔离、治疗处理。对于经济价值不高的动物或所患的疾病危害较大,应给予杀灭、焚毁处理。为了降低流行地区家禽、家畜的发病率,还可对其积极进行预防接种。

## 二、切断传播途径

切断传播途径就是根据传染病的不同传播途径,通过采取一系列有效措施,消灭被污染环境中的病原体和传递病原体的生物媒介。消化道传染病、虫媒传染病和寄生虫病,主要的预防措施就是切断传播途径。如果是消化道传染病,应采取有效措施保证饮食、饮水卫生、个人卫生,加强粪便管理,保护水源,及时消灭老鼠、蟑螂、苍蝇等。如果是呼吸道传染病,应重点进行空气消毒,加强室内通风,保持空气新鲜、流通,流行期间尽量减少去公共场所,必须外出时应佩戴口罩,不随地吐痰,打喷嚏或咳嗽时应用手帕或纸巾遮掩口鼻等。如果是虫媒传染病,则应加强开展爱国卫生运动,积极采取有效措施防虫、杀虫和驱虫。如果是血源性传染病,应加强血源、血制品的管理,并采取有效措施防止医源性传播。

## 三、保护易感人群

保护易感人群主要从增强易感者的非特异性免疫力和特异性免疫力两方面进行。

### (一)增强非特异性免疫力

非特异性免疫,又称先天性免疫,是通过遗传获得的。它是人体对侵入体内的病原体的一种清除机制,无抗原特异性,不涉及免疫识别和免疫反应的增加。主要包括天然屏障、吞噬作用、体液因子等。非特异性免疫还是产生特异性免疫的基础。一般可通过采取加强身体锻炼、增加营养、生活有规律、保持乐观愉快心情、改善居住及工作环境条件、培养良好的卫生习惯等措施,不断提高易感人群的非特异性免疫力。

### (二)增强特异性免疫力

特异性免疫力是通过后天获得的,是指通过特异性识别抗原后所产生的,只针对该抗原的特异性免疫能力。人体获得特异性免疫力的途径主要有显性感染、隐性感染或预防接种,其中预防接种是获取特异性免疫力的最重要措施。

1. 人工主动免疫　人工主动免疫是指将菌苗或疫苗接种到易感者体内,使人体在接种 1~4 周后产生特异性抗体,免疫力可维持数月至数年不等。菌苗或疫苗由减毒或灭活的病原体、纯化的病原体抗原或类毒素制成。

新中国成立后,我国大力推行儿童计划免疫政策,使传染病发病率明显下降,部分传染病已经消灭或基本被消灭。所谓计划免疫是指根据规定的免疫程序,对易感人群有计划地进行有关菌苗或疫苗的预防接种。计划免疫是我国儿童预防传染病的非常重要的措施,所有适龄儿童都应及时去相关机构进行预防接种。目前,已经纳入计划免疫的菌苗或疫苗有以下 5 种:卡介苗、百白破联合菌苗、麻疹疫苗、脊髓灰质炎疫苗和乙型病毒性肝炎疫苗(简称乙肝疫苗),可以预防 7 种常见传染病。目标是基本消灭脊髓灰质炎、百日咳、白喉等传染病,将结核病、破伤风、麻疹、乙型病毒性肝炎等传染病的发病率控制在最低水平。儿童计划免疫方案可参见附录三。

此外,还可针对某些重点高危人群,如机体免疫力低下者、流动性大的人群和居住在发病率较高地区的人群,可按需进行相关疫苗的预防接种。

预防接种实施时,应在接种前做好各项准备工作,如确定接种对象,严格掌握适应证、禁忌证,对于有发热、急性传染病、糖尿病、原发性高血压、肝肾功能减退、女性处于月经期或妊娠期者均应暂缓进行预防接种。密切观察预防接种的各种反应并及时进行处理。

2. 人工被动免疫　人工被动免疫是指将已经制备好的含有抗体的血清或抗毒素注入传染病易感者体内,使易感者迅速获得免疫力的方法。通过本方法获得的免疫力持续时间较短,一般仅维持2～3周,主要适用于传染病病人的治疗或对接触者的紧急预防。常用的制剂有抗毒血清、胎盘免疫球蛋白、人血丙种球蛋白、特异性高价免疫球蛋白等。

此外,对于某些尚无特异性免疫方法的传染病,在疾病流行期间可给予易感者口服药物进行预防。如预防流行性脑脊髓膜炎可口服磺胺药,预防疟疾可口服乙胺嘧啶等。

> 考点提示:传染病预防措施是管理传染源、切断传播途径、保护易感人群

## 四、传染病的消毒与隔离

### (一)消毒(disinfection)

广义的消毒包括消灭被污染环境中的病原体和传递病原体的生物媒介,分为疫源地消毒和预防性消毒两类。实际工作中可依据传染病病种合理选择消毒方法,主要包括化学消毒法、物理消毒法两种。消毒是切断传播途径,防止传染病发生和传播蔓延的重要措施之一。

> 考点提示:消毒的概念。

1. 消毒的种类

(1)疫源地消毒:疫源地消毒是指对目前存在或曾经存在传染源的地区进行消毒,以消灭排至外界环境中的病原体。分为随时消毒和终末消毒两种。随时消毒是针对传染源的分泌物、排泄物和被传染源所污染的物品及时地进行消毒,以杀灭病原体后再行处理。终末消毒是指传染病人转院、治愈后出院或死亡后,对其原居住处的环境、被污染的物品及其排泄物进行最后一次彻底地消毒处理,还包括对患者出院前的身体消毒以及病人死亡后对其尸体的消毒处理。

(2)预防性消毒:预防性消毒是针对目前虽然没有明确发现有传染源存在,但可能受到病原体污染的物品、人体和场所进行的消毒处理,其目的是预防传染病的发生。如对粪便等排泄物的消毒处理、垃圾的无害化处理、饮用水、食物、餐具的消毒处理等。医院的手术室、病房、医护人员的手的消毒处理等也属于预防性消毒。

2. 消毒的方法　常用的消毒方法包括化学消毒法和物理消毒法两种。

(1)化学消毒法:是指使用化学消毒药物消灭病原微生物的方法。

根据不同的消毒效果可将化学消毒剂分为高效、中效和低效消毒剂。

1)高效消毒剂:常用的有戊二醛、过氧乙酸、2%碘酊、甲醛、过氧化氢、环氧乙烷等。能有效杀灭细菌芽孢、真菌孢子等各种病原微生物。临床常用的含氯消毒制剂和0.5%碘附的消毒效果介于高效与中效之间。

2)中效消毒剂:常用的有75%乙醇、部分含氯消毒剂、氧化消毒剂、溴剂等,能杀灭除细

菌芽孢以外的多种病原微生物。

3) 低效消毒剂：常用的有汞、氯己定（洗必泰）、季铵盐类消毒剂（如苯扎溴铵，即新洁尔灭）等。仅能杀灭亲脂类病毒、细菌繁殖体等病原微生物，不能杀灭细菌芽孢。

临床常用的化学消毒剂有以下几类：

1) 醛类消毒剂：包括戊二醛、甲醛等。常用于仪器、内镜等消毒。对塑料、橡胶、金属等无腐蚀性，但对皮肤黏膜有刺激性。

2) 碘消毒剂：包括2%碘酊、0.5%碘附等。尤其是碘附对细菌繁殖体的杀灭效果较好，使用后不需另行脱碘，具有消炎、止血和加快黏膜再生的作用，对皮肤黏膜没有刺激性，已经广泛应用于手术部位及注射部位的消毒、术前手消毒、皮肤创伤伤口的消毒、妇科黏膜清洗、器皿消毒等。

3) 醇类消毒剂：包括75%乙醇、异丙醇等。对细菌繁殖体的杀灭效果较好，但对细菌芽孢、乙肝病毒效果较差。

4) 杂环类气体消毒剂：包括环氧乙烷、环氧丙烷等。能有效杀灭细菌繁殖体及细菌芽孢，对一般物品没有损害。常用于器械、电子设备、仪器、皮毛类的消毒。

5) 含氯消毒剂：包括次氯酸钠、漂白粉、氯胺等。遇水后可产生次氯酸钠，有较强的杀菌作用，但对金属有腐蚀作用。主要用于餐具、茶具、水及环境的消毒。

6) 氧化消毒剂：包括过氧化氢、过氧乙酸、高锰酸钾、臭氧等。能有效杀灭细菌繁殖体、细菌芽孢、病毒、真菌等病原微生物，但对金属、纺织品有腐蚀作用。过氧化氢可用于创口的清洗；过氧乙酸可用于洗手、非金属物品、空气及环境消毒；1∶5 000的高锰酸钾溶液可用于腔道、皮肤创口、溃疡、脓肿等的冲洗。

7) 其他消毒剂：苯扎溴铵（新洁尔灭），可用于手术前皮肤消毒、黏膜和伤口消毒、手术器械消毒等。氯己定可用于皮肤、器械消毒。

(2) 物理消毒法：是指使用物理方法杀灭病原微生物。常用的有以下几种方法。

1) 热力灭菌法：是指通过高温的方法使病原微生物的蛋白质及酶发生变性或凝固，使病原微生物死亡。常用的有以下几种方法。

高压蒸汽灭菌：可有效杀灭细菌芽孢，是目前医院最常用的耐热、耐潮物品的消毒方法。

煮沸消毒：煮沸10分钟左右，可杀灭细菌繁殖体；煮沸15～20分钟，可杀灭乙肝病毒；若要杀灭细菌芽孢，则需煮沸数十分钟至数小时。

预真空型压力蒸汽灭菌：此法2分钟内即可杀灭细菌芽孢。

巴氏消毒法：利用加热和蒸汽消毒的一种方法。温度65～75℃，持续10～15分钟，可杀灭细菌繁殖体，但不能杀灭细菌芽孢。

2) 辐射消毒法：包括非电离辐射消毒法和电离辐射消毒法两种。

非电离辐射消毒法：包括紫外线、红外线和微波消毒等。其中紫外线消毒较为常用，可杀灭细菌繁殖体、真菌、病毒、立克次体、支原体等病原微生物，但对细菌芽孢、真菌孢子等不能有效杀灭，常用于空气、水、物品表面的消毒等。

电离辐射消毒法：主要包括$\gamma$射线和$\beta$射线两种。主要用于常温下不耐热物品的消毒，又称"冷灭菌"。此种方法杀菌谱较广，但价格昂贵，且对人体有损害，目前主要用于精密医疗器械、各种生物制品、人工器官及移植器官、一次性医疗用品等的消毒。

常用物品消毒方法可参见附录二。

## (二) 隔离(isolation)

隔离是指将病人或病原携带者安置在指定场所,与其他人群(包括健康人和非传染病病人)隔离开,并积极进行治疗、护理,对含有病原体的病人分泌物、排泄物、生活用品等进行消毒处理,防止病原体向外播散。一般应隔离至传染源没有病原体排出为止。隔离同消毒一样,也是预防和控制传染病的重要方法之一。

1. 隔离的原则与方法

(1) 单独隔离传染源:避免处于传染期的传染病病人与其他人群尤其是易感者发生不必要的接触。其他人群必须与传染源接触时应做好各种防护措施,如穿隔离衣、戴口罩、帽子、进行手消毒等。严格执行探视和陪护制度。

(2) 根据各种传染病的不同传播途径,采取相应的消毒、隔离措施。如通过消化道传播的传染病应注意食物、餐具、水源等的消毒。

(3) 对于被隔离者所产生的医疗废物、排泄物、分泌物等应采取严格的消毒处理措施,以防止病原体播散。

(4) 解除隔离原则:被隔离者已满隔离期限,并且连续多次病原检测均为阴性,不再有病原体排出体外者可解除隔离。

2. 隔离的种类　根据传染病的传播途径及传染性强度不同,采取相应的隔离方法。

(1) 严密隔离(黄色标志):主要用于有极强传染性和致死性的甲类和部分乙类传染病,如肺鼠疫、霍乱、传染性非典型肺炎(SARS)、肺炭疽、人感染高致病性禽流感等。具体隔离要求如下:①患者应住单人病房,无条件时同一病种传染病人可住同一病房。病房应关闭门窗,可采用专门的空气处理系统和通风设备进行室内通风,禁止使用中央空调,以免病原体通过中央空调系统向别处播散。禁止探视、陪住。病房门口悬挂"严密隔离"标牌。②所有进入严密隔离病房的医护人员必须做好手的清洗和消毒,穿隔离衣和隔离鞋,戴口罩、帽子,接触病人或污染的敷料时必须戴手套。③病人体内的分泌物、排泄物、被污染的物品及敷料均应及时进行严格消毒处理。④病房内空气和地面可通过紫外线、喷洒消毒剂等措施每天进行消毒。病人治愈出院或死亡后,应严格执行终末消毒处理。

(2) 呼吸道隔离(蓝色标志):主要用于通过空气飞沫传播的呼吸道传染病,如麻疹、流行性感冒、流行性脑脊髓膜炎、水痘等。具体隔离要求如下:①同病种传染病病人可住同一病房,床间距应超过2 m,关闭病房门窗。②一般要求病人不能外出,如必须外出,则须戴口罩。③病人的口腔、鼻腔及呼吸道分泌物应由专用容器盛装,经消毒后再行处理。④医护人员接触病人时应戴口罩、帽子、手套,穿隔离衣。⑤室内空气消毒方法可选用紫外线照射或喷洒消毒剂,每日2次。病房通风每日至少3次。

(3) 消化道隔离(棕色标志):主要用于经粪-口途径传播的消化道传染病,如霍乱、甲型病毒性肝炎、伤寒、细菌性痢疾等传染病。隔离具体要求如下:①同病种传染病病人可住同一病房;如有不同病种传染病人同住一室时,患者之间应实施床边隔离措施。②医护人员接触病人时应穿隔离衣、换鞋;接触不同病种病人时应更换隔离衣;接触病人或被污染物品、敷料后及接触下一个病人之前均应严格洗手并消毒双手。③病人的呕吐物、粪便等排泄物应严格消毒后再行处理;病人的生活用品、餐具、杯具应专人使用并定期消毒;地面可喷洒消毒剂进行消毒。④病房内无苍蝇、蟑螂等。

(4) 接触隔离(橙色标志):主要用于有高度传染性及重要流行病学意义的疾病,如破伤风、狂犬病等传染病。隔离具体要求如下：①同病种传染病病人可住同一病房。②医护人员接触病人及被污染的物品、敷料时应穿隔离衣，戴口罩、手套；接触病人或被污染的物品、敷料后，以及接触下一个病人之前均应严格洗手并消毒双手。③病人使用过的物品和敷料等应严格消毒。

(5) 血液或(和)体液隔离(红色标志)：主要用于病原体经血液或体液传播的传染病，如艾滋病、乙型病毒性肝炎、丙型病毒性肝炎、梅毒、疟疾等传染病。隔离具体要求如下：①接触患者或其血液或(和)体液时，应穿隔离衣，戴手套。如皮肤沾染患者血液或体液后，应立即清洗并消毒处理。②工作中应注意防止皮肤损伤，使用一次性注射器、输液器，用过的一次性使用医疗废物应按国家医疗废物管理条例的规定进行浸泡消毒、毁形，针头放入防水、防刺穿的利器盒中，密封后进行无害化处理。③被病原体污染的物品应装袋并做好标记，送出消毒处理或进行销毁。④当有病人血液或体液污染室内物品时，应立即用次氯酸钠溶液进行清洗消毒。

(6) 脓汁或(和)分泌物隔离(绿色标志)：隔离具体要求如下：①给患者换药及护理时应穿隔离衣，戴口罩、手套。②接触病人或被污染物品、敷料后及接触下一个病人之前均应严格洗手并消毒双手。③被病原体污染的物品、敷料等应装袋并做好标记，送出消毒处理或进行销毁。

(7) 昆虫隔离：主要适用于通过蚊子、虱子、蜱虫、跳蚤、恙螨等昆虫叮咬传播的传染病，如疟疾、流行性乙型脑炎、斑疹伤寒等。具体隔离要求如下：①病房应有完善的防蚊设施。②病房内及其周边环境应定期灭蚊。③应为病人在入院时及时做好灭虱、灭蚤等卫生处理工作。

### 五、传染病科病房的护理管理

#### (一) 传染病区内区域布局划分及要求

1. 病区布局划分要求　传染病区应包括清洁区、半污染区、污染区。清洁区包括医护人员值班室、更衣室、配膳室、库房等；半污染区包括医护人员办公室、治疗室、消毒室、过道等；污染区包括病房、污物处置室等。工作人员与病人的出入通道及清洁物与污染物的运送通道应分开。

2. 隔离单位要求　设置隔离单位应有专门标记，病房门口应挂隔离衣，并设有洗手设备及消毒液，门口应置放消毒脚垫和门把套等。医护人员进入隔离单位应穿隔离衣，戴口罩、帽子。穿隔离衣后只能在规定区域内活动，接触病人或被污染的物品后应及时进行手的清洗与消毒，检查、治疗病人所使用的各种器械应在使用后及时进行消毒。

3. 隔离管理制度　传染病人被隔离后，不得擅自离开病区；不同病种的传染病人之间不得相互接触；病人家属应按规定探视及陪住；病人的所有用品必须经过消毒后才可送出；病人出院时应根据所患传染病种类的规定进行相关卫生处理，其病床、被褥及病房内物品等均应彻底清洗消毒；医护工作人员应定期进行体检、预防注射等。

#### (二) 医护人员的个人防护

近年来，关于医护人员的职业暴露问题越来越引起人们的重视。在医疗卫生机构工作的人员，由于职业原因，职业暴露在所难免。医护人员在工作时必须与病人及被污染的物品、排泄物等接触,容易导致病原体感染。而医护人员一旦被感染,不仅严重影响其自身健康,更重要的是他(她)还可成为新的传染源,造成传染病在医护人员之间及医患(或护患)之间传播流行。因此,做好医护人员的个人防护工作对预防院内感染有着非常重要的意义。

1. 分级防护原则  应根据传染病的传染性强度及疾病的严重程度采取分级防护措施。以下以传染性非典型肺炎为例介绍其三级防护原则。

(1) 一级防护:适用于门(急)诊医护工作人员。应穿隔离衣、戴帽子及12层以上的棉纱口罩。每次接触病人或被污染的物品后均应及时洗手和消毒。

(2) 二级防护:适用于进入隔离病区或留观室的医护工作人员,还包括接触病人、采集标本、处理病人的分泌物、排泄物、使用的物品及处理死亡病人尸体、转运病人的医务人员及司机等。医护人员进入隔离病区或留观室时,应穿隔离衣、鞋套,戴帽子、棉纱口罩、手套。其中棉纱口罩必须有12层以上,每4小时更换1次或潮湿时立即更换。医护工作人员每次接触病人及被污染的物品后,均应及时洗手和消毒。对病人采取近距离治疗、护理操作时应戴防护眼镜。

(3) 三级防护:适用于与病人密切接触或对病人实施特殊治疗、护理的医护工作人员。除应积极采取二级防护措施外,还应佩戴全面型呼吸防护器。

2. 个人防护措施

(1) 洗手:医护工作人员接触病人或被污染物品后,应立即彻底洗手并消毒。这是预防病原微生物感染的最简单而有效的方法。为了防止通过手传递病原体,必须严格执行洗手制度,在下列情形下,应及时洗手消毒:①进出隔离病房,穿戴防护用品之前或脱去之后。②接触传染病人前后及接触病人分泌物、排泄物、被污染的物品后。③为同一病人进行治疗、护理,由污染操作转为清洁操作时。④戴手套之前、脱手套之后。

(2) 戴手套:是防止手感染的有效方法之一。下列情况下,必须戴手套或立即更换手套:①医护工作人员手上有创口时。②在进行肌内注射、静脉穿刺、采血、换药、处理被污染的器械等物品,接触病人的血液、体液、分泌物、排泄物或被污染的物品时。③进行操作时,手套如有破损应立即脱下,彻底洗手后更换手套。用过的手套不能随意丢弃,应放在指定的污物袋内。④在检查病人及进行治疗时,可戴清洁保护手套;在进行外科手术及精细触诊时,应戴外科手套;在清洗被污染的物品、器械、操作台及处理化学物品时,可戴橡胶手套。⑤如果操作时间较长,可每小时更换1次手套。

(3) 穿隔离衣:下列情形下,必须穿隔离衣或更换隔离衣:①进入隔离病区的所有医护工作人员。②接触传染病人、分泌物、排泄物及被污染的物品时。③隔离衣潮湿后,应立即更换。隔离衣脱去后应将污染面向里,然后放入污衣袋内,标好隔离标记。

(4) 口罩、护目镜和面罩的应用:为了防止病原微生物通过气溶胶吸入,防止病原体通过病人的血液、体液等溅入医护工作人员的口腔、鼻腔、眼睛内,医护工作人员应戴口罩、面罩、护目镜。口罩应严密遮掩口、鼻部,且每次必须更换,如被污染或潮湿后须立即更换;护目镜及面罩每次使用后应立即清洗消毒处理。

(5) 污染物品、标本和医疗废物的处理

1) 锐器的处理:处理已使用过的针头、刀片等锐利器械和物品时要特别小心,应及时将它们放入专门的锐器盒中。处理破碎的玻璃碎片时,应戴橡胶手套,以免皮肤损伤。

2) 血液、体液标本的处理:血液、体液等标本应放入有盖的试管中,再放入密封的容器内送检,手持标本时应戴手套,防止标本溢出。

3) 医疗废物的处理:对于各种废弃的一次性医疗用品、废弃的标本、污染的敷料、手术切除的组织等,应放在有生物危害标记的专门容器内,按照相关规定送往指定地点进行焚毁处理。

4) 被病人血液、体液、分泌物等污染的物品处理:应先用1∶10的漂白水浸润在血渍或分泌物上15～30分钟,然后戴手套用抹布擦拭,擦净后立即彻底洗手并消毒。

(6) 针刺伤的防护:临床工作中,医护人员应严格遵守各项操作流程和规章制度,安全处理废弃的针头、刀片等,防止发生针刺伤。一旦发生针刺伤时,应立即迅速挤出少量血液,持续用流动水冲洗,再用碘酊、75%乙醇或碘附消毒后包扎伤口,并及时进行相关传染病病毒血清检查(如艾滋病、乙型病毒性肝炎等),以确定是否有病原体感染。如果被已确定为血液传染病病人血液污染的针头刺伤时,应按规定立即采取相关的治疗措施,并积极随访观察,必要时应注射相关疫苗和(或)特异性免疫球蛋白。

(7) 疫苗接种:在暴露前通过接种相关疫苗可预防某些传染病。如给所有乙型肝炎表面抗原(HbsAg)阴性的医护工作人员接种乙肝疫苗,若能产生保护性抗体,则能有效预防乙型病毒性肝炎。

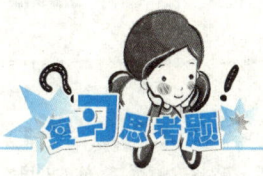

说说传染病预防的综合措施。

ER-1-18 思路解析
(传染病的预防)(文档)

ER-1-19 扫一扫,看总结
(传染病的预防)(文档)

ER-1-20 扫一扫,测一测
(传染病的预防)(文档)

(樊 军、彭徐云)

## 第六节　传染病病人的护理

ER-1-21　扫一扫,知重点
(传染病病人的护理)PPT

**学 习 目 标**

1. 熟悉传染病病人的护理评估内容及护理措施。
2. 了解传染病的治疗原则及方法。

> 导入情景:
> 　　王某,男,25岁,因发热4天,气促1天,于2001年8月15日凌晨入院。患者8月11日起无明显诱因感畏寒、发热,体温达39 ℃,伴头痛、乏力等,给予退热等处理病情无好转,8月14日出现咳嗽、咳痰,且痰中有少量血丝,给予青霉素160万U肌注,2小时后病情加重,体温升高达40 ℃,伴明显畏寒、寒战,并感气促,痰中血量增多。半月前,患者在当地农村参加田间劳动。血常规:血红蛋白120 g/L,白细胞$8.9×10^9$/L,尿常规:尿蛋白(+),镜下,白细胞0~1/HP,红细胞0~2/HP。拟诊"钩端螺旋体病"。
> 　　问题:
> 　　1. 该病人如何进行护理评估?
> 　　2. 该传染病治疗原则及方法是什么?

护理传染病病人时,应严格遵循传染病病人的消毒、隔离规定,依据护理程序对病人实施整体护理。

### 一、传染病病人的护理评估

为做好传染病病人的整体护理,首先要对每一个传染病病人进行详细而系统的全面评估,收集病人所有的资料,在此基础上,找出病人存在的健康问题,做出护理诊断,制定护理计划并实施,最后进行护理评价。护理评估在整体护理中是最基础和最关键的部分之一,对促进病人全面康复有着非常重要的意义。

1. **病史评估**　应注意结合传染病的基本特征及其流行过程的特点进行评估。

(1) 病人的一般资料评估:包括病人姓名、年龄、性别、民族、婚姻、文化程度、宗教信仰、工作单位、职业、家庭住址、电话号码、病史提供者、入院日期等。

(2) 患病经过评估:着重了解病人的起病时间及发病特点,发病的季节,有无明确的传染病接触史或诱因,发病后的主要症状及其特点,有无引起症状加重或缓解的因素,有哪些伴随症状出现,有无发生并发症或后遗症。

(3) 病人目前病情及一般状况评估:评估病人目前存在的主要不适、病情变化特点,以及病人患病后的意识状态、精神状况、饮食、睡眠、大小便、体重变化等状况。

(4) 检查及治疗经过评估:了解病人患病后在何时、何地就诊、检查及治疗。询问病人各项检查的结果,病人治疗所使用的药物名称、剂量、用法,病人是否遵从治疗,疗效如何等。

(5) 心理-社会状况评估

1) 疾病知识评估:评估病人对所患传染病的疾病知识掌握情况。了解病人是否知道所患传染病的病因、疾病的发生、发展和预后,病人是否了解疾病具有传染性以及通过何种途径传播,有无该疾病应进行的检查、治疗和预防方法的知识,病人有无良好的遵医行为等。确定病人及其家属对疾病的知识需求。

2) 心理状况评估:评估病人发病后所出现的各种心理反应。注意观察病人有无出现焦虑、抑郁、悲伤、紧张、恐惧、悲观、绝望等不良情绪反应,是否有沉默、退缩、不合作、仇视社会,甚至敌对行为发生。对于有焦虑、抑郁者,应同时评估其严重程度。评估病人对患病后进行隔离治疗的认知情况,有无出现孤独、无助及被约束、被抛弃感。评估病人有无出现因严重不良心理反应而导致的头昏、头痛、食欲减退、失眠、心悸、过度换气、呼吸困难等表现。了解病人患病后日常生活能力、家庭生活及学习、工作是否受到影响,并评估其受影响的程度。评估病人的经济状况和承担医疗费用的能力。

3) 社会状况评估:评估病人有无角色功能紊乱和角色适应不良;评估病人的文化及信仰,了解病人对护理的需求;评估病人的家庭,了解家庭成员对病人的关怀程度;评估病人居住及工作的环境,了解现存或潜在的环境危险因素;评估病人所在社区能否为病人提供相关医疗保健服务,有无完善的服务设施;了解病人是否享有医疗保障等。

(6) 生活史、既往史、用药史评估

1) 个人史:询问病人的一般情况,了解病人居住地及工作场所环境。注意了解病人在发病前有无接触类似病人、疫水、动物及其分泌物等病史,发病前有无去过疫区旅居。了解疾病是否呈现家庭或集体发病现象。了解病人的既往传染病史及预防接种史(包括接种时间及疫苗类型)。

2) 生活方式:了解病人的生活习惯、饮食习惯、卫生习惯等。询问病人有无吸毒、性乱交等行为。了解病人进食时间、量是否规律,有无摄食生食习惯,有无特殊的食物喜好或禁忌,有无吸烟、酗酒等。

3) 用药史:了解病人既往用药情况,是否出现过药物的副作用。询问有无药物过敏史,并记录致过敏药物的名称及出现的过敏反应表现等。

2. 身体评估 医护人员通过视诊、触诊、叩诊、听诊、嗅诊等检查方法,对病人的身体进行评估,以发现病人的机体病理变化所引起的阳性体征。

(1) 生命体征及意识状态评估:评估病人的体温、脉搏、呼吸、血压及意识状态。注意观察病人发热的程度、热型特点,注意呼吸、心率及心律有无变化,血压有无降低或升高等。注意判断病人有无意识障碍及其类型。

(2) 营养状况评估:评估病人有无营养不良。注意观察病人有无出现体重减轻、皮肤弹性减退、眼窝凹陷、舟状腹等脱水表现,并判断脱水的程度。

(3) 皮肤和黏膜评估：由于多数传染病都可出现发疹表现，因此要十分重视皮肤和黏膜的评估。观察病人皮肤黏膜有无发疹，注意了解皮疹发生的时间、形态、性质、发疹先后顺序及分布特点等。同时还应注意检查病人有无黄疸发生，有无全身浅表淋巴结肿大（注意检查淋巴结肿大的特点）。注意观察病人有无出现一些传染病的特殊皮肤黏膜体征，如麻疹早期病人所出现的 Koplik 斑；伤寒病人所表现的特殊中毒面容、玫瑰疹；恙虫病的皮肤焦痂、溃疡表现等。

(4) 各系统评估：应对传染病人各系统进行全面细致的评估检查。对于不同疾病，检查应有相应的侧重点。如对于呼吸系统传染病或以呼吸系统为主要表现的传染病，在检查时应特别注意呼吸频率、呼吸节律、呼吸深度的变化；注意肺脏及胸膜的检查，是否有呼吸音的异常变化，有无啰音出现，注意了解啰音出现的部位、性质等。对于消化道传染病则应重点注意病人的腹部检查，了解腹部有无腹肌紧张、腹部压痛和反跳痛，确定压痛点；注意检查病人是否有肝脾肿大，了解其肿大的程度、表面及边缘情况、质地及有无压痛等；了解有无腹水形成。对于有严重感染或重度脱水患者，应重点评估心率、心律的变化，尤其要注意血压的检查，同时还应注意尿量有无减少，以及时发现有无休克发生。以中枢神经系统表现为主的传染病应重点检查瞳孔的大小及瞳孔对光反射的变化，注意检查病人有无意识障碍、脑膜刺激征、病理反射征，有无肢体瘫痪等。

3. 实验室及其他检查评估

(1) 一般检查：包括血液常规、尿液常规、粪便常规及相关血液生化检查。

1) 血液常规检查：当有细菌感染时，白细胞计数及中性粒细胞常增多，尤其化脓性细菌感染时白细胞增多最显著，如流行性脑脊髓膜炎、猩红热等；但伤寒及副伤寒、布氏菌病等病人白细胞计数及中性粒细胞常减少。当发生病毒、原虫感染时，病人白细胞计数及中性粒细胞亦常减少，如流行性感冒、病毒性肝炎、麻疹、疟疾等，但流行性乙型脑炎、肾综合征出血热病人白细胞计数增多。蠕虫感染可引起嗜酸性粒细胞增多，如钩虫病、血吸虫病等；而伤寒、流行性脑脊髓膜炎等可致嗜酸性粒细胞减少。

2) 尿液常规检查：肾综合征出血热、钩端螺旋体病等尿液中可出现蛋白质、红细胞、白细胞、管型等。

3) 粪便常规检查：细菌性痢疾、感染性腹泻病人的粪便中可有红细胞、白细胞等。蠕虫感染可查到成虫或虫卵。

4) 血液生化检查：肾综合征出血热等影响到肾脏功能的疾病可出现肾功能减退，引起血肌酐、血尿素氮浓度增高；病毒性肝炎等影响到肝脏功能的疾病可有血清蛋白功能检测、胆红素代谢功能检测、血清酶学检测的异常变化。霍乱、感染性腹泻等有严重吐、泻的疾病可引起血清电解质发生相应变化。

(2) 病原学检测：是疾病确诊的最重要方法。

1) 部分病原体可直接通过显微镜或肉眼检出而明确诊断，如在病人血液、骨髓涂片中检出疟原虫可确诊疟疾，检出微丝蚴可确诊丝虫病；在病人粪便中检出寄生虫卵或成虫，可确诊相应蠕虫病，如检出阿米巴原虫可诊断为阿米巴痢疾；流行性脑脊髓膜炎病人可在脑脊液涂片中检出脑膜炎奈瑟菌；新型隐球菌病可在病人脑脊液墨汁涂片检查时检出新型隐球菌。

2) 部分病原体可通过人工培养基分离培养检出而明确诊断，常用于由细菌、真菌、螺旋体感染而引起的传染病诊断。如粪便培养检出霍乱弧菌，可确诊霍乱，如检出志贺氏菌，则可诊断为细菌性痢疾；血液或骨髓培养检出伤寒杆菌可确诊伤寒；血液培养有钩端螺旋体生长可确诊钩端螺旋体病;脑脊液培养如有新型隐球菌生长,可诊断新型隐球菌病。病毒、立克次体的感染可通过动物接种或组织培养分离的方法检出病原体。应该注意的是,为了提高病原体检出的阳性率,相关标本的采集应在抗生素使用之前或疾病的早期进行,采集的标本应新鲜,避免污染,并及时送检。

(3) **分子生物学检测**:主要通过分子杂交方法或聚合酶链反应(PCR),可检出部分传染病的特异性病原体核酸,如肝炎病毒的 DNA 和 RNA 检测。

(4) **免疫学检测**:有助于相关传染病的诊断,还能协助判断病人的免疫功能状态和调查疾病的流行病学情况。

1) **特异性抗体检测**:在传染病发病初期,病人血清中的特异性抗体尚未产生或滴度非常低,而在疾病后期或恢复期时,特异性抗体大量产生,抗体滴度明显升高。因此,应采集病人在急性期及恢复期双份血清进行检测,若特异性抗体由阴性转为阳性,或恢复期血清抗体滴度较急性期升高 4 倍以上时对疾病诊断有重要意义。特异性 IgM 抗体的检出,有助于现在或近期感染的诊断。血清凝集反应常用于伤寒抗体检测,血清补体结合反应常用于病毒检测,血清蛋白印迹法(WB)常用于艾滋病的确定性诊断,血清中和反应常用于流行病学调查。

2) **特异性抗原检测**:病原体特异性抗原检测可早期直接提供病原体存在的证据,其诊断意义较特异性抗体检测更可靠,常用于早期诊断。常用检测方法有血清凝集试验、酶联免疫吸附试验(ELISA)、酶免疫测定(EIA)、放射免疫测定(RIA)、荧光抗体技术(FAT)等。

3) **其他**:皮肤试验可用于结核病、血吸虫病的调查。

(5) **其他检查**:纤维支气管镜检查有助于支气管淋巴结结核及艾滋病并发肺孢子菌病等的诊断。纤维结肠镜检查有助于慢性细菌性痢疾、血吸虫病等的诊断。X 线、CT、MRI 及超声等影像学检查,有助于肺结核、病毒性肝炎、脑囊虫病等的诊断。活组织检查可确诊病毒性肝炎、皮肌型囊尾蚴病等疾病。

## 二、传染病的治疗

### (一) 治疗原则

传染病人一经发现,就应立即进行隔离治疗。治疗的目的,一是治愈患者,促进患者全面康复,二是能有效控制传染源,防止病原体进一步播散,有效控制传染病的传播流行。治疗时应坚持综合治疗的原则,即治疗与护理并重,隔离与消毒并重,一般治疗、对症治疗与病原治疗并重的原则。

### (二) 治疗方法

1. **一般治疗与支持治疗**

(1) **一般治疗**:包括针对传染病人的隔离、消毒、护理和心理治疗。应根据病人所患的病种及各种传染病的不同传播途径,采取相应的消毒、隔离措施。如通过消化道传播的传染病应注意食物、餐具、水源等的消毒。对于被隔离者所产生的医疗废物、排泄物、分泌物等应采取严格的消毒处理措施,以防止病原体播散。另外,良好、正确的护理能有效促进病人的全面康复,提高病人的抗病能力,有力保证各项检查与治疗措施的正确执行。在对病人进行心理干预时,要求医护人员应有良好的服务态度和工作作风,对病人要充分关心和爱护,积极鼓励病人及其家属,增强病人战胜疾病的信心。

（2）支持治疗：根据病人所处的传染病不同阶段，提供合理的饮食，补充营养，增强病人体质和免疫功能，维持病人水、电解质、酸碱平衡。

2. 病原治疗　又称特异性治疗。通过病原治疗，能有效杀灭或抑制病原体，达到控制传染源和根治疾病的目的。治疗药物应根据病原体的种类合理选择应用抗生素、化学药物、血清免疫制剂(抗毒素)等。另外，免疫调节剂如白细胞介素、干扰素、胸腺素等对某些病原体亦有一定的杀灭或抑制作用。使用抗毒素及青霉素之前，应详细询问有无药物过敏史，并做好皮肤敏感试验，阴性者方可安全使用；对抗毒素过敏者必要时可用脱敏疗法。目前针对细菌、真菌的主要病原治疗是抗生素、化学制剂；针对原虫及蠕虫感染的病原治疗是化学药物；针对病毒的治疗药物除少数外，多数疗效尚不理想。

3. 对症治疗　正确合理的对症治疗可有效减轻病人的不适，还可调整病人各系统功能，达到减少机体消耗、保护机体重要器官功能、使机体损害减至最低的目的。例如，对于高热病人，可积极采取各种物理降温措施，必要时使用退热药物；对于颅内压增高者可积极使用20%甘露醇快速静脉滴注，以迅速降低颅内压；对于有心力衰竭者，可使用利尿剂、血管扩张剂等降低心脏负荷，并积极使用洋地黄制剂提高心肌收缩力，以便迅速控制心衰；对于休克患者，应积极扩充血容量，纠正酸中毒，必要时使用血管活性药物；病人抽搐时可积极使用地西泮等镇静剂；有严重毒血症时应积极使用大剂量糖皮质激素治疗；昏迷时应积极采取综合苏醒措施等。

4. 康复治疗　某些传染病后期可引起后遗症发生，如脊髓灰质炎、流行性乙型脑炎、流行性脑脊髓膜炎等，应积极采取高压氧治疗、理疗、针灸等治疗方法，并积极进行各种康复锻炼，促进机体全面康复。

5. 中医治疗　中医辨证论治可有效调整病人机体各系统机能，促进机体功能康复。某些中药还具有一定的抗病原体作用，如黄连、板蓝根、鱼腥草、大蒜素、连翘等。

### 三、传染病病人的护理措施

1. 一般护理
（1）安排合适的环境：根据不同传染病的隔离要求，安排合适的病房，温度、湿度适宜，适度通风，环境应安静舒适。严格限制或禁止探视和陪住。
（2）合理安排休息与活动：注意增加休息时间，有高热或病情较重者应卧床休息，恢复期时可适当增加活动量，如有神经系统后遗症者，应在恢复期尽早进行肢体功能康复锻炼。
（3）合理膳食：病人一般宜进食富有营养、容易消化、没有刺激性的食物，以补充营养。如有腹泻症状，则应限制粗纤维食物的摄入。

2. 病情观察　注意监测病人的生命体征、意识状态、尿量等变化，观察主要临床表现特点、演变、发展过程及伴随症状，注意有无并发症发生，了解各项检查结果，观察治疗效果等。

3. 对症护理　如发热护理、疼痛护理、皮疹护理等。

4. 用药护理　掌握各种药物的适应证、禁忌证，掌握药物的使用方法，注意观察药物疗效及不良反应。

5. 心理护理　护理时应关心、爱护病人，耐心解释，态度要和蔼可亲，鼓励病人及其家属，树立战胜疾病的信心。

6. 健康指导

（1）疾病知识宣教：讲解本病的发生、发展特点和临床经过的规律，并发症的表现、治疗和护理要点，还要重点介绍疾病的传播途径及预防措施。

（2）生活指导：指导病人合理安排休息与活动、合理膳食，指导病人养成良好的饮食习惯、卫生习惯。

（3）病情观察指导：指导病人及家属细心观察病情变化，如有异常，及时与医生联系。

（4）用药指导：介绍药物的名称、服用方法及剂量，教会病人观察不良反应等。

（5）心理指导：指导病人缓解不良心理反应的方法，树立战胜疾病的信心。

（6）出院指导：指导病人出院后的休息与活动安排、饮食安排，指导病人自我监测病情变化，指导疾病预防知识，指导出院用药等。

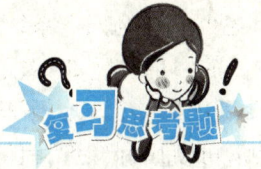

简述传染病治疗原则和方法。

ER-1-22　思路解析
（传染病病人的护理）（文档）

ER-1-23　扫一扫，看总结
（传染病病人的护理）（文档）

ER-1-24　扫一扫，测一测
（传染病病人的护理）（文档）

（樊　军、彭徐云）

## 第七节　传染病病人常见症状及体征的护理

ER-1-25　扫一扫，知重点
（传染病病人常见症状及体征的护理）PPT

### 学 习 目 标

1. 掌握常见热型的特点及发热的护理措施。
2. 熟悉发热的程度划分及发热的临床过程。
3. 掌握不同传染病的发疹特点及其护理措施。

> **导入情景:**
> 毛毛,5个月。4天前开始发热,38 ℃左右,有点流涕、咳嗽,到社区医院看病,医生说是"感冒",服阿莫西林干糖浆,每天三次,每次半包。现仍发烧,流涕、咳嗽也没好转;晚上洗澡时,母亲发现毛毛身上有几颗红色疹子,赶紧带来看急诊。
>
> **问题:**
> 毛毛的主要护理诊断是什么?

不同的传染病临床表现各异,但在病原微生物及其代谢产物的作用之下,可产生一些共同的症状及体征,如发热和发疹等。

## 一、发热(fever)

发热是传染病最常见的症状。发热可由感染性因素和非感染性因素引起,而引起传染病发热的最主要原因是感染。不同传染病发热的程度、热型及持续时间都不尽相同,因此,发热对传染病的鉴别诊断有着非常重要的意义。

临床上测量体温的方法有3种,分别是口腔舌下、腋下、直肠测量法,常以口腔温度为标准。根据体温不同,可将发热分为以下4种程度:①低热:体温为37.3~38.0 ℃;②中度发热:体温为38.1~39.0 ℃;③高热:体温为39.1~41.0 ℃;④超高热:体温达41.0 ℃以上。

临床上常将传染病的发热过程分为3个阶段。①体温上升期:指传染病人在病程中体温上升的时期。如果病人体温逐渐升高,则可出现畏寒表现,如伤寒、细菌性痢疾等;如果病人体温急剧升高至39.0 ℃以上,则可出现寒战表现,如疟疾、登革热等。②极期:指体温升高到一定高度后,持续较长的时间,如伤寒的极期。③体温下降期:指升高的体温缓慢或迅速降低的时期。有些传染病体温下降速度缓慢,须经数日后才降至正常,如伤寒、结核病等。而有些传染病体温下降迅速,在很短时间内迅速降至正常,常伴全身大汗,如疟疾、败血症等。

热型是传染病的重要特征之一,对疾病的鉴别诊断有重要意义,因此,应注意辨别。热型是指每日定时为病人测量体温,并在体温单上记录,再将各体温数值点连接起来绘制成体温曲线,该曲线的不同形态称为热型。临床常见的热型有:①稽留热(sustained fever):体温升高至39.0 ℃以上,24小时内体温波动范围不超过1.0 ℃,持续数日或数周,常见于伤寒极期。②弛张热(remittent fever):体温升高达39.0 ℃以上,24小时内体温波动范围可超过2.0 ℃,但最低温度仍然超过正常体温上限,常见于败血症、肾综合征出血热等。③间歇热(intermittent fever):体温骤然升高达高峰后持续数小时,然后迅速下降至正常水平,无热期可持续1日至数日,如此高热期与无热期交替出现,周而复始,常见于疟疾等。④回归热(relapsing fever):体温骤然升高至39.0 ℃以上,数日后又降至正常,再持续数日后又骤然升高,如此周而复始,常见于回归热等。⑤波状热(undulant fever):体温逐渐升高至39.0 ℃以上,维持数日后又逐渐下降至正常,持续数日后又逐渐升高,如此反复多次出现,常见于布氏菌病。⑥不规则热(irregular fever):发热的体温曲线没有规律,常见于流行性感冒、麻疹等。

> **考点提示:** 稽留热和弛张热特点及代表性疾病

1. 护理评估

(1) 病史评估：评估病人发病的时间、地区、季节，了解病人有无传染源接触史。注意观察发热的时间、发热的程度、有无相应热型特点、发热持续时间、热退时的情况等。注意有无伴随症状，如是否伴有皮疹、恶心、呕吐、腹泻、黄疸、头痛、全身肌肉酸痛、抽搐、谵妄等表现。伴随症状有助于疾病的诊断和鉴别诊断。

(2) 身体评估：为发热传染病病人进行全面细致的体格检查，以查明其阳性体征。注意监测病人的生命体征，判断意识状态；检查病人的皮肤黏膜颜色、弹性；注意有无皮肤伤口、焦痂及溃疡等；注意观察有无皮疹；检查病人有无全身浅表淋巴结及肝脾肿大；注意检查病人有无心脏、肺脏、肾脏、肝脏及中枢神经系统的阳性体征；注意病人有无惊厥、抽搐、谵妄等现象。

(3) 实验室及其他检查：发热病人应进行血液、尿液、粪便常规检查及病原学检查。结合病史合理选择血清学检查、脑脊液检查、X线检查、CT检查、超声检查等，必要时可进行活组织病理检查。

2. 常用护理诊断/问题　体温过高：与病原体感染后释放致热源作用于体温调节中枢从而导致体温调节中枢功能紊乱有关。

3. 护理目标　病人体温恢复正常；病人及其家属了解与发热有关的知识。

4. 护理措施

(1) 密切观察病情变化：密切监测病人的生命体征，尤其注意体温的监测。注意发热的时间、程度、热型特点、热退时的情况等。注意观察发热的伴随症状。评价采取降温措施的效果，观察降温时有无出现虚脱等。

(2) 积极降低病人体温：根据病人具体情况，合理选择降温方法。常用的降温措施有：

1) 物理降温：如对于中枢神经系统传染病，可采用戴冰帽或用冰袋冷敷头部、大动脉所在处的方法降低头部温度；对于高热但四肢温暖的病人，可用25%~50%的乙醇擦浴；对于高热但四肢厥冷的病人，可用32~35℃的温水擦浴；高热惊厥病人可采用冬眠疗法或亚冬眠疗法降温；对中毒性痢疾病人，可采用冷盐水灌肠进行降温等。

2) 必要时遵医嘱选用退热药物进行降温。降温时的注意事项：①避免长时间将冰袋置于同一部位冷敷，以免引起局部冻伤。②有周围循环衰竭者，禁止应用冰袋冷敷和乙醇擦浴。③有发疹或出血倾向者，禁忌采用温水擦浴或乙醇擦浴。④应用退热药物时，避免短时间内体温降得过低，以免全身大汗导致虚脱。⑤应用冬眠疗法降温时，应首先补充血容量，再行冬眠治疗，用药过程中避免搬动病人，密切观察生命体征，尤其注意血压的监测。

(3) 加强基础护理：注意让发热病人多休息，高热患者应绝对卧床休息。保持病室内适宜的温度(18~20℃)、湿度(50%~60%)，定时通风，保持空气流通。

(4) 补充营养和水分：病人应每日摄入充足的热量和液体。一般可给予高热量、高蛋白、高维生素、易消化的、没有刺激性的流质或半流质食物。每日饮水应达2 000 ml以上，防止脱水。

(5) 口腔、皮肤护理：为防止发热病人发生口腔感染，应指导病人在餐前、餐后、睡前漱口，严重者应给予特殊口腔护理。病人退热过程中常伴出汗，故应做好皮肤护理：及时用温水清洗、擦拭皮肤，更换床单、被褥、衣裤等，保持病人皮肤干燥、清洁，防止皮肤发生继发感染。病情严重需长期卧床者或昏迷病人，应定时协助病人翻身，防止压疮形成。

5. 评价　体温恢复正常,病人及家属能说出发热的有关知识。

## 二、发疹(eruption)

许多传染病在发热的同时常伴有发疹,又称为发疹性传染病,包括皮疹(外疹)和黏膜疹(内疹)两类。皮疹的形态、出疹的时间、先后顺序及其分布特点对疾病的诊断和鉴别诊断有着重要的意义。常见的皮疹形态如下:

(1) 斑丘疹(maculopapule):属于充血性皮疹,压迫后可褪色。其中斑疹(macule)呈红色,不凸出于皮肤表面,常见于猩红热、斑疹伤寒等;丘疹(papule)亦为红色,但凸出于皮肤表面,常见于麻疹、恙虫病等;玫瑰疹(rose spot)也属于丘疹,呈粉红色,常见于伤寒;斑疹和丘疹同时存在时称斑丘疹,可见于麻疹、风疹、猩红热、伤寒等疾病。

(2) 出血疹:为皮下出血所引起,压迫后不褪色,可表现为淤点(petechia)(直径小于2 mm)、紫癜(purpura)(直径3～5 mm)、淤斑(ecchymosis)(直径＞5 mm),常见于肾综合征出血热、流行性脑脊髓膜炎、登革热等疾病。

(3) 疱疹(vesicle):皮疹凸出于皮肤表面,内含液体,常见于水痘、单纯疱疹、金黄色葡萄球菌败血症等疾病。若疱疹内液体为脓液,则称为脓疱疹。

(4) 荨麻疹(urticaria):凸出于皮肤表面,呈结节状,常见于病毒性肝炎、蠕虫蚴移行症等。

不同传染病在出疹的时间、先后顺序及分布方面,有其各自特点。如水痘、风疹的皮疹常于发病后第1日出现,猩红热常于发病后第2日出现,麻疹常于发病后第4日出现,斑疹伤寒常于发病后第5日出现,伤寒常于发病后第6日出现。麻疹和猩红热的出疹顺序基本一致,通常首先从颈部、耳后开始,自上而下迅速波及躯干、四肢。但麻疹病人在出现皮疹之前,可首先出现特征性的黏膜斑,称 Koplic 斑,是在相当于第二磨牙对应的颊黏膜处出现大头针帽大小的白色斑点,周围有红晕。而猩红热则在皮肤皱褶处皮疹密集,经常受压摩擦而出血,呈紫红色线状,称"帕氏线"。水痘的皮疹常集中分布于躯干,呈向心性分布的特点。

1. 护理评估

(1) 病史评估:询问皮疹首次出现的时间和部位、发疹的先后顺序、进展等情况,观察皮疹的形态,询问发疹的伴随症状有无出现,如发热、乏力、食欲减退、恶心、呕吐等。

(2) 身体评估:评估病人的生命体征、意识状态及全身情况。注意观察皮疹的大小、形态的变化,有无融合、破溃、感染发生;观察出疹的顺序、消退情况,有无脱屑、脱皮、色素沉着、结痂等发生。检查时还应注意有无全身浅表淋巴结肿大,心、肺、肝、脾等检查有无异常。

(3) 实验室及其他检查:检查血液常规、尿液常规、粪便常规,进行相关血清学检查,必要时进行病原学检查。

2. 常用护理诊断/问题　皮肤完整性受损:与病原体及其代谢产物引起皮肤、黏膜损伤或毛细血管炎症有关。

3. 护理目标　皮疹消退,未发生继发细菌感染。

4. 护理措施

(1) 一般护理

1) 环境和休息:病人应卧床休息。环境应安静、舒适,保持适宜温度(18～20 ℃)和湿度(50%～60%),每日定时通风,避免强光照射及对流风直吹身体。避免一切不良刺激。

2)饮食护理:给予病人高热量、高蛋白、高维生素、易消化食物,避免刺激性食物,戒除烟、酒。

(2)病情观察:重点观察发疹情况,如皮疹出现的时间、发疹顺序、分布部位等特点,注意观察皮疹消退情况,如皮疹消退后有无脱屑、脱皮、色素沉着、结痂等发生。还要注意观察生命体征及有无发生并发症等。

(3)皮肤护理:每日用温水清洗皮肤,禁用肥皂、其他化学洗洁剂及乙醇等擦洗,保持皮肤清洁干燥。衣服、被褥要勤换洗,要保持清洁、柔软、干燥。翻身时动作宜轻柔。剪短病人指甲,婴幼儿可用手帕包裹双手避免搔抓皮肤。如有皮肤瘙痒,可用炉甘石洗剂、2%龙胆紫液涂擦。皮疹消退脱皮时,禁止强行撕扯,可用消毒剪刀进行修剪。如有皮肤坏死,可用海绵垫、气垫圈进行保护,防止发生继发细菌感染。如有淤斑破溃,可用无菌生理盐水清洗患处,辅以红外线灯局部照射,同时还可使用抗生素软膏涂抹并覆盖无菌纱布。

(4)口腔黏膜疹的护理:每日餐前、餐后、睡前漱口,漱口液可选择温水或朵贝液,保持口腔清洁。如有口腔溃疡形成,可用3%过氧化氢溶液清洗患处,并涂洒冰硼散。

(5)眼部护理:观察患者有无出现结膜充血、水肿,了解有无畏光、流泪、眼疼痛等症状。可用生理盐水或4%硼酸液清洗眼睛,白天滴抗生素滴眼液,夜间涂抗生素眼膏,防止继发感染。

5.护理评价 病人皮疹完全消退,未发生继发细菌感染。

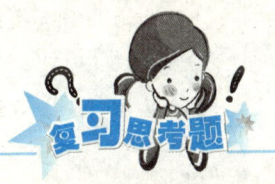

叙述发热的常见类型及其护理措施。

ER-1-26 思路解析
(传染病病人常见症状
及体征的护理)(文档)

ER-1-27 扫一扫,看总结
(传染病病人常见症状
及体征的护理)(文档)

ER-1-28 扫一扫,测一测
(传染病病人常见症状
及体征的护理)(文档)

(樊 军、彭徐云)

# 第二章 病毒感染性疾病病人的护理

## 第一节 病毒性肝炎病人的护理

ER-2-1 扫一扫，知重点
（病毒性肝炎病人的护理）PPT

### 学 习 目 标

1. 掌握急性肝炎及重症肝炎的临床表现、护理措施及预防措施。
2. 熟悉病毒肝炎的流行病学特征、临床分型及治疗要点。
3. 了解病毒肝炎的病原学特点、辅助检查及健康教育。
4. 具有严谨求实的工作态度，学会关爱病毒肝炎患者。

导入情景：
　　患者，女，30岁，因畏寒、发热、食欲不佳、恶心、呕吐、乏力来医院就诊。经医生诊断和实验室检查为甲型病毒性肝炎。
　　问题：
　　1. 对该患者应采用的隔离方法是什么？
　　2. 治疗期间，护士应采取哪些护理措施？

　　病毒性肝炎（viral hepatitis）是由多种肝炎病毒引起的以肝脏损害为主的一组全身性传染病。按病毒性肝炎的临床表现可分为5型：急性肝炎、慢性肝炎、重型肝炎、淤胆型肝炎和肝炎肝硬化。按病毒性肝炎的病原学分为：甲型肝炎（hepatitis A）、乙型肝炎（hepatitis B）、丙型肝炎（hepatitis C）、丁型肝炎（hepatitis D）和戊型肝炎（hepatitis E）。上述病毒性肝炎的病原学有所不同，但临床表现基本相似，均以疲乏、食欲减退、肝大和肝功能异常为主要表现,部分病人可出现黄疸。甲型和戊型肝炎多为急性感染,而乙型肝炎、丙型肝炎和丁型肝炎易转为慢性肝炎,少数病人还可发展成肝硬化或肝细胞癌。我国是病毒性肝炎的高发区,其中以甲型肝炎和乙型肝炎最为多见,两者均可通过疫苗预防。近年来还发现有庚型肝炎病毒(hepatitis G virus 或 GB virus-C)和输血传播病毒(transfusion transmitted virus,TTV)等,但是否能引起肝炎目前尚未定论。

HAV(甲型肝炎病毒)经口感染进入体内后,经肠道入血,引起短暂的病毒血症,1 周后在肝细胞内复制,2 周后随胆汁从肠道排出体外。HAV 在肝细胞内增殖并不直接损伤肝细胞,其损害作用可能是免疫介导所致。

HBV(乙型肝炎病毒)侵入人体后是否引起肝细胞病变主要取决于机体的免疫应答。免疫应答既可清除病毒,亦可导致肝细胞损伤,甚至诱导病毒变异。机体免疫功能正常的成年人感染 HBV,大部分可彻底清除病毒,产生保护性抗体;当机体处于免疫耐受状态时,不发生免疫应答,多成为无症状携带者;机体处于超敏反应时,则导致大片肝细胞坏死,形成重型肝炎。乙型肝炎慢性化的机制可能与免疫耐受、免疫抑制、遗传、年龄等有关。HBV 的抗原抗体系统为:①表面抗原(HBsAg)和抗体(抗-HBS):人体感染 HBV 后 3 周可在血中出现 HBsAg,在急性乙肝患者中持续 5 周至 5 个月,在慢性乙肝患者和无症状携带者血中可持续存在多年。HBsAg 消失后数周,血中出现保护性抗体即抗-HBS,可保持多年。除血液之外,HBsAg 还可存在于各种体液和分泌物中,如唾液、尿液、精液及阴道分泌物。②核心抗原(HBcAg)和抗体(抗-HBc):HBcAg 主要存在于受感染的肝细胞核内,血液中不易检测到。HBcAg 具有抗原性,可使机体产生非保护性抗体即抗-HBc,血液中的抗-HBc 有两型,即抗-HBcIgM 和抗-HBcIgG。前者在 HBcAg 阳性后 2~4 周出现,可存在于乙肝的急性期和慢性乙肝的急性发作期。抗-HBcIgM 下降或消失后出现抗-HBcIgG,可持续多年,是 HBV 既往感染的标志。③e 抗原(HBeAg)和 e 抗体(抗-HBe):HBeAg 稍后于(或同时)HBsAg 在血液中出现,是 HBV 活动性复制和传染性强的标志。抗-HBe 在 HBeAg 消失后出现,表示 HBV 复制减少和传染性减低,一般持续 1~2 年。HBV DNA 聚合酶(HBV DNA-P)和 HBV DNA 两者都位于 HBV 核心部分,与 HBeAg 几乎同时出现在血液中,HBV DNA-P 是 HBV 复制的标志。

目前 HCV(丙型肝炎病毒)引起肝细胞损伤的机制与 HCV 的直接杀伤作用、宿主免疫因素、自身免疫及细胞凋亡等有关。

目前认为 HDV(丁型肝炎病毒)本身及其表达产物对肝细胞有直接作用。

HEV(戊型肝炎病毒)诱发细胞免疫是引起肝细胞损伤的主要原因。

各型肝炎的病理变化不同。急性肝炎常见肝大,镜下可见肝细胞变性(嗜酸性变性、气球样变性)、肝细胞灶样坏死与肝细胞再生,汇管区炎性细胞浸润等。慢性肝炎主要为肝细胞坏死,可有肝小叶及汇管区胶原及纤维组织增生。急性重型肝炎以肝脏体积缩小、弥漫性肝细胞坏死、淤胆为特征。亚急性重型肝炎在急性重型肝炎基础上可见肝细胞灶样再生、胶原及纤维组织增生,形成再生结节。

一、护理评估

(一)健康史

1. 流行病学资料

（1）传染源：甲型和戊型肝炎的传染源为急性期病人和亚临床感染者；在发病前2周至起病后1周从粪便排出HAV的量最多，故传染性最强。乙型、丙型、丁型肝炎其传染源分别是急性和慢性（含肝炎后肝硬化）的乙型、丙型、丁型肝炎患者和病毒携带者。

（2）传播途径

1）甲型和戊型肝炎以消化道传播为主，通过日常生活接触、食物、水、节肢动物等方式进行传播，日常生活接触传播是地方性甲肝散发性发病的主要方式，水源和食物的污染（尤其水生贝类如毛蚶等）可导致其暴发流行。

> **知识链接**
>
> **毛蚶引起上海甲肝大流行**
>
> 1988年初，上海发生甲肝大流行，据上海市卫生防疫站疫情统计：发病人数达34万例，流行高峰全天就诊人数19 000余例，创出了世界甲肝流行的新纪录。这次甲肝大流行主要与上海市民生食被甲肝病毒污染的毛蚶有关。

2）乙型肝炎传播途径包括：①经血液、体液及血制品传播，如输血及血制品、注射、手术、血液透析、器官移植、共用剃刀和牙刷、文身、修眉等；②母婴传播，包括宫内感染、围生期传播、分娩后哺乳和喂养等传播；③性接触传播；④生活中的密切接触。

ER-2-2 乙肝传播途径（PPT）

3）丙型肝炎传播途径与乙型肝炎相似，但以输血及输血制品传播为主，母婴传播不如乙型肝炎多见。

4）丁型肝炎传播途径与乙型肝炎相似。

（3）人群易感性

1）甲型、戊型肝炎：抗-HAV阴性者为甲型肝炎易感人群，以幼儿、学龄前儿童发病率最多，但遇有暴发流行时各年龄组均可发病，感染后免疫力可持续终身。戊型肝炎显性感染主要发生于成人。

2）乙型、丙型、丁型肝炎：抗-HBs阴性者为乙型肝炎易感人群。HBV感染多发生于婴幼儿及青少年，高危人群包括HBsAg阳性母亲的新生儿、HBsAg阳性者的家属、反复输血及血制品者、血液透析者、多个性伴侣者、静脉药瘾者、接触血液的医务工作者。丙型肝炎多见于成年人。

（4）流行特征：甲型肝炎的发病率有明显的季节性，秋、冬季呈高峰。戊型肝炎流行多发生在洪水后或雨季。乙型、丙型、丁型肝炎无明显季节性，但乙型肝炎有家庭聚集现象。

2. 患病及治疗经过　了解病人的发病经过，询问病人的起病经过，如发病前1个月或半年内是否有不洁饮食史或不洁输血史以及起病时间、主要症状、特点和病情的进展情况。询问病人的食欲

ER-2-3 病毒性肝炎的流行病学资料（微课）

与摄入量,有无恶心呕吐及腹泻、有无厌油、有无腹胀、上腹痛及其部位、性质、程度。起病后经过何种处理、服药情况及其效果如何等。

### (二) 身体状况

潜伏期:甲型肝炎 2～6 周(平均 4 周);乙型肝炎 1～6 月(平均 3 个月);丙型肝炎 2 周～6 月(平均 40 日);丁型肝炎 4～20 周;戊型肝炎 2～9 周(平均 6 周)。

1. **急性肝炎** 根据有无黄疸又可分为急性黄疸型和急性无黄疸型肝炎。

(1) 急性黄疸型肝炎:典型临床经过分为 3 期,总病程 2～4 个月。

1) 黄疸前期:本期平均为 5～7 日。甲、戊型肝炎起病较急,而乙、丙、丁型肝炎起病较缓慢,突出表现为病毒血症(如疲乏、畏寒、发热等)和消化系统症状(如食欲减退、恶心、呕吐、厌油感、上腹痛和腹泻等),部分病人可有皮疹及关节酸痛等症状,本期末出现尿黄。

2) 黄疸期:本期一般持续 2～6 周。发热逐渐消退,此时自觉症状有所减轻,但尿色加深(如浓茶样),黄疸逐渐加深。临床上以巩膜及皮肤黄染为进入此期的标志。部分病人可伴有一过性皮肤瘙痒、心动过缓、大便颜色变浅等。常见有肝大,质地软,明显压痛和叩击痛,部分有轻度脾大,此期肝功能明显异常。

3) 恢复期:症状减轻或消失,食欲好转,黄疸逐渐消退,肝脾回缩,肝功能恢复正常,本期持续 2 周至 4 个月,平均 1 个月。

(2) 急性无黄疸型肝炎:本型约占急性肝炎 90% 以上,较黄疸型常见。病人除无黄疸外,其他症状均较黄疸型肝炎轻,恢复快。由于病人症状不明显,不易被发现,因而成为重要的传染源。乙型、丙型肝炎多为此型,且易转为慢性。

2. **慢性肝炎** 乙型、丙型、丁型肝炎迁延不愈可演变成慢性肝炎。慢性肝炎是指急性肝炎病程超过半年;或原有乙、丙、丁型肝炎或有 HBsAg 携带史而因同一病原再次出现肝炎症状、体征及肝功能异常者;发病日期不明或虽然无肝炎病史,但根据肝组织病理学或症状、体征、化验及 B 超检查综合分析符合慢性肝炎表现者。

慢性肝炎根据病情分为三度:轻度、中度、重度。轻度:病情轻,疲乏,厌油,食欲降低,肝区不适,肝轻度肿大,稍有压痛感;中度:体征和症状介于轻度和重度之间;重度:有持续或明显的肝炎临床表现,伴有肝掌、蜘蛛痣、肝性面容、肝脾肿大,肝功能检查持续异常。

3. **重型肝炎** 所有肝炎病毒均可引起重型肝炎,发病诱因包括:重叠感染(如乙型肝炎重叠戊型肝炎)、机体免疫状况、妊娠、过度疲劳、精神刺激、服用损害肝的药物、嗜酒、合并细菌感染等。根据病理组织学特征和病情发展速度,重型肝炎可分为三类。

(1) 急性重型肝炎(急性肝衰竭):亦称暴发型肝炎。特征是起病急,黄疸进行性加深,血总胆红素(TBIL)每日上升超过 17.1 μmol/L,胆酶分离,血氨升高等。肝脏进行性缩小,伴有肝臭味。凝血酶原时间(PT)显著延长,凝血酶原活动度(PTA)<40%,有明显出血倾向,严重者可出现感染、消化道出血、肝性脑病和肾病综合征等并发症。本型发病多有诱因,病死率高,病程一般在 3 周内。

(2) 亚急性重型肝炎(亚急性肝衰竭):亦称亚急性肝坏死。以急性黄疸型肝炎起病,发病 10 日后出现急性重型肝炎相关症状。晚期可有难治性并发症,如脑水肿、消化道大出血、严重感染、电解质紊乱及酸碱平衡失调。一旦出现肝肾综合征,预后极差。本型病程常超过 3 周至数月,存活者易转化为慢性肝炎或肝硬化。

(3) 慢性重型肝炎(慢性肝衰竭):是在肝硬化基础上,肝功能进行性减退引起的腹水或门脉高压、凝血功能障碍和肝性脑病等为主要表现的慢性肝功能失代偿,病死率高。

4. 淤胆型肝炎 又称毛细胆管型肝炎。起病似急性黄疸型肝炎,以长时间肝内梗阻性黄疸为突出表现,同时伴有皮肤瘙痒、粪便颜色变浅、肝大等特点,但消化道症状轻。病程持续较长,急性者大多预后良好,慢性者可发展成胆汁性肝硬化。

5. 肝炎后肝硬化 出现肝硬化的临床表现,根据肝脏炎症情况,分为活动性和静止性肝硬化两型。如未达到肝硬化的诊断标准,而肝纤维化明显者,称为肝炎肝纤维化。

以上5种肝炎病毒之间也可因重叠感染或协同感染而使病情加重和趋于复杂化。甲、戊型肝炎除极少数发展成重症肝炎外,一般不转为慢性肝炎,大多数预后良好;乙型、丙型和丁型肝炎可以是急性、慢性,也可以成为慢性病原携带者,部分可发展成肝硬化或肝癌。

> 考点提示:病毒性肝炎患者的主要临床表现

### (三)实验室及其他检查

1. 一般检查

(1)血清酶:以血清谷丙转氨酶(ALT)最为常用,是目前临床判断肝细胞损害最敏感、最常用的指标。急性肝炎在黄疸出现前3周即开始升高,黄疸消退后开始下降;慢性肝炎和肝硬化可持续或反复升高;重型肝炎病人ALT随黄疸迅速加深反而下降,呈现"胆-酶分离"。提示肝细胞大量坏死。

(2)血清蛋白:由于持续的肝功能损害,肝脏合成白蛋白减少,同时因较多的抗原物质进入血液刺激免疫系统,而使血浆白蛋白(A)下降、球蛋白(G)升高、A/G比值下降或倒置,这对判断慢性肝炎后期和肝硬化有一定参考价值。

(3)血清和尿胆红素:黄疸型肝炎时血清总胆红素、直接和间接胆红素、尿胆原和尿胆红素均升高。尿胆红素和尿胆原的检测是早期发现黄疸型肝炎的简易有效的方法,并有助于黄疸的鉴别诊断;而淤胆型肝炎则以血直接胆红素、尿胆红素增加为主,尿胆原减少或阴性。

(4)凝血酶原活动度(PTA):对重型肝炎的临床诊断和预后判断有重要意义。PTA高低与肝损害程度成反比,重型肝炎时如PTA<40%提示肝损害严重,PTA越低,预后越差。

2. 肝炎病毒标记物检测

(1)甲型肝炎:血清抗-HAV IgM阳性,提示近期有HAV感染,是早期诊断甲型肝炎可靠的血清学标志;血清抗-HAV IgG是保护性抗体,阳性提示对HAV已产生了免疫力,见于甲肝疫苗接种后或既往感染者。

(2)乙型肝炎

1)表面抗原(HBsAg)和表面抗体(抗-HBs):人体感染HBV后3周血中可出现HBsAg,在急性乙型肝炎患者血液中可持续存在5周至5个月,在慢性乙型肝炎患者和无症状携带者血中可持续存在多年。除血液外,HBsAg还可存在于机体的体液和分泌物中,如唾液、尿液、精液及阴道分泌物。抗-HBs出现在急性感染后期,HBsAg转阴后一段时间,可持续存在多年。抗-HBs阳性表示对HBV感染具有免疫力,该抗体可见于乙型肝炎恢复期、过去感染及乙肝疫苗接种后。

2)核心抗原(HBcAg)和核心抗体(抗-HBc):血液中HBcAg主要存在于Dane颗粒的核心,肝组织中主要存在于受感染的肝细胞核内,在血液中不易测到。HBcAg具有很强的免疫原性,能使机体产生非保护性抗体即抗-HBc。血液中的抗-HBc 有两型,分别是抗-HBcIgM 和抗-HBcIgG,前者在 HBcAg 阳性后 2～4 周出现,只存在于乙型肝炎的急性期和慢性乙型肝炎的急性发作期。抗-HBcIgM 下降消失后出现抗-HBcIgG,可持续存在多年,是 HBV 既往感染的标志。

3) e 抗原(HBeAg)和 e 抗体(抗-HBe):HBeAg 是一种可溶性蛋白,仅见于 HBsAg 阳性血清。急性 HBV 感染时 HBeAg 的出现时间略晚于 HBsAg,是 HBV 活动性复制和传染性强的标志。HBeAg 消失而抗-HBe 产生称为血清转换,抗-HBe 转阳后,表示 HBV 复制多处于静止状态,传染性降低。

4) HBV DNA:与 HBeAg 几乎同时出现在血液中,是 HBV 复制的标志。HBV DNA 定量检测对判断病毒载量、传染性大小、抗病毒治疗疗效有非常重要的意义。

> 考点提示:乙型肝炎病毒标记物的临床意义

3. 丙型肝炎　抗-HCV 不是保护性抗体,是 HCV 感染的标志,可分为 IgM 型和 IgG 型。在发病后即可检测到抗-HCV IgM,一般持续 1～3 个月。如果抗-HCV IgM 持续阳性,提示病毒持续复制,易转为慢性。抗-HCV IgG 阳性提示 HCV 现症感染或既往感染。HCV RNA 阳性是病毒感染和复制的直接标志。

4. 丁型肝炎　HDV 只有一个抗原抗体系统,HDVAg 最早出现,然后是抗-HDVIgM 和抗-HDVIgG,一般三者不会同时存在。抗-HDVIgM 阳性是现症感染的标志,抗-HDVIgG 不是保护性抗体,高滴度提示感染持续存在,低滴度提示感染静止或终止。血清或肝组织中 HDV RNA 是诊断 HDV 感染最直接的依据。

5. 戊型肝炎　HEV 感染者血中可检出抗 HEV,抗-HEVIgM 和抗-HEVIgG 在发病初期出现,是近期 HEV 感染的标志。

目前,尚存在可经肠道外传播而引起的急、慢性肝炎的非甲、非乙、非丙、非丁、非戊肝病毒的其他肝炎相关病毒。其中研究较多的是庚型肝炎病毒(HGV)和经输血传播病毒(TTV),但对其致病性尚无定论。

## 知 识 链 接

### "大三阳"和"小三阳"的区别

"大三阳",即 HBsAg、HBeAg 和抗-HBc 为阳性,提示乙肝病毒在人体内不断复制,有较强的传染性。"小三阳",即 HBsAg、抗-HBe、抗-HBc 为阳性,表示病毒传染性相对较弱。

### (四)心理社会状况

了解患者对该疾病的认知程度以及疾病给其带来的心理焦虑;对住院隔离的认识及适应情况;患病对工作、学习的影响;家庭及亲友对患者的态度及对消毒隔离的认识程度等。

### (五)治疗要点

急性肝炎一般为自限性疾病,以一般治疗和对症、支持治疗为主,药物治疗为辅,但急性丙肝应尽早进行抗病毒治疗。慢性肝炎采用综合性治疗的方案。重型肝炎采用以支持和对症疗法为基础的综合性治疗,促进细胞再生,需要预防各种并发症的发生。

## 二、护理诊断及医护合作性问题

1. 活动无耐力　与肝脏功能受损、能量代谢障碍有关。
2. 营养失调　与食欲减退、摄入减少、呕吐、消化和吸收功能障碍有关。
3. 焦虑　与隔离治疗、病情反复、久治不愈、担心预后等有关。
4. 潜在并发症　出血、肝性脑病、继发感染、肝肾综合征等。

## 三、护理目标

1. 活动耐力较前增强,生活能自理。
2. 食欲好转或恢复,体重增加并维持在正常范围内。
3. 减轻焦虑,情绪稳定。

## 四、护理措施

1. 隔离　甲型、戊型肝炎尽早采取消化道隔离;乙型肝炎、丙型肝炎和丁型肝炎应进行血液/体液隔离。
2. 生活护理

(1) 休息与环境:急性肝炎、重型肝炎、慢性活动期、ALT升高者应卧床休息,休息可减少病人能量消耗,降低机体代谢率,减轻肝脏代谢的负担;增加肝脏血流量,促进肝细胞的修复和再生,有利于炎症的恢复;可改善腹水和水肿;充足的睡眠还可增加糖原和蛋白质的合成。根据疾病的不同时期,指导病人休息。①急性肝炎:在发病1个月内,除进食、洗漱、排便外,病人应安静卧床休息,待症状好转、肝功能改善后,可指导其逐渐增加活动,以不感疲劳为度。②慢性肝炎:宜根据病情和肝功的状况指导病人合理安排休息,活动期应静养,稳定期指导病人逐渐增加活动量,以不感疲劳为度。③重型肝炎病人应绝对卧床休息,做好口腔和皮肤的护理。

(2) 饮食护理:合理的饮食可改善病人的营养状况,促进肝细胞再生和修复,有利于肝功能恢复。对各型肝炎病人均应戒烟和禁酒,因乙醇中的杂醇油和亚硝胺可使脂肪变性、解毒功能降低和致癌,即使少量饮酒亦可加重肝损害;烟草中因含有多种有害物质,能损害肝功能,抑制肝细胞生成和修复。

1) 急性期病人:宜进食清淡、易消化、含多量维生素的可口饮食,如米粥、菜汤、清肉汤、豆浆、蛋羹等,并多吃水果和新鲜蔬菜、豆类、猪肝、牛奶、胡萝卜等;保证足够热量,给予碳水化合物250~400 g/d,病人食欲差时,可静脉滴注10%葡萄糖溶液加维生素C;给予适量蛋白质1.0~1.5 g/(kg·d),以营养价值高的动物蛋白为主,如鸡蛋、瘦肉、鱼类等;应适当限制脂肪的摄入,避免诱发脂肪肝;伴腹胀时还应注意减少牛奶、豆制品等产气食品的摄入;病情好转、食欲改善后应少食多餐,避免暴饮暴食。

2) 慢性肝炎病人:饮食宜适当的高蛋白、高热量、高维生素且易消化的食物,给予适量蛋白质 1.5～2 g/(kg·d),以营养价值高的动物蛋白为主,避免高糖、过高热量和饮酒,以防止发生糖尿病和脂肪肝。

3) 重症肝炎病人:给予低脂、低盐、高热量、高维生素、易消化的流质或半流质食物,有肝性脑病先兆表现者,限制或禁止蛋白质摄入,每日蛋白质应少于 0.5 g/kg 为宜,以减轻肝脏负担,避免诱发肝性脑病;合并腹水、少尿者,应给予低盐或无盐饮食,钠限制在 500 mg/d(氯化钠 1.2～2.0 g),进水量不超过 1 000 ml/d,以减少体内水、钠潴留。

> 考点提示:病毒性肝炎病人的饮食护理

3. 病情观察

(1) 重点观察消化道症状、乏力是否进行性加重及黄疸变化情况、肝浊音界变化等。

(2) 生命体征的观察　观察体温、脉搏、呼吸、血压、神志(定向力)变化,发现异常情况及时处理。

(3) 并发症的观察　如出现性格改变、行为异常、狂躁不安、意识障碍提示肝性脑病;出现牙龈出血、鼻出血、皮肤淤斑、咖啡样液体呕吐物或柏油样大便应考虑有出血倾向;出现少尿、无尿、尿素氮升高则为肝肾综合征;观察有无感染表现;严格记录出入量,及时检查尿常规、比重、血尿素氮、肌酐等,及时发现肾衰竭。

4. 用药护理　遵医嘱使用改善和恢复肝功能的药物、降酶药、免疫增强剂、抗肝纤维化药、抗病毒药物等。

(1) 改善和恢复肝功能的药物:常用药物有:①非特异性护肝药,如各种维生素、葡醛内酯(肝泰乐)、还原性谷胱甘肽等;②降酶药,如甘草甜素、甘草酸二铵、垂盆草、五味子制剂等。

(2) 免疫增强剂:常用药物有胸腺素、胸腺肽等。不良反应有一过性低热,少数患者可有头晕、乏力、口干等。

(3) 抗肝纤维化:主要有丹参、冬虫夏草、核仁提取物、γ干扰素等。

(4) 抗病毒治疗

1) 干扰素 a(IFN-a):可用于慢性乙型肝炎和丙型肝炎的抗病毒治疗。治疗慢性丙型肝炎时联合利巴韦林可提高疗效。

2) 核苷类似物:主要用于乙型肝炎的抗病毒治疗。常见的药物有拉米夫定和替比夫定。其他核苷类药物有阿德福韦、恩替卡韦等。不良反应主要有头痛、疲乏、胃痛、腹泻等,偶见过敏反应。

5. 对症护理

(1) 黄疸的护理:患者出现黄疸时应卧床休息,注意观察黄疸的变化。保持皮肤清洁,剪短指甲,嘱患者不要搔抓皮肤,以免皮肤破损引起感染和皮下出血。用温水清洗皮肤,忌用刺激性的洗浴用品。

(2) 腹水的护理:大量腹水患者应取半卧位。记录 24 小时出入量,限制水钠的摄入,定期测量患者的体重、腹围,监测尿量的变化,注意维持水电解质酸碱平衡。加强皮肤护理,防止压疮。

(3) 腹胀的护理:观察患者腹胀的程度,避免进食产气的食物,如豆制品、牛奶等。协助患者在床上变换体位,鼓励患者在床上做肢体的屈伸活动。指导并协助患者进行腹部按摩,必要时遵医嘱行肛门排气。

（4）出血的护理：监测生命体征，严密观察患者出血的程度和部位，及时发现出血及先兆征象；监测血型、凝血酶原时间、血小板计数、血红蛋白，必要时备血。指导患者进食易消化的软食或半流质，禁食过硬、过于粗糙的食物，保持排便通畅，排便时不可过于用力，以防腹压骤增而诱发颅内出血。便秘者遵医嘱使用开塞露或缓泻剂促进排便。遵医嘱使用维生素K等止血药物，给予新鲜血浆或凝血因子复合物补充凝血因子，使用$H_2$受体拮抗剂防止消化道出血，必要时使用生长抑素，慎用肝素。

（5）肝性脑病的护理：监测患者生命体征及瞳孔的变化，密切注意肝性脑病的早期征象，如患者的性格、行为异常，扑翼样震颤，观察患者思维及认知的改变，评估患者意识障碍的程度，定期复查血氨、肝功能、肾功能、电解质，若有异常应及时通知医生并协助处理。绝对卧床休息，专人守护，躁动患者防止出现坠床等意外；肝性脑病时禁蛋白饮食，病情好转后予低蛋白饮食，如不能进食者可鼻饲流质；注意口腔、皮肤护理；保持大便通畅，忌用肥皂水灌肠。遵医嘱给予口服乳果糖、诺氟沙星等抑制肠道细菌；合理应用抗生素、微生态制剂，调节肠道微环境；用醋谷胺、谷氨酸钠、精氨酸、门冬氨酸钾镁降血氨；用左旋多巴纠正假性神经递质；用20％甘露醇和呋塞米快速静滴减轻脑水肿，注意维持电解质平衡。

6. 心理护理　及时与患者进行沟通，解释隔离的必要性，缓解患者的不良情绪，使患者消除因隔离产生的焦虑情绪，并能配合隔离消毒的要求，搞好个人卫生。鼓励患者树立信心，保持积极乐观的态度；帮助患者解决困难，尽量满足患者的需求。

## 五、护理评价

患者及家属能说出肝炎的防治知识。患者能合理安排休息和饮食，体重恢复正常，焦虑、恐惧情绪消失。患者积极配合治疗和护理，住院期间未出现感染和并发症。

## 六、健康教育

1. 预防疾病指导　告知患者所患肝炎的类型、传播途径、隔离期、隔离措施、消毒方法及预防措施等。密切接触者进行预防接种，如乙肝接触者及时接种乙型肝炎疫苗。

2. 对病人的指导　强调急性肝炎彻底治愈的重要性，讲述肝炎迁延不愈对个人、家庭、社会造成的危害，积极配合医务人员进行治疗，利于疾病早日康复；介绍病毒性肝炎的预后及慢性化因素：一般甲肝、戊肝不会发展为慢性肝炎，而其余各型肝炎部分患者可反复发作，发展为慢性肝炎、肝硬化甚至肝癌；反复发作的诱因为过度劳累、暴饮暴食、酗酒、不合理用药、感染、不良情绪等，应帮助患者分析复发原因，予以避免；急性肝炎患者病情稳定1年后方可结婚，已婚者1年内应节制性生活；慢性肝炎患者应节制性生活，女性患者不宜妊娠。

> 案例：
> 　　患者，女，30岁，因"尿黄20天伴皮肤瘙痒、食欲下降、乏力10天"入院。患者20天前出现尿色加深，为茶水样。10天前出现巩膜黄染，皮肤瘙痒，伴食欲减退。查体：体温36.7℃，脉搏78次/分，呼吸18次/分，血压120/80 mmHg。皮肤巩膜轻度黄染，无蜘蛛痣及肝掌。

实验室检查:ALT 340 U/L,总胆红素 56 μmol/L,结合胆红素 33 μmol/L,白蛋白 33 g/L,丙型肝炎抗体(＋),HCV RNA(＋)。

问题:
1. 该患者的临床表现有何特点?初步评估为什么?
2. 患者发病的原因是什么?
3. 该患者存在哪些护理问题?

ER-2-4 案例思路解析（病毒性肝炎病人的护理）(文档)

ER-2-5 扫一扫,看总结（病毒性肝炎病人的护理）(文档)

ER-2-6 扫一扫,测一测（病毒性肝炎病人的护理）(文档)

（李影影）

## 第二节　流行性乙型脑炎病人的护理

ER-2-7 扫一扫,知重点（流行性乙型脑炎病人的护理）PPT

### 学 习 目 标

1. 掌握流行性乙型脑炎的临床表现及护理措施。
2. 熟悉流行性乙型脑炎的流行病学特征、治疗要点、预防原则及健康教育。
3. 了解流行性乙型脑炎的病原学、发病机制及辅助检查。
4. 具有严谨求实的工作态度,学会关爱流行性乙型脑炎患者。

导入情景:

患儿,6岁,因发热、头痛、呕吐、腹泻 4 日来院就诊。患儿精神不振,抽搐 3 次。血常规检查提示:白细胞计数 $15\times10^9$/L,中性粒细胞 0.81。脑脊液检查:白细胞数 $120\times10^6$/L。查体:嗜睡,克氏征阳性,布氏征阳性。经医生初步诊断此病为流行性乙型脑炎。

> 问题：
> 1. 流行性乙型脑炎的传播途径有哪些？
> 2. 治疗期间，护士应采取哪些护理措施？

流行性乙型脑炎（epidemic encephalitis B）简称乙脑，是由乙型脑炎病毒引起的以脑实质炎症为主要病变的急性传染病。本病流行于夏秋季，经蚊虫叮咬传播，临床上以高热、意识障碍、抽搐及脑膜刺激征为特点。重症病人可出现中枢性呼吸衰竭，病死率高，存活者可留有后遗症。

乙型脑炎病毒（encephalitis B virus），简称乙脑病毒，属黄病毒科，为 RNA 病毒，适宜在神经细胞内生长、繁殖，故为嗜神经病毒；乙脑病毒抗原性较稳定，人与动物感染后，体内可产生补体结合抗体、中和抗体及血凝抑制抗体，这些抗体的检测有助于临床诊断和流行病学调查；乙脑病毒抵抗力不强，不耐热，对乙醚和酸敏感，可被常规消毒剂杀灭，加热 100 ℃ 2 分钟或 56 ℃ 30 分钟即可灭活，但对低温和干燥耐受力较强。人体被带乙脑病毒的蚊虫叮咬后，病毒进入人体内，先在单核-吞噬细胞系统内繁殖，继而进入血液循环，引起病毒血症。当机体免疫力强时，只形成短暂的病毒血症，病毒很快被清除，不侵入中枢神经系统，临床上表现为隐性感染或轻型病例，并可获得终身免疫力。当机体免疫力弱或病毒量多、毒力强时，病毒可通过血脑屏障进入中枢神经系统，引起中枢神经系统广泛性损害。乙脑主要病变以脑实质广泛性炎症为主，尤以大脑皮质、中脑、丘脑、大脑基底部最为严重。由于病变的程度及部位不同，故临床上出现多样化的神经系统症状。

## 一、护理评估

### （一）健康史

1. 流行病学资料

（1）传染源：猪是本病的主要传染源，在流行区，猪的饲养面广、更新率快、易感性高，且感染后病毒数量多，其中幼猪传染性更强。乙脑病毒在人群流行之前的 1～2 个月往往是猪乙脑病毒感染的高峰期，而人感染后，血中病毒数量少，病毒血症期短，故病人不是主要的传染源。

（2）传播途径：本病经蚊子叮咬传播，三带喙库蚊是主要的传播媒介，此外，蚊虫可携带病毒越冬，并可经卵传代，成为乙脑病毒长期的储存宿主。

ER-2-8　乙脑传播途径（图）

（3）易感人群：人群普遍易感，10 岁以下儿童居多，其中 2～6 岁的儿童发病率更高。感染此病后仅少数人发病，而大多数人表现为隐性感染，病人与隐性感染之比[1∶（1 000～2 000）]，感染后可获得持久的免疫力。近年来由于广泛接种疫苗后，儿童发病率有所下降，但成人和老年人发病比例相对增高。

ER-2-9　乙脑的流行病学资料（微课）

（4）流行特征：本病有严格的季节性，我国主要流行于夏、秋季，约有 90% 的病例发生在 7、8、9 三个月。呈高度散发性，发病率与气温、湿度有一定的关系。

2. 患病及治疗经过　了解病人的发病经过,如发病时间、诱因、主要症状及其特点、病情的进展情况,尤其是发热、头痛的临床特征,是否伴有烦躁不安、惊厥、昏迷等症状。起病后经过何种处理、服药情况及其效果如何。发病过程中,病人食欲、睡眠情况,大小便及体重变化等。

### (二) 身体状况

潜伏期为4~21日,一般为10~14日。根据病情轻重及神经系统症状可分为轻型、普通型、重型和极重型。

1. 初期　为病初的1~3日。起病急,体温在1~2日内升高,可达39~40 ℃,伴有头痛、恶心、呕吐,部分病人可有嗜睡,少数可出现颈项强直及抽搐。

2. 极期　病程的第4~10日,初期症状加重,以脑实质受损症状为主。高热、抽搐和呼吸衰竭是极期的严重症状,三者之间互相影响,形成恶性循环,其中呼吸衰竭是乙脑最常见的死亡原因。

(1) 持续高热:为乙脑必有的症状,体温通常高达40 ℃以上,体温越高,持续时间越长,则病情越重。

(2) 意识障碍:主要表现为程度不等的意识障碍,如嗜睡、昏睡、昏迷或谵妄等,昏迷发生越早、程度越深、时间越长,则病情越重。

(3) 惊厥或抽搐:是乙脑病情严重的表现,多见于病程第2~5日,主要与脑实质炎症、脑水肿、高热及脑缺氧等有关。轻者仅见于面部、手、足局部抽搐,重者肢体呈阵挛性抽搐,甚至全身强直性抽搐,历时数分钟至数十分钟。频繁抽搐可导致发绀,使脑缺氧和脑水肿加重,导致呼吸衰竭。

(4) 呼吸衰竭:是乙脑最严重的表现和主要的死亡原因。多见于重症病人,常因脑实质炎症或脑水肿、颅内高压、脑疝及低血钠性脑病而出现中枢性呼吸衰竭,表现为呼吸节律不规则及幅度不均,如呼吸表浅、双吸气、叹息样呼吸、潮式呼吸等,最后呼吸停止。少数病人也可因呼吸道阻塞、肺部感染或呼吸肌麻痹而出现周围性呼吸衰竭表现,如呼吸表浅,先快后慢,胸式或腹式呼吸减弱、呼吸困难、发绀等,但呼吸节律整齐。

(5) 脑水肿、脑疝:伴有颅内压增高和脑水肿病人可有剧烈头痛、频繁呕吐、血压升高、脉搏减慢和视神经盘水肿等表现;若发生脑疝,除出现上述呼吸异常外,可见昏迷加重、瞳孔忽大忽小、呼吸常突然停止等现象。

## 知 识 链 接

### 乙脑急性期的三联征

乙脑急性期的三联征为高热、抽搐及呼吸衰竭,正确处理乙脑急性期的三联征是抢救患者的关键。

(6) 神经系统症状和体征：多在病程10日内可出现以下表现：①浅反射减退或消失，深反射先亢进后消失。②锥体束受损表现：病理反射阳性。③脑膜刺激征：如颈项强直、克氏征阳性、布氏征阳性（婴幼儿常有前囟隆起，但脑膜刺激征可缺如）。④其他：如吞咽困难、失语、听觉障碍、肢体瘫痪、精神异常、大小便失禁或尿潴留（因自主神经受累引起膀胱和直肠麻痹所致）。

3. 恢复期　多数病人发病10日后进入恢复期，体温逐渐下降，症状逐日好转，大多数人于2周内完全恢复；重症病人恢复较慢，经治疗后多于6个月内恢复。有5%～20%重症病人在发病半年后仍有精神、神经相关症状（如神志迟钝、失语、痴呆、吞咽困难、肢体瘫痪等）称为后遗症，经积极治疗后大多有不同程度的恢复，但癫痫后遗症常可持续终身。

### （三）常见并发症

以支气管肺炎最常见，多因昏迷病人呼吸道分泌物不易咳出或应用人工呼吸器后引起。此外，也可出现肺不张、败血症、尿路感染、压疮等并发症，重型病人则可因应激性溃疡而致上消化道大出血。

> 考点提示：乙脑的主要临床表现

### （四）实验室及其他检查

1. 一般检查

(1) 血常规：白细胞计数多在$(10～20)×10^9/L$，疾病初期中性粒细胞增高可达80%以上，随后淋巴细胞增多。少数患者血象始终正常。

(2) 脑脊液：压力增高，外观透明或微混，白细胞计数常在$(50～500)×10^6/L$以内，早期以中性粒细胞为主，后期以淋巴细胞为主，蛋白质轻度增加，糖正常或偏高，氯化物正常。少数病例于病初脑脊液检查可正常。

2. 血清学检查

(1) 特异性IgM抗体测定：是确诊本病的重要依据，发病后3～4日（第2周达高峰），血及脑脊液中出现特异性IgM抗体有助于早期诊断。

(2) 补体结合试验、血凝抑制试验和中和试验：仅用于回顾性诊断或流行病学调查。

(3) 近年来采用单克隆抗体致敏羊红细胞进行反向血凝抑制试验，检测血清中乙脑病毒抗原，其特异性和敏感性较高，是目前较理想的快速诊断方法。

3. 病毒分离　在病程第1周内死亡病例的脑组织中可分离出乙脑病毒，而脑脊液和血中一般不易分离出病毒。

### （五）心理社会状况

了解患者对该疾病的认知程度以及疾病给其带来的心理焦虑；了解患者对高热、头痛等症状的心理反应、应对措施及效果；住院隔离对患者工作、学习的影响；家庭及亲友对患者的支持度等。

### （六）治疗要点

目前无特效药，主要是对症治疗和支持治疗，及时处理好高热、惊厥和呼吸衰竭等危重症是抢救乙脑患者、降低死亡率的关键。

1. 高热　主要是采用物理降温,辅以药物降温。避免使用退热药剂量过大,引起患者发生虚脱的现象。

2. 抽搐和惊厥　由高热所致者,以降温为主;因脑水肿所致者,以脱水疗法为主;因呼吸道不畅者,及时清理呼吸道;因脑实质病变所致者,给予镇静剂。

3. 呼吸衰竭　中枢性呼吸衰竭患者使用呼吸兴奋剂,首选山梗菜碱;因脑水肿所致者,采用脱水剂;因呼吸道不畅者,给予吸痰、翻身和引流等措施。

## 二、护理诊断及医护合作性问题

1. 体温过高　与病毒血症及脑部炎症有关。
2. 意识障碍　与中枢神经系统损害有关。
3. 有受伤的危险　与脑实质炎症、脑水肿、高热及脑缺氧导致惊厥、抽搐或意识障碍有关。
4. 潜在并发症　呼吸衰竭、继发感染。

## 三、护理目标

1. 体温恢复正常。
2. 意识障碍好转。
3. 无受伤发生。
4. 无并发症。

## 四、护理措施

1. 隔离　执行昆虫隔离至体温正常。
2. 生活护理

(1) 休息与环境:将病人安置于安静、光线柔和配有防蚊设备的房间内,室温至少控制在30 ℃以下,防止声音、强光刺激;嘱病人卧床休息,意识障碍者可专人看护,做好生活护理及皮肤、眼、鼻、口腔的清洁护理,防止压疮形成;有计划地集中安排各种检查、治疗及护理操作,减少对病人的刺激,以免诱发惊厥或抽搐。

(2) 饮食护理:按不同病期给予不同饮食,以补充营养。早期应给予病人清淡流质饮食,如牛奶、米汤、豆浆、绿豆汤、果汁等;有吞咽困难或昏迷不能进食者给予鼻饲,应缓慢注入鼻饲液,以防冲击胃壁引起反射性呕吐,或按医嘱静脉补充足够的营养和水分,成人2 000 ml/d,注意补钾;恢复期病人应逐步增加高营养、高热量的饮食;防止继发感染。

> 考点提示:乙脑患者的饮食护理

3. 病情观察

(1) 注意生命体征的变化,尤其是体温变化及呼吸。

(2) 病人的意识障碍是否加重,有无烦躁不安;有无惊厥发作先兆,如出现烦躁不安、口角抽动、指(趾)抽动、两眼呆视、肌张力增高等表现。

(3) 注意观察患者有无颅内压增高和脑疝的先兆,如剧烈头痛和喷射性呕吐,血压升高等,当病人出现极度烦躁、意识障碍突然加深、脉搏先快后慢、呼吸先快后慢而不规则、眼球固定、瞳孔忽大忽小或两侧不等、对光反应消失则提示发生脑疝,应及时报告医师,配合抢救。

(4) 准确记录 24 小时出入液量,注意水、电解质平衡。

(5) 注意有无肺部感染、肺不张、败血症、尿路感染、压疮、消化道出血等并发症。

(6) 对恢复期病人要注意观察各种生理功能和运动功能恢复情况。

4. 用药护理　遵医嘱用药,注意观察药物的疗效及副作用。①镇静止痉药物,如水合氯醛、巴比妥钠、异戊巴比妥钠等,严格掌握药物剂量和用药间隔时间,注意观察病人的呼吸和意识状态。②呼吸兴奋剂,如尼可刹米和洛贝林等,大剂量可诱发惊厥,遵医嘱严格掌握用药剂量。③脱水剂,如 20% 甘露醇和 25% 山梨醇,应在 30 分钟内快速静脉滴入或注入,监测病人的心功能状况。

5. 对症护理

(1) 高热护理:应以物理降温为主和药物降温为辅,同时降低室温,使肛温保持在 38 ℃ 左右。物理降温包括冰袋冷敷,30%~50%乙醇擦浴或温水擦浴,冷盐水灌肠等。药物降温可用吲哚美辛(消炎痛栓)、50%安乃近滴鼻。高热伴频繁惊厥患者多用亚冬眠疗法,用氯丙嗪和异丙嗪每次 0.5~1 mg/kg 肌内注射,每 4~6 小时 1 次,疗程一般为 3~5 天。如高热伴有四肢厥冷者提示有周围循环不良,禁用冷敷和乙醇擦浴。

(2) 惊厥或抽搐护理:及时发现惊厥的先兆表现,当出现惊厥和抽搐时,应及时报告医师,并积极协助处理。①将病人置于仰卧位,头偏向一侧,保持呼吸道通畅,如有痰液阻塞时,及时彻底地吸除痰液是解除呼吸道梗阻的重要措施。②用缠有纱布的压舌板或开口器置于病人上下白齿之间,以防咬伤舌头,必要时用舌钳拉出舌头,以防舌后坠阻塞呼吸道。③注意病人安全,防止坠床等意外的发生,必要时用床档或约束带约束。

(3) 呼吸衰竭护理:及时评估呼吸衰竭的原因并给予相应护理。①因呼吸道分泌物梗阻引起者,及时、彻底地吸痰是解除呼吸道梗阻的有力措施,并加强翻身、拍背、引流等以助痰液排出;痰液黏稠者可雾化吸入 α 糜蛋白酶;在保持呼吸道通畅的前提下给予吸氧。②脑水肿与颅内高压所致者采用头部降温、应用脱水剂和血管扩张剂(如东莨菪碱)改善微循环、减轻和消除脑水肿。③中枢性呼吸衰竭者可应用呼吸兴奋剂,如洛贝林、尼可刹米等。④缺氧明显时可经鼻导管使用高频呼吸器(送氧压力 0.4~0.8 kg/cm$^2$,频率每分钟 80~120 次)。⑤适当应用抗菌药物预防感染,必要时行气管插管或气管切开术,使用人工呼吸器辅助呼吸是维持有效呼吸功能、减少死亡率和后遗症的重要措施之一。

6. 心理护理　乙脑患者一旦住院,病情大多比较危重,患者及其家属因恐慌、焦虑而变得容易激动。医护人员应以高度的责任心、同情心给予关心与照顾,并鼓励患者积极配合治疗,树立战胜疾病的信心。

## 五、护理评价

病人的体温是否在正常范围内,意识是否清楚,有无外伤,有无并发症发生。

## 六、健康教育

1. 预防疾病指导　防蚊、灭蚊和接种乙型脑炎疫苗可以有效预防乙脑的流行。向患者和家属讲述乙脑的发病原因、主要症状特点、治疗方法、病程及预后等。

2. 对病人的指导　对于乙脑恢复期遗留有精神、神经症状者,应向患者及家属讲述积极治疗的意义,尽可能使患者的功能障碍在 6 个月内恢复,以防成为不可逆性后遗症,增加家庭及社会负担。还应做好患者和家属的心理护理,并教会家属按摩、鼻饲、肢体功能锻炼及语言训练方法等。

> **案例:**
> 患儿,男,11岁,以高热、畏寒、头痛、抽搐、呕吐1天入院。患儿1天前突然高热、头痛、呕吐4次,呕吐物为胃内容物,至晚上呼之不应,并持续抽搐。查体:体温40.5℃,深昏迷,双侧瞳孔不等大,呼吸节律不整,抽样呼吸,心、肺、腹(一),颈部有抵抗,巴氏征(+),克氏征(+)。
>
> **问题:**
> 1. 该患者的疾病初步诊断是什么?
> 2. 患者发病的原因是什么?临床评估需要进一步做哪些检查?
> 3. 该患者存在哪些护理问题?

ER-2-10 案例思路解析
(流行性乙型脑炎
病人的护理)(文档)

ER-2-11 扫一扫,看总结
(流行性乙型脑炎
病人的护理)(文档)

ER-2-12 扫一扫,测一测
(流行性乙型脑炎
病人的护理)(文档)

(李影影)

## 第三节 肾综合征出血热患者的护理

ER-2-13 扫一扫,知重点
(肾综合征出血热患者的护理)PPT

### 学 习 目 标

1. 掌握肾综合征出血热的临床表现特点及护理措施。
2. 熟悉肾综合征出血热的流行病学特征及预防措施。
3. 了解肾综合征出血热的病原学特点、发病机制及治疗要点。
4. 具有严谨求实的工作态度,学会关爱肾综合征出血热患者。

> **导入情景：**
>
> 患者，男，20岁，因发热、畏寒和面部、颈部及前胸部皮肤充血潮红来医院就诊。患者自述4天前突起高热，体温39.5℃，伴畏寒、头痛、肌肉痛和腰痛，自服"解热镇痛药"，病情无明显改善；来诊当日早晨发现面部、颈部及前胸部皮肤充血潮红而前来就诊。患者在建筑工地工作，居住环境差，宿舍经常有老鼠出没。
>
> 问题：
> 1. 该患者最可能的疾病是什么？
> 2. 该病分为哪几期？
> 3. 治疗期间，护士应采取哪些护理措施？

肾综合征出血热（hemorrhagic fever with renal syndrome，HFRS）又称流行性出血热（epidemic hemorrhagic fever，EHF），是由汉坦病毒引起的一种急性传染病，属于自然疫源性疾病，鼠为主要传染源。临床上以发热、休克、充血出血和急性肾衰竭为主要特征。

肾综合征出血热病毒属汉坦病毒属，又名汉坦病毒（Hantan virus），为单链RNA病毒，目前至少有20个血清型，我国流行的主要是Ⅰ型和Ⅱ型，前者病情重于后者，可能与病毒毒力较强有关。该病毒不耐热，不耐酸，56℃ 30分钟，100℃ 1分钟和pH5.0以下可灭活，对紫外线和乙醇、碘酊等一般消毒剂亦敏感。

病毒进入机体后形成病毒血症，引起发热等全身中毒症状和多器官损害，确切的机制尚未完全清楚，但多数研究认为是病毒的直接作用与感染后诱发免疫损伤共同作用的结果。本病最基本的病理改变是全身小血管内皮细胞肿胀、变性、坏死和管腔内微血栓形成，其中以肾病变最为明显。临床上发生休克、出血、急性肾衰竭的原因为：①休克：早期（病程的3～7日）主要是因血管通透性增加、血浆外渗、使血容量减少，以及血浆外渗使血液浓缩，血液黏度升高和DIC导致休克；后期（少尿期以后）则因大出血、继发感染、多尿、水与电解质补充不够，导致有效血容量不足而致继发性休克。②出血：血管壁的损伤、血小板减少和功能障碍及DIC所致的凝血机制异常，是导致出血的主要原因。③急性肾衰竭：主要与灌注不足和肾实质损害等有关。

## 一、护理评估

### （一）健康史

**1. 流行病学资料**

（1）传染源：病毒有广泛的动物宿主，我国发现53种动物携带本病病毒，鼠类为本病最主要的传染源，其中以黑线姬鼠、褐家鼠和大林姬鼠为主。感染病人的早期，虽在血液和尿液中也可存在病毒，但不是主要传染源。

（2）传播途径：本病为多途径传播。①接触传播：通过携带病毒的鼠咬伤或伤口接触其排泄物等，经皮肤黏膜而被感染。②消化道传播：食入被携带病毒的鼠及其排泄物污染的食物，经口腔和胃肠道黏膜而受感染。③呼吸道传播：鼠携带病毒的排泄物污染尘埃后形成气溶胶，经呼吸道吸入而受感染。④母婴传播：孕妇感

ER-2-14 肾综合征出血热传播途径（图）

染本病后,病毒可经宫内或分娩感染胎儿。⑤虫媒传播:曾有报告鼠的寄生虫革螨或恙螨亦可能传播本病。

(3) 易感人群:人群普遍易感,以显性感染为主,病后可获持久的免疫力。

(4) 流行特征:全年均可发病,黑线姬鼠传播以每年11月至次年1月为发病大高峰,5~7月为发病小高峰;家鼠传播每年3~5月为发病高峰期;大林姬鼠的流行高峰在夏季。流行性出血热的发病以男性青壮年为主,尤其是农民、矿工和野外作业者居多。本病广泛流行于亚欧等许多国家,近年来我国疫区不断扩大,但以轻症病人较多,流行趋势由北向南,由农村向城市扩展。

ER-2-15 肾综合征出血热的流行病学资料(微课)

2. 患病及治疗经过　了解病人的发病经过,如发病时间、诱因、主要症状及其特点、病情的进展情况,尤其是发热、腹痛的临床特征,是否伴有休克、出血及急性肾衰竭等症状。起病后经过何种处理、服药情况及其效果如何。发病过程中,病人食欲、睡眠情况,大小便及体重变化等。

(二) 身体状况

潜伏期4~46日,平均7~14日,典型病例可分为5期,非典型和轻型患者可有越期现象,而重型患者则可出现发热期、休克期、少尿期互相重叠。

1. 发热期　病程第1~3日,除发热外,主要为全身中毒症状、毛细血管损伤和肾损伤的表现。患者多起病急,畏寒、发热,体温常为39~40 ℃,以稽留热多见。热程多为3~7日,较少超过10日。一般体温越高,热程越长,病情越重。全身中毒症状表现为全身酸痛,以头痛、腰痛、眼眶痛较为突出。头痛、腰痛及眼眶痛,一般称为"三痛"。这是由于血管扩张及组织充血、水肿所引起。多数患者还可出现恶心、呕吐、食欲减退、腹泻、腹痛等消化系统症状。重症患者出现嗜睡、躁动不安、谵妄或抽搐等神经精神症状。毛细血管损伤一般出现于发热2~3日后,主要表现为充血、出血和渗出水肿。皮肤充血可见面部、颈部及前胸部皮肤充血潮红,一般称"三红",重者呈"酒醉貌"。黏膜出血常见于软腭呈针尖样出血点;皮肤出血以腋下、胸背部最为突出,常呈搔抓样或条索状,少数患者可有鼻出血、咯血、血尿或黑便。渗出水肿表现为眼睑、球结膜水肿。部分患者可出现腹水。肾脏损害主要表现为尿量减少、蛋白尿和尿镜检可见管型等。

2. 低血压休克期　发生于病程第4~6日,一般可持续1~3日,短者数小时,长者可达6日以上。轻型患者可表现为一过性低血压,重症患者出现休克。血压初降时可表现为面色潮红、四肢温暖,之后则转为面色苍白、口唇青紫、四肢厥冷、脉搏细弱、尿量减少等。患者全身中毒症状和出血现象可更加明显。少数顽固性休克患者,还可出现发绀、DIC、脑水肿、急性呼吸窘迫综合征(ARDS)和急性肾衰竭。

3. 少尿期　少尿期一般发生在病程第5~8日,常出现于低血压休克期后,或与发热期、低血压休克期同时出现。此期主要表现为尿毒症、酸中毒和水、电解质紊乱,严重者出现高血容量综合征和肺水肿。临床表现为厌食、恶心、呕吐、腹胀、腹泻、顽固性呃逆,严重者可有头晕、头痛、嗜睡,甚至昏迷等。酸中毒表现为呼吸增快或Kussmaul呼吸。电解质紊乱则以高钾血症、低钠血症、低钙血症为主。水、钠潴留则进一步加重组织的水肿,可出现腹水,严重者可出现高血容量综合征和肺水肿表现,如水肿、血压升高、脉压增大、脉搏洪大、颈静脉怒张、心率增快等。由于DIC、血小板功能障碍等使出血加重,患者表现为皮肤淤斑增加、鼻出血、呕血、便血、咯血和血尿,甚至颅内出血等。

4. 多尿期 多发生在病程第9~14日,通常持续7~14日。由于此期新生的肾小管吸收功能尚未完善,因而肾的浓缩功能差,加之体内潴留的尿素氮等物质的渗透性利尿作用,尿量开始逐渐增加。

根据尿量和氮质血症情况分为3期。①移行期:每日尿量可从400 ml增至2 000 ml,但尿素氮及肌酐反而上升,症状加重。②多尿早期:每日尿量超过2 000 ml,氮质血症未见改善,症状仍重。③多尿后期:每日尿量超过3 000 ml,氮质血症逐渐好转,精神、食欲逐渐恢复。每日尿量一般可达4 000~8 000 ml,少数可高达10 000 ml以上。若不能及时补充水和电解质,则易发生低血容量性休克、低钠血症、低钾血症等。此期由于机体抵抗力下降,易继发感染,进而引发或加重休克。

5. 恢复期 在病程第3~4周后,尿量逐渐恢复至正常(2 000 ml/d以下),精神、食欲基本恢复正常。肾功能的完全恢复则需要1~3个月,重者可达数月或数年之久。

考点提示:肾综合征出血热的临床分期和临床特点

### (三)实验室及其他检查

1. 一般检查

(1)血常规:白细胞计数正常,病程第3~4日后逐渐升高达$(15~30)\times10^9$/L。早期以中性粒细胞升高为主,后以淋巴细胞升高为主,并可出现异型淋巴细胞,有助于早期诊断。血红蛋白、红细胞数在发热后期至低血压休克期因血液浓缩而升高,少尿期下降。血小板也减少。

(2)尿常规:病程第2日可出现尿蛋白,第4~6日尿蛋白常达3+~4+,镜检可见管型、白细胞、红细胞和巨大融合细胞。突然出现大量尿蛋白对诊断很有帮助。部分患者尿中可出现膜状物,为大量蛋白和脱落上皮的凝聚物。

(3)血液生化检查

1)血中尿素氮和肌酐:多在低血压休克期开始升高,少数发热期即可升高。

2)血气分析:发热期由于过度通气可有呼吸性碱中毒,休克期、少尿期则以代谢性酸中毒为常见。

3)血清电解质:血$Na^+$、$Cl^-$、$Ca^{2+}$在各期多降低;血$K^+$在少尿期升高,多尿期降低。

2. 免疫学检查

(1)特异性抗原检查:早期患者的血清、外周血细胞及尿沉渣细胞中均可检出病毒抗原。

(2)特异性抗体检查:IgM抗体于病后1~2日即可检出,1:20为阳性。IgG型抗体出现较晚,1周后滴度升高4倍以上,具有诊断意义,1:40为阳性。

### (四)心理社会状况

评估病人及家属对疾病的认识程度;有无因发病突然、病情进展快、症状明显、担心预后而出现紧张、低落、恐惧等情绪;了解病人家庭和社会支持情况。

### (五)治疗要点

综合治疗为主,早期以抗病毒治疗为主,中晚期以对症治疗为主,注意防治休克、出血和肾功能衰竭。治疗原则为"三早一就"即早发现、早休息、早治疗及就近治疗。

## 二、护理诊断及医护合作性问题

1. 体温过高　与病毒血症有关。
2. 组织灌注量改变　与广泛小血管损伤、DIC、出血等使血浆外渗导致有效血容量不足有关。
3. 体液过多　与病变损害肾脏有关。
4. 潜在并发症　出血、急性肾衰竭、肺水肿和继发感染。

## 三、护理目标

1. 体温恢复正常。
2. 生理功能紊乱得到纠正。
3. 水肿减轻或消退。
4. 无并发症。

## 四、护理措施

1. 隔离　严格探视制度,减少交叉感染的机会。
2. 生活护理

(1) 休息与环境:病人早期绝对卧床休息,忌随意搬动,以免加重组织脏器的出血;协助其保持舒适体位,保持床铺的清洁、干燥、平整,恢复期可逐渐增加活动量,嘱病人勿过度下床活动。避免情绪波动,保持大便通畅,勿用力排便。

(2) 饮食护理:给予清淡可口、易消化、高热量、高维生素的流质或半流质饮食。发热时应注意适当增加饮水量;少尿期必须严格限制饮水量、钠盐和蛋白质的摄入,以免加重水钠潴留和氮质血症;病人口渴时可采用漱口或湿棉签擦拭口唇的方式加以缓解;多尿期应注意液体、电解质、蛋白质和维生素的补充,指导病人摄取高蛋白、高糖和富含多种维生素的食物,如鱼、虾、蛋、瘦肉、新鲜水果、蔬菜等,尤其要摄入含钾多的食品。

> 考点提示:根据病程给予患者恰当的饮食护理

3. 病情观察　早期发现和防治休克、肾衰竭和出血等并发症是抢救成功的关键。因此,及时准确地观察病情是本病护理重点。

(1) 注意休克早期征象:了解病程进展情况和治疗效果,密切观察生命体征和意识状态变化;定时测量体温和血压、脉搏;注意有无体温骤降、烦躁不安、脉搏增快、脉压差缩小等休克早期征象;一旦出现脉搏细弱、口唇发绀、四肢冰冷、尿量减少、血压下降等应立即配合抢救。

(2) 观察皮肤黏膜和内脏出血征象:注意皮肤的温湿度和色泽变化;皮肤淤斑的分布、大小及有无破溃等;尤其在休克期、少尿期和多尿期早期更要注意有无呕血、便血等腔道内脏出血征象,动态观察病人的生命体征变化;当病人出现咯血、呕血、便血、剧烈头痛、视力模糊等表现时,应及时报告医师,并针对各部位出血的情况给予相应的护理;若血小板进行性下降,凝血酶原时间延长,提示病人可能发生 DIC。

（3）早期发现氮质血症：注意病人有无厌食、恶心、呕吐、顽固性呃逆等症状，并严格记录24小时出入量，观察尿量、颜色、性状及尿蛋白的变化，监测电解质及酸碱平衡，以及尿素氮、肌酐。当尿量减少甚至无尿时，病人出现体表静脉充盈、脉搏洪大、脉压差增大、心率增快等表现则提示有高血容量综合征可能。

4. 用药护理　遵医嘱用药，注意观察药物的疗效及副作用。

5. 对症护理

（1）高热护理：以物理降温为主，但不能用乙醇擦浴，以免加重皮肤的充血、出血损害，必要时可配合药物降温，忌用大量退热药，以防大量出汗诱发低血压促使病人提前进入休克期。

（2）皮肤黏膜护理：保持皮肤清洁，禁用肥皂、乙醇擦拭皮肤；避免推、拉、拽等动作，以免造成皮肤破损；保持床单位清洁、平整，衣着宽松，内衣裤勤换洗。

6. 心理护理　部分病人可因疾病知识的缺乏或对医院环境陌生，而产生过分抑郁、焦虑等不良情绪。尤其是危重病人，因发病突然、病情进展快、症状明显而担心预后，使意识清醒的病人产生紧张、恐惧心理，他们迫切希望得到关心和心理支持。在护理过程中应设法稳定病人的情绪，做到：①关心体贴病人，耐心向病人解释本病的临床特点，细心倾听病人的诉说，并尽力满足其需求；②提醒家属应避免将焦虑、紧张的情绪影响病人，以免加重病人的心理负担；③鼓励病人树立战胜疾病的信心，克服消极悲观情绪，以最佳的心理状态积极配合治疗和护理，并定期复查血、尿常规及肾功能。

## 五、护理评价

1. 体温有无恢复正常。
2. 生理功能紊乱是否得到纠正。
3. 水肿有无减轻或消退。
4. 是否出现并发症。

## 六、健康教育

1. 预防疾病指导　加强预防流行性出血热有关知识的宣传，使群众认识到防鼠、灭鼠是预防本病最基本的措施，应加强个人防护，从而获得较好的预防效果；对疫区群众广泛进行疾病的发生、预后及康复等方面的知识教育，告知人与人之间一般不会造成该病的传播，解除心理障碍。

2. 对病人的指导　对患者及其家属重点介绍疾病的临床特点，树立战胜疾病的信心，积极配合治疗和护理，由于近年来流行性出血热能得到早期诊断及有效的治疗，死亡率已由过去的10％降至3‰～5‰，若患者能顺利度过病程各期，很少留有后遗症。但肾功能的完全恢复需要较长时间，因此患者出院时虽各种症状已经消失，仍需继续休息，加强营养，并定期复查肾功能，以了解其恢复情况。

**案例：**
患者，男，46岁，因"发热、头痛、眼痛4天，腰痛、尿少一天"于1月10日入院。患者于4天前出现畏寒、发热、头痛、全身酸痛，自服感冒药，症状未见好转，头痛、眼眶胀痛，全身酸软乏力，并有呕吐、腹泻、腹痛。第3天觉腰痛，尿量减少，来本院就诊收住院。查体：体温39.6℃，脉搏120次/分，呼吸32次/分，血压80/50 mmHg。神志清楚，精神萎靡，眼结膜充血、水肿，软腭和腋下有散在出血点，肾区叩痛（＋）。

问题：
1. 该患者的临床表现有何特点？初步评估为什么？
2. 患者发病的原因是什么？临床评估需要进一步做哪些检查？
3. 该患者存在哪些护理问题？

ER-2-16 案例思路解析
（肾综合征出血热患者的护理）（文档）

ER-2-17 扫一扫，看总结
（肾综合征出血热患者的护理）（文档）

ER-2-18 扫一扫，测一测
（肾综合征出血热患者的护理）（文档）

（李影影）

## 第四节　狂犬病病人的护理

ER-2-19 扫一扫，知重点
（狂犬病病人的护理）PPT

### 学 习 目 标

1. 掌握狂犬病的流行病学特点、临床表现及预防措施。
2. 熟悉狂犬病的治疗、护理措施及健康教育。
3. 了解狂犬病的病原学特点、发病机制及病理特点。

> 导入情景:
>
> 刘某,女性,38岁,因"恐风,恐水,烦躁不安2天"入院。患者2月前被狗咬伤,当时在当地诊所接种5次狂犬疫苗和及时进行消毒处理,2天前无诱因下出现头痛、头晕,感有手指咬伤痒麻,有蚁行感,继出现情绪不安,烦躁失眠,对声、光等刺激敏感,大量流涎,吞咽水及唾液困难,不敢进食,胸闷不适及周身不适,诊断为"狂犬病"。入科时患者精神紧张,流涎多,多汗,口齿不清,无恶心,呕吐,呼吸急促,无窒息。大便未解,小便自解。
>
> 问题:
> 1. 为什么患者没有立即发病?
> 2. 治疗期间,护士应采取哪些护理措施?

狂犬病(rabies)又名恐水症(hydropHobia),是由狂犬病毒侵犯中枢神经系统而引起的急性人畜共患传染病。人狂犬病多因被病犬或病兽咬伤而感染,临床表现有极度兴奋、恐惧不安、恐水怕风、咽肌痉挛和进行性瘫痪等,目前无特效治疗方法,病死率几乎达100%。近年来,由于养犬数量的增加及宠物热的出现,我国狂犬病的疫情有上升趋势,其病死率居传染病之首,及时、正确地采取预防措施是降低狂犬病发病率和提高生存率的关键。

狂犬病毒属弹状病毒科,为RNA病毒,其特点为致病力强,潜伏期较长。狂犬病毒对外界抵抗力不强,易被甲醛、碘酒、乙醇、季胺类化合物等灭活;加热60 ℃ 30分钟或100 ℃ 2分钟,紫外线照射等也可杀灭病毒,但可耐低温。

狂犬病毒自皮肤或黏膜破损处侵入人体后,主要对神经组织具有强大亲和力,其病程可分三个阶段。①组织内病毒小量繁殖期:在伤口附近的肌细胞内小量繁殖后再侵入近处的末梢神经。②侵入中枢神经期:病毒沿传入神经达神经节再大量繁殖,并很快到达脑部。③向各器官扩散期:病毒从中枢神经向周围神经呈离心性扩散,侵入各器官组织,以唾液腺中较多。主要病理改变为急性弥漫性脑脊髓炎,其中以大脑的海马和脑干、小脑处病变最为严重。

## 一、护理评估

### (一)健康史

1. 流行病学资料

(1) 传染源:带狂犬病毒的动物是本病的传染源。我国以病犬最为常见,其次是病猫、病狼等,近年来有报道,少数貌似"健康"的犬也可带病毒。因人患病后唾液中含有少量病毒,故人-人传播极为少见。

(2) 传播途径:主要通过咬伤传播,病毒可直接经皮肤破损处侵入体内;也可由带病毒的唾液经创口如抓伤、舔伤的皮肤或黏膜而感染;此外,少数在宰杀、剥皮、切割等过程中皮肤受损也可受感染。

(3) 易感人群:人群普遍易感,人被病犬咬伤后的发病率为15%~30%,被病狼咬伤后可达50%~60%。是否发病与咬伤部位、创伤程度、伤口处理、疫苗接种和机体免疫力等情况有关,如咬伤位于神经血管分布丰富处(头面部、

ER-2-20 狂犬病伤口的处理方法

颈部和手部)或伤口深大者发病机会多,咬伤后如能及时正确地处理伤口,并进行全程预防接种者则极少发病。

2. 患病及治疗经过　了解病人的发病经过,如有无被病犬或病兽咬伤及伤口处理情况,主要症状及其特点、病情的进展情况,尤其是有无极度兴奋、恐惧不安、恐水怕风、咽肌痉挛和进行性瘫痪等。起病后经过何种处理及其效果如何。发病过程中,病人食欲、睡眠情况,大小便及体重变化等。

### (二) 身体状况

潜伏期 10 天至 1 年以上,一般 3 个月内发病。病程一般不超过 6 日,发病后病情重,进展迅速,死亡率极高。典型临床经过可分为 3 期。

1. 前驱期　起病时可有低热、头痛、倦怠、恶心、全身不适等类似感冒症状,继而渐呈兴奋状态,烦躁、失眠,恐惧不安,对声、光、风等刺激有喉部紧缩感。最有意义的早期症状是在愈合伤口周围及神经支配区有发痒、疼痛、麻木及蚁走感。此期持续 2~4 日。

2. 兴奋期　此期为 1~3 日,病人逐渐进入高度兴奋状态,表现为以下方面。

(1) 恐水:表情恐怖,对外界刺激极度敏感,限制其行动常会引起反抗。本病最具有特征性的症状是恐水,最初为吞咽口水时诱发咽部肌肉收缩,继而逐渐加重,病人极度口渴,但不敢饮,即便闻水声、见水或仅提及水也可引起咽喉肌严重痉挛,病人常因声带痉挛而声音嘶哑,严重时出现全身肌肉阵发性抽搐和强直性惊厥,可因呼吸肌痉挛而出现呼吸困难和发绀,外界各种刺激(如光、声、触动等)均可激发或加重上述症状。

(2) 发热:体温升高达 38~40 ℃。

(3) 交感神经功能亢进:表现为大量流涎、大汗淋漓、心率加快、血压升高等。

(4) 其他表现:此期多数病人神志清晰,极度痛苦,少数可出现狂躁、幻听、幻觉等精神失常症状,甚至有攻击或咬伤他人的危险。

3. 麻痹期　病人由安静进入昏迷状态,肌肉痉挛停止,全身弛缓性瘫痪,呼吸浅而不规则,脉搏快而微弱,瞳孔散大,最后因呼吸和循环衰竭而死亡。本期一般为 6~18 小时。

> 考点提示:兴奋期的突出表现以及死因

### (三) 实验室及其他检查

1. 一般检查

(1) 血常规:白细胞计数轻至中度增多,中性粒细胞占 80% 以上。

(2) 脑脊液检查:脑脊液压力增高,细胞及蛋白质稍增多,糖及氯化物正常。

2. 病原学检查　取病人的唾液、脑脊液、泪液接种鼠脑分离病毒;也可取狂犬病动物及病人死后的脑组织做切片染色,可检出特异性的内基小体。

3. 免疫学检查　用荧光抗体法 ELISA 法检测脑组织涂片或唾液、尿沉渣中的病毒抗原可在数小时内有结果,阳性率约为 40%。快速荧光焦点抑制试验(RFFIT)检测血清或脑脊液(CSF)中和抗体,方便快捷,且特异性和敏感性均较高。

### (四) 心理社会状况

狂犬病的病死率极高,发病后病人及家属均会产生焦虑、恐惧的心理,对疾病缺乏耐心和信心,应让其了解目前已有经抢救后恢复的病例,本病并不是"不治之症",树立信心。

### (五)治疗要点

目前无特效疗法,以对症、综合治疗为主。

1. 一般治疗　隔离患者,防止唾液污染;尽量保持患者安静,减少风、声、光等刺激。

2. 对症治疗

(1) 患者狂躁时用镇静剂,及时给氧,纠正酸中毒,维持水、电解质平衡。

(2) 保持呼吸道通畅,咽肌痉挛严重时,可行气管切开。

(3) 有心功能障碍时,应采取相应的措施。纠正心衰、心律失常,稳定血压等。

(4) 有脑水肿时给予脱水剂等。

(5) 可试用 α-干扰素、胸腺肽、阿昔洛韦等抗病毒治疗。

## 二、护理诊断及医护合作性问题

1. 皮肤完整性受损　与病犬、病猫等动物的咬伤或抓伤有关。

2. 有受伤的危险　与病人极度兴奋、狂躁、挣扎有关。

3. 低效性呼吸型态　与中枢神经系统损害导致呼吸肌痉挛有关。

4. 体液不足　与发热、恐水、多汗及唾液分泌过多等导致脱水有关。

## 三、护理目标

1. 病人皮肤恢复正常。

2. 无受伤发生。

3. 低效性呼吸型态减轻或好转。

4. 病人维持正常体液平衡,表现为生命体征平稳,每小时尿量大于 30 ml。

## 四、护理措施

1. 隔离　执行接触隔离患者,防止唾液污染。应将患者置于安静、避光的单人房间内,卧床休息。避免一切不必要的刺激如水、光、声、风等,尤其与水有关的刺激。对躁动不安、恐怖、幻视、幻听患者,加床栏保护或适当约束,防止外伤或坠床。

2. 生活护理

(1) 休息与环境:绝对卧床休息,保持病室安静、光线暗淡,避免风、光、声的不良刺激。狂躁患者应注意安全,设置防护栏,必要时给予约束。

(2) 饮食护理:应给予鼻饲高热量流质饮食,若插鼻饲管有困难时,插管前可在患者咽喉部喷涂可卡因溶液。必要时静脉输液。

3. 病情观察　应密切观察:①生命体征;②恐水、怕风的表现及变化;③抽搐部位、持续时间及发作次数;④麻痹期应密切观察呼吸与循环衰竭的进展情况;⑤记录 24 小时出入水量。

4. 用药护理　遵医嘱给药,常用抗病毒药物,如干扰素、阿糖胞苷、大剂量人抗狂犬病免疫球蛋白治疗。持续抽搐者可用地西泮。肌内注射或缓慢静脉注射,常见不良反应有头昏、嗜睡、乏力、呼吸抑制等表现。有脑水肿者、颅内高压时脱水、降压,常用 20% 甘露醇 1～2 g/kg,快速静脉滴注。常见的不良反应有一过性头痛、眩晕、视力模糊、心悸及电解质失衡等。

5. 对症护理

(1) 减少肌肉痉挛的措施:①避免各种不良的刺激:不在病室内放水容器,不使患者闻及"水"声,不在患者面前提及水字。输液时注意将液体部分遮挡,操作过程中勿使液体触及患者,关好门窗避免风的刺激,使用门帘、窗帘避光。②各种检查、治疗与护理尽量集中进行,操作时动作要轻巧,以减少对患者的不良刺激。③遵医嘱给以镇静止痉治疗。

(2) 呼吸衰竭的护理:①保持呼吸道通畅,及时清除口腔及呼吸道分泌物;②必要时做好气管切开的准备工作;③呼吸肌麻痹者行人工呼吸机辅助呼吸。

6. 心理护理　狂犬病患者大多数神志清醒,内心恐惧不安,加上恐水造成的痛苦,故对待患者应倍加爱护与同情,语言谨慎,做好治疗与专人护理,使之有安全感。

## 五、护理评价

1. 病人皮肤是否恢复正常。
2. 有无受伤发生。
3. 低效性呼吸型态是否减轻或好转。
4. 病人是否维持正常体液平衡,表现为生命体征平稳。

## 六、健康教育

1. 预防疾病指导　宣传狂犬病对人的严重危害和预防措施,管理和免疫家犬,对病犬、猫及其他狂畜进行捕杀,并立即焚烧或深埋处理;对咬伤的伤口进行严格的处理;主动免疫可用于暴露后预防,也可用于暴露前预防。①暴露前预防:主要对高危人群如兽医、山洞探险者、相关实验员、动物管理员应暴露前预防接种。共接种三次,每次 2 ml,肌内注射于 0、7、21 天进行,1~3 年加强一次。②暴露后预防:主要对被犬、猫或患狂犬病的动物咬伤、抓伤者,或医务人员的皮肤破损处被狂犬病患者唾液污染时均需要尽早预防接种。共接种 5 次,每次 2 ml,肌内注射,分别于 0、3、7、14 天和 30 天完成,如严重咬伤者疫苗可全程注射 10 针,分别于当日到第六日每日一针,随后分别于 10、14、30、90 天各注射一次。③被动免疫:被动免疫制剂有狂犬病免疫血清、人抗狂犬病免疫球蛋白,以后者为佳。

> 考点提示:犬咬伤处理

2. 对病人的指导　狂犬病患者及时隔离、消毒、对症治疗等,并进行狂犬病知识的教育,被狂犬病咬伤后及时有效地处理伤口。讲解狂犬病发展过程,恐水、怕风、兴奋、狂躁等原因,强调避免刺激患者,积极配合治疗。

ER-2-21　狂犬病病人的护理(微课)

案例:
　　患者,女,4 岁,因"恐水、怕光、咽肌痉挛 3 天"入院。患者 15 天前被狗咬伤后出现头痛、呕吐,伤口未做特殊处理。继而出现恐水、怕光、怕声、流涎、多汗。查体:体温 39.7 ℃,脉搏 110 次/分,呼吸 28 次/分,血压 130/80 mmHg。

问题：
1. 该患者的临床表现有何特点？初步评估为什么？
2. 患者发病的原因是什么？临床评估需要进一步做哪些检查？
3. 该患者存在哪些护理问题？

ER-2-22 扫一扫，看总结（狂犬病病人的护理）（文档）

ER-2-23 案例思路解析（狂犬病病人的护理）（文档）

ER-2-24 扫一扫，测一测（狂犬病病人的护理）（文档）

（张 娣）

## 第五节 艾滋病病人的护理

ER-2-25 扫一扫，知重点（艾滋病病人的护理）PPT

### 学习目标

1. 掌握艾滋病的临床表现、流行病特点、护理及预防措施。
2. 熟悉艾滋病的治疗要点。
3. 了解艾滋病的病原学、发病机制。

导入情景：

周某，女，已婚，32岁，心累，气促半年，加重伴咳嗽10天，发热3天，以"肺部感染，口腔白斑原因待查"入院。体温38.9℃，脉搏128次/分，呼吸22次/分，血压110/70 mmHg，近5年来反复出现发热，平均每年4～5次，伴有明显体重下降，同时出现口腔白斑。胸部CT提示：双肺对称性分布的多发斑片影，呈地图样改变，白细胞计数$7.68\times10^9$，中性粒细胞0.76。

问题：
问题：
1. 为了明确诊断还需要进一步做哪些检查？
2. 护理上应注意哪些问题？

艾滋病即获得性免疫缺陷综合征（acquired immune deficiency syndrome，AIDS）的简称，它是由人类免疫缺陷病毒（human immunodeficiency virus，HIV）引起的一种严重的慢性致命性的传染病。HIV 主要侵犯和破坏辅助性 T 淋巴细胞（即 $CD4^+$ T 淋巴细胞）。早期无明显症状，随病情进展可呈多样化表现，最终并发各种严重的机会性感染和恶性肿瘤。本病传播迅速，发病缓慢，病死率高，目前暂无根本治愈方法。

HIV 为单链 RNA 逆转录病毒，直径为 100～200 nm 的球形颗粒。目前已知有两型，即 HIV-1 和 HIV-2，两者均可引起艾滋病，前者为世界流行毒株，致病性较强，后者主要见于西非，呈地方性流行。HIV 既有嗜淋巴细胞性，又有嗜神经性，$CD4^+$ T 细胞是其最主要的靶细胞。人体在感染 HIV 数周至 6 个月内产生抗-HIV 抗体（为非保护性抗体）。

HIV 对外界的抵抗力较弱，不耐酸，对热和常用化学消毒剂较敏感，如 56 ℃ 30 分钟、70％乙醇、0.2％次氯酸钠及 2％戊二醛和 10％漂白粉等均可使其灭活，但对紫外线和电离射线不敏感。

## 一、护理评估

### （一）健康史

1. 流行病学资料

（1）传染源：感染 HIV 的人是本病唯一的传染源，包括病人和无症状病毒携带者，后者可因长期携带病毒而无明显临床症状，流行病学意义更大，但无论处于何期，HIV 感染者都将终身成为传染源。

（2）传播途径：HIV 感染者的血液及精液、阴道分泌物、乳汁等体液均带有病毒，其主要通过以下 3 条途径传播：

1）性接触传播：是艾滋病最常见的传播途径，HIV 可通过细微的破损处与易感者血液和细胞接触而侵入体内，任何不安全性行为均可传播 HIV，患有性疾病的男性同性性行为最易引起本病的传播方式。

2）血液及血制品传播：常见的方式有：①输血、成分血或血制品的应用是引起本病传播的重要途径；②静脉毒瘾及药瘾者通过共用 HIV 污染的注射器与针头而被感染；③移植或接受 HIV 感染者的器官或组织（如器官移植、人工授精）；④不规范的采血过程中可引起交叉感染；⑤医院内医疗器械消毒不严或被污染的针头意外刺伤等。此外，文身、修面或共用牙刷、剃刀等也可传播 HIV。

3）母婴传播感染：HIV 的孕妇可通过胎盘、分娩及产后哺乳等途径把 HIV 传给胎儿或婴儿。

## 知 识 链 接

**一般性日常生活接触会传播艾滋病吗？**

除性接触传播、血液及血制品传播、母婴传播感染3种主要传播途径外，一般性日常生活接触通常不会传播艾滋病，如：与艾滋病病人的日常生活接触（如空气、水、食物或昆虫叮咬）；一般社交接触如握手、共同进餐、娱乐设施、共用办公品、共用厕所或浴室（游泳池）；礼节性的接吻等。

(3) 易感人群：人群普遍易感，青壮年发病率较高，HIV的感染与人类的行为密切相关。高危人群常见为：男性同性恋或多性伴侣、静脉吸毒者、经常输血和使用血制品者（如血友病）、感染者的配偶、HIV感染母亲的胎儿和婴儿等。

(4) 流行特征：无季节性，流行与经济状况、人员交往、人文习俗、卫生知识及预防措施等因素有关。

2. 患病及治疗经过　了解病人的发病经过：询问病人的起病经过，如发病前是否有不洁输血史及不洁性接触史、起病时间、主要症状及其特点、病情的进展情况。询问病人的食欲与摄入量，有无持续或间歇性发热、疲乏盗汗、体重下降、慢性咳嗽和腹泻等。起病后经过何种处理、服药情况及其效果如何等。

考点提示：传播途径以及易感人群

### (二) 身体状况

潜伏期一般为2～10年发展为艾滋病。临床表现错综复杂，一般经历以下四期。

1. **急性感染期（Ⅰ期）**　HIV感染后7～10天，少数病人可出现发热、全身不适、咽痛、皮疹、厌食、肌痛、关节痛和淋巴结肿大等类似血清病的症状，持续1～2周后自然消失。此期症状轻微易被忽视，5周后抗体才呈阳性。

2. **无症状感染期（Ⅱ期）**　此期可持续2～10年或更长。临床上无任何症状和体征，但有传染性，血清中可检出HIV及抗-HIV抗体。

3. **持续性全身性淋巴结肿大综合征期（Ⅲ期）**　又称艾滋病前期，本期最主要的特点是除腹股沟部位以外，全身两处或两处以上的淋巴结肿大（直径＞1 cm，质韧、无压痛、能活动），持续3个月以上。可伴有持续或间歇性发热、疲乏盗汗、体重下降、慢性咳嗽和腹泻等。

4. **艾滋病期（Ⅳ期）**　此期是感染HIV的终末临床阶段，临床表现复杂，缺乏特异性，可有以下5种表现。

(1) 体质性疾病：发热、乏力不适、盗汗、体重下降、厌食、慢性腹泻、肝脾大等。

(2) 机会性感染：原虫、真菌、抗酸菌和病毒感染。

(3) 继发肿瘤：卡波济肉瘤和非霍奇金淋巴瘤。

(4) 神经系统症状：头痛、癫痫、下肢瘫痪、进行性痴呆。

(5) 继发其他疾病，如慢性淋巴性间质性肺炎。

从艾滋病期到病人死亡通常为6个月至2年。常见各系统主要表现如下：

（1）皮肤和口腔黏膜

1）卡波西肉瘤：表现为深蓝色或紫红色浸润斑块或结节，数量多，可融合成片，表面可有溃疡，并可向四周扩散，也可侵犯淋巴结和向内脏转移（如肺部和眼部等）。

2）感染表现：常见有白色念珠菌或疱疹病毒引起的口腔感染，反复带状疱疹或慢性散在性单纯疱疹，以及外阴疱疹病毒感染等。

（2）呼吸系统症状：常见的机会性感染有肺炎、肺结核等，其中以肺孢子虫肺炎最为多见，占70%～80%，是艾滋病的主要死亡原因。虽起病较缓，但症状呈进行性加重，表现为慢性咳嗽、短期发热、渐进性呼吸困难、发绀，肺部偶尔可闻及啰音等。

（3）消化系统症状：以口腔和食管的念珠菌、疱疹病毒和巨细胞病毒感染为常见，部分患者可以为首发症状，主要表现：吞咽困难和胸骨后烧灼感；累及胃肠黏膜者可出现慢性腹泻、体重减轻；累及肝时可出现肝大及肝功能异常。

（4）神经系统症状：包括机会性感染（如脑弓形虫病、隐球菌脑膜炎等）、机会性肿瘤（如原发性或转移性淋巴瘤）、艾滋病痴呆综合征，以及相关的脑病。临床表现有头痛、头晕、癫痫、进行性痴呆、肢体瘫痪、痉挛性共济失调等。

（5）眼部病变：常见有巨细胞病毒、弓形虫引起视网膜炎和眼部卡波西肉瘤等。

### （三）实验室及其他检查

1. 一般检查　血常规检查：不同程度的贫血、白细胞减少，淋巴细胞总数明显减少。

2. 血清学检查　HIV抗体检测是目前确定有无HIV感染的最简便而有效的方法。从HIV侵入到抗体产生的这段时期为"窗口期"，一般为数周至3个月，少数可延至6个月，此期因抗体检测呈阴性极易漏诊，故在流行病学上有重要意义。常用检查有ELISA法和WB法，ELISA法常用于初筛实验，WB法是目前最敏感和特异性的方法，是确诊的依据。

3. 免疫学检查　T淋巴细胞亚群检查可见T细胞绝对计数降低[正常$(0.8\sim1.2)\times10^9/L$]，$CD4^+$ T淋巴细胞计数下降，$CD4^+/CD8^+$比值<1.0（正常1.2～1.5）。

4. HIV RNA定量检测　如HIV核酸检测和病毒载量测定，既有助于诊断，也可判断治疗效果及预后。

5. 其他　如胸部X线检查，可显示间质性肺炎或肺脓肿等；脑脊液检查及CT有助于神经系统病变的诊断。

> 考点提示：免疫学检查以及HIV检查的金标准

### （四）心理社会状况

病人患本病后，羞于启齿，且认为本病是不治之症而出现恐慌、痛苦、绝望、报复等不同的心理反应，病人被歧视及亲属大多疏远、蔑视病人，给病人造成很大的心理压力。

### （五）治疗要点

艾滋病目前尚无特效治疗方法，因而强调综合治疗，包括抗病毒治疗、支持及对症治疗、并发症的治疗、免疫治疗等。

1. 抗病毒治疗　该治疗可抑制病毒复制使病毒载量降低至检测下限并减少病毒变异，减少异常的免疫激活，重建或者维持免疫功能，减少HIV相关疾病、非艾滋病相关疾病的发病率和病死率,使患者获得正常的期望寿命,改善生活质量,减少 HIV 的传播、预防母婴传播。仅用一种抗病毒药物易诱发 HIV 突变,产生耐药性,目前主张联合用药,称为高效抗反转录病毒治疗(HAART),也称"鸡尾酒疗法"。

2. 支持及对症治疗　加强营养支持,补充维生素,注意维持水、电解质平衡。

3. 并发症的治疗　根据机会性感染的病原及肿瘤的不同类型选择相应的治疗。如病毒感染可用更昔洛韦治疗,卡波西肉瘤可用阿霉素等化学治疗或放射治疗。

4. 免疫治疗　应用干扰素、白细胞介素-2、胸腺肽等,可以有效提高患者的免疫功能。

## 二、护理诊断及医护合作性问题

1. 体温过高　与艾滋病各种机会性感染有关。
2. 恐惧与绝望　与预后不良、疾病折磨、缺乏社会支持等有关。
3. 营养失调　低于机体需要量,与长期发热、腹泻致消耗过多、食欲减退、进食减少、热量摄入不足有关。
4. 活动无耐力　与长期发热、消耗过多、体质虚弱等有关。
5. 组织完整性受损　与局部组织长期受压或卡波西肉瘤有关。

## 三、护理目标

1. 体温降至正常。
2. 树立战胜疾病的信心,养成良好的情绪。
3. 食欲好转,体重增加。
4. 体力改善。
5. 无皮肤黏膜破损。

## 四、护理措施

1. 隔离　将病人安置在安静、舒适的隔离病室内,对于艾滋病期病人在执行血液体液隔离的同时,还要实施保护性隔离治疗,以防止各种机会性感染的发生。病人的日常生活用品单独使用和定期消毒;家属接触被病人血液、体液污染的物品时,要戴手套、穿隔离衣、戴口鼻罩;处理污物或护理病人后一定要用肥皂仔细洗手。

2. 生活护理

(1) 休息与环境:急性感染期和艾滋病期应绝对卧床休息,并协助病人做好生活护理,症状减轻后可逐步起床活动,适当进行一些力所能及的活动,使活动耐力逐步得到提高。

(2) 饮食护理:给予高热量、高蛋白、高维生素、易消化的食物,并注意食物的色、香、味,少量多餐;创造良好的进食环境,鼓励病人摄取食物,以保证营养供给,增强机体抗病能力;不能进食者则给予鼻饲或遵医嘱予静脉高营养。定期评估病人营养状况和监测体重。

3. 病情观察　严格遵循医嘱给药,定期复查血象,当中性粒细胞$<0.5\times10^9$/L 时,应及时报告医师处理;此外,长期用药还应注意是否出现耐药性,停药或换药后有无反跳现象。

4. 用药护理　遵医嘱使用抗病毒药物及治疗并发症的药物。

(1) 早期抗病毒治疗:目前认为是治疗的关键,可以缓解病情和预防、延缓艾滋病相关疾病的出现,减少机会性感染和肿瘤的发生。至今无特效抗病毒药物,只能暂时抑制病毒复制,停药后病毒恢复复制。外周血 HIV 定量在每毫升 1 000 拷贝以上、有症状或无症状、但 $CD4^+T$ 淋巴细胞低于 $0.5×10^9/L$ 者,均应抗病毒治疗。抗 HIV 的药物有三大类:①核苷类似物反转录酶抑制剂:常用齐多夫定(ZDV)、双脱氧胞苷(DDC)、双脱氧肌苷(DDI)和拉米夫定(LAM)。②非核苷类似物反转录酶抑制剂:常用奈非雷平。抗病毒作用迅速,但易产生耐药株。③蛋白酶抑制剂:常用利托那韦、沙奎那韦、英地那韦等。

HIV 在抗病毒治疗过程中易发生突变,产生耐药性,通常联合用药。使用 ZDV 治疗的患者,严密观察其严重的骨髓抑制作用,早期可出现巨幼细胞性贫血,晚期可有中性粒细胞及血小板减低,也可见恶心、头痛和肌炎等症状。应定期检查血象并做好输血准备。中性粒细胞$<0.5×10^9/L$ 时,应及时通知医生。

(2) 肺孢子菌肺炎者可用喷他脒或复方磺胺甲恶唑;卡波西肉瘤者可用 ZDV 与 α-干扰素联合治疗,或应用博来霉素、长春新碱、阿奇霉素联合治疗;隐孢子虫感染和弓形虫病可用螺旋霉素或克林霉素;巨细胞病毒感染可用更昔洛韦或阿昔洛韦;隐球菌脑膜炎可用氟康唑或两性霉素 B。

5. 对症护理
(1) 发热的护理:参见总论"体温过高"护理。
(2) 疼痛的护理:取舒适体位,给予按摩等减轻疼痛,必要时可使用止痛药物。
(3) 呼吸困难护理:密切观察临床表现及血气分析,给吸氧等。
(4) 腹泻护理:参见"细菌性痢疾"护理。
(5) 皮肤护理:保持皮肤清洁卫生,注意防止皮肤破溃,特别是皮肤卡波西肉瘤处,已有破溃者则注意预防细菌感染。

6. 心理护理　艾滋病期患者健康状况迅速恶化,由于病情重、预后差,且无有效治疗方法,加之病人心理上的压力、身体上的痛苦、经济上的困难等使其极易产生恐惧、焦虑、抑郁和悲观的心理;另外可能担心把疾病传给家人或怕遭家人的遗弃而产生绝望或犯罪感。此外,其发病原因的特殊性,常易遭受人们的歧视,有时也难以得到亲友的关心和照顾,少数病人甚至有报复企图和自杀倾向。此外,社会上对 HIV 感染者的歧视态度也会殃及其家庭,其家庭成员也同样会背起沉重的心理负担。护理人员应充分尊重和理解病人,多与病人进行有效沟通,了解病人的需要和困难,满足其合理要求,并针对病人的心理障碍进行疏导,以解除病人的恐惧感,积极配合治疗;帮助病人正视现实,建立自尊和自信,为病人提供与其家属、亲友接触沟通的机会。尊重病人的人格,给予感染者和病人谅解、鼓励、关怀、同情和支持,帮助病人增加必要的联络。在获得更多的社会支持的同时,也要注意保护隐私,维护感染者和病人的利益、尊严和权利,并为他们提供有关信息及服务。

### 五、护理评价

1. 活动能力是否增强。
2. 机会性感染是否减少。
3. 是否能严格执行隔离措施。
4. 恐惧感是否减轻。

### 六、健康教育

1. 预防疾病的指导　广泛宣传艾滋病的预防知识,使群众了解其传播途径,以及采取自我防护措施进行预防的方法,特别应加强血液及血制品管理,加强性道德教育,洁身自好,禁止性乱交,提倡使用安全套,严禁吸毒,以预防艾滋病的传播。

2. 对病人的指导　进行有关艾滋病的知识教育。由于机体免疫功能低下,患者常因为机会性感染导致病情恶化,甚至死亡,应教给患者及其家属预防或减少机会性感染的措施。本病预后差,但许多疗法及药物正在积极研制中,应使患者及其家属建立战胜疾病的信心,以配合医护人员进行治疗。对无症状的病毒携带者应嘱其每3~6个月做一次临床及免疫学检查,如出现症状随时就诊,及早治疗。

ER-2-26　艾滋病的健康教育(微课)

---

案例:

患者,男,24岁。因"发热、胸闷、咳嗽2月余"以"肺部感染"入院。患者痰量多,难以咳出,食欲、睡眠欠佳。有输血史。查体:体温38.7 ℃,脉搏100次/分,呼吸26次/分,血压118/80 mmHg。两肺呼吸音粗,可闻及双肺弥漫性细湿啰音。实验室检查:HIV抗体阳性;胸部CT示肺部感染。

问题:

1. 该患者的临床表现有何特点?初步评估为什么?
2. 患者发病的原因是什么?临床评估需要进一步做哪些检查?
3. 该患者存在哪些护理问题?

---

ER-2-27　案例思路解析(艾滋病病人的护理)(文档)

ER-2-28　扫一扫,看总结(艾滋病病人的护理)(文档)

ER-2-29　扫一扫,测一测(艾滋病病人的护理)(文档)

(张　娣)

## 第六节　水痘病人的护理

ER-2-30　扫一扫，知重点
（水痘病人的护理）PPT

### 学 习 目 标

1. 掌握水痘的主要临床特征、护理诊断、护理措施。
2. 熟悉水痘的流行病学特征、实验室检查要点。
3. 了解水痘的发病机制。
4. 能够按照护理程序对水痘病人实施正确护理。
5. 具有严谨求实的工作态度，尊重传染病病人的身心需求，体现出护士的爱伤精神和人文关怀。

导入情景：
　　明明，男，6岁，右脚被自行车车轮夹伤，医生给予夹板固定。第二天明明出现低热，妈妈觉得没什么大事，就自己给明明服用退热药，但效果不佳，第三天妈妈发现明明后背、腹部、大腿有小红疹，随即带明明来到医院就诊，经检查，医生考虑明明得了水痘。
　　问题：
　　1. 明明的水痘是在医院看脚伤时被传染的吗？
　　2. 水痘需要住院隔离治疗吗？

　　水痘（varicella，chickenpox）是由水痘-带状疱疹病毒（varicella-zoster virus，VZV）引起的急性传染病，多见于儿童。水痘以轻度的全身症状和分批出现的斑疹、丘疹、疱疹及结痂为主要临床特征。目前，水痘尚未被列为我国法定传染病。
　　水痘病原体是水痘-带状疱疹病毒，属于疱疹病毒科，DNA病毒，含有胸腺嘧啶激酶，是造成潜伏感染引起带状疱疹的根源。人是水痘-带状疱疹病毒的唯一宿主，该病毒在外界生活能力弱，不耐酸和热，且在痂皮中不能存活，对紫外线和消毒剂均敏感。
　　水痘病毒经口、鼻侵入人体，在呼吸道黏膜细胞中繁殖，少量病毒侵入血液，产生第一次病毒血症，病毒在全身单核-吞噬细胞系统内增殖后再次入血，形成第二次病毒血症，此时机体出现典型症状和体征。病变主要损害皮肤，偶可累及内脏。由于病毒侵入血液是间歇性的，故皮疹分批出现的时间与间歇性病毒血症的发生相一致。皮肤病变主要在表皮棘细胞层，故水痘不痛，痊愈后不留瘢痕。皮肤表皮棘细胞呈气球样变、肿胀，组织液渗入形成单房性薄壁水疱,内含有大量病毒。疱疹周边和基底部可见细胞核分裂的多核细胞,内含嗜酸性包涵体。

## 一、护理评估

### (一)健康史

1. 流行病学资料

(1) 传染源:病人是唯一的传染源。从水痘出疹前1~2天至皮疹完全结痂为止均有传染性。病人是唯一的传染源。

(2) 传播途径:水痘-带状疱疹病毒以经飞沫传播为主,接触传播为辅。

(3) 易感人群:人群普遍易感,6个月以下婴儿少见,主要见于2~6岁儿童。病后可获持久免疫。

(4) 流行特征　本病一年四季均可发病,呈散发性,以冬春季高发。

2. 患病及治疗经过　水痘潜伏期多为2~3周。了解病人发病前是否有与水痘病人的接触史、当地是否有水痘流行、是否到过水痘流行区、是否有水痘疫苗接种史。

### (二)临床表现

1. 前驱期　婴幼儿常无症状或症状轻微,皮疹和全身表现常同时出现。年长儿童和成人可有畏寒、低热、头痛、乏力、咳嗽、咽痛及食欲减退等症状,持续1~2天后才出现皮疹。

2. 出疹期　皮疹首先见于躯干和头部,后延及面部和四肢,四肢末端稀少,呈向心性分布,此为水痘皮疹的特征之一。最初皮疹为粉红色小斑疹,数小时后变为丘疹并发展成为直径3~5 mm大小的疱疹,周围有红晕;疱液透明,后变浑浊,常伴瘙痒。1~2天后开始干枯结痂,红晕消失。1周左右痂皮脱落愈合,一般不留瘢痕。皮疹分批出现,故病程中在同一部位可见斑疹、丘疹、水疱和结痂不同形态的皮疹同时存在,此为水痘皮疹最重要的特征。

考点提示:水痘皮疹特点

3. 并发症　皮疹继发细菌感染、水痘肺炎、水痘脑炎等,其中皮疹继发细菌感染最常见。

### (三)实验室及其他检查

1. 一般检查

(1) 血常规检查:白细胞计数正常或稍增高,淋巴细胞相对增多。

(2) 疱疹刮片检查:刮取新鲜疱疹基底组织染色后涂片,可找到多核巨细胞和核内嗜酸性包涵体,可供快速诊断。

2. 抗体检测　恢复期较疾病早期特异性抗体滴度增高4倍以上即可确诊。

3. 其他检查　病毒分离、电镜检查、特异性核酸检测等。PCR技术检测患者鼻咽部分泌物等标本,有助于早期诊断。

> **知识链接**
>
> 水痘的诊断要点
> 1. 流行病学史　多发于冬春季,有与水痘病人接触史。
> 2. 临床表现　发热,随即出现斑疹、丘疹、疱疹、结痂。皮疹呈向心性分布。
> 3. 辅助检查　非典型病人依赖辅助检查确诊。

### (四) 心理社会状况

及时评估患者对该疾病的认知程度以及适应情况,评估患者患病后对家庭、生活、工作的影响,评估社会支持系统的作用。

### (五) 治疗要点

水痘一般不需要特殊治疗。水痘是自限性疾病,多数水痘患者症状较轻,10天左右自愈。有并发症者,病情较重,预后较差,甚至死亡。成年患者症状较儿童严重。妊娠早期感染水痘可致胎儿畸形、早产,甚至死胎。产前数日内患水痘,其所生新生儿易发生新生儿水痘,病死率较高。

1. 抗病毒治疗　皮疹出现24小时内,首选阿昔洛韦治疗,能控制皮疹发展。
2. 防治并发症　给予对症处理。

## 二、护理诊断及医护合作性问题

1. 皮肤完整性受损　与水痘病毒引起的皮肤损伤有关。
2. 体温过高　与水痘病毒感染或皮肤继发感染有关。
3. 舒适的改变　与瘙痒有关。
4. 潜在并发症　皮疹继发细菌感染、水痘肺炎、出血性水痘、病毒性脑炎等。

## 三、护理目标

病人体温恢复正常,皮肤瘙痒等不适感减轻,皮肤疱疹结痂、自然脱落,未出现并发症或并发症减轻。

## 四、护理措施

1. 隔离防护

(1) 管理传染源:采取呼吸道隔离,隔离至出疹后7天,或全部疱疹干燥、结痂为止,易感儿童接触后应隔离观察3周。

(2) 切断传播途径:病室每天通风换气进行空气消毒,患儿衣被及玩具在日光下暴晒,减少不必要的探视以预防继发感染。养成勤洗手的习惯,保持手、口、鼻、眼清洁。打喷嚏或咳嗽时应遮掩口鼻,及时清除口鼻排出的分泌物。

(3) 保护易感人群：流行期间儿童、孕妇尽量避免出入公共场所，外出戴口罩；对使用大剂量激素、免疫功能受损、严重疾病患者以及孕妇，如有接触史，可肌内注射水痘-带状疱疹免疫球蛋白预防发病，对易感儿童可接种水痘疫苗。

2. 生活护理

(1) 指导休息：患者发热期间需卧床休息至退热、症状减轻。

(2) 饮食护理：给予易消化、营养丰富、清淡的流质或半流质饮食，避免食用辛辣、油腻食物，鼓励患者多饮水。

3. 病情观察　观察患者生命体征、精神状态、皮疹等情况，尤其是皮疹的形态、范围、分布及有无继发感染；注意观察并及早发现有无咳嗽、胸痛、呼吸困难等并发症的表现。

4. 用药护理　遵医嘱早期应用抗病毒药，首选阿昔洛韦。注意胃肠道反应，监测肾功能。避免使用肾上腺皮质激素，防止出现严重皮疹，使病情加重，因其他疾病已用激素者，尽快减量或停用。禁用阿司匹林等水杨酸制剂，防止发生Reye综合征（瑞士综合征）。

5. 对症护理

(1) 皮肤的护理：具体措施参见总论"皮疹的护理"。

(2) 发热的护理：具体措施参见总论"发热的护理"。

(3) 皮肤黏膜护理

1) 剪短患者指甲，戴手套，避免搔破皮疹，保持皮肤完整性，防治继发细菌感染。

2) 保持皮肤清洁、干燥，衣服宽松、舒适，以棉质为好，勤换内衣。保持床铺整洁、干燥，减少局部刺激。

3) 室内温度适宜，防止患儿体温升高加重皮疹瘙痒感。

4) 若疱疹无破溃，局部可涂炉甘石洗剂或5％碳酸氢钠溶液进行止痒；若疱疹已经破溃，可涂0.5％～1％碘附；若继发感染，则局部用抗生素软膏；皮肤瘙痒严重时，可给予少量镇静剂或抗过敏药。

(4) 水痘肺炎的护理

1) 保持呼吸道通畅：指导患者进行有效的咳嗽，以促进排痰，鼓励并协助患者翻身、拍背，痰液黏稠者可给予雾化吸入，必要时吸痰。床旁备气管插管、气管切开等急救物品，必要时可行机械通气。

2) 氧疗：患者出现气促、发绀时遵医嘱给予鼻导管或面罩吸氧，监测血氧饱和度及动脉血气分析结果，观察氧疗效果。

3) 用药护理：遵医嘱给予抗生素、抗病毒治疗等对症支持处理，密切观察药物疗效及不良反应。

6. 心理护理　由于皮疹可引起患儿烦躁不安、焦虑、睡眠障碍等心理反应，要注意加强心理安慰，分散注意力，白天可安排一些有利于身心健康的娱乐活动，保持心情愉快和足够的睡眠。

7. 健康教育　向患者及家属讲解疾病的相关知识，患者在家休养期间指导消毒、隔离及皮肤护理，防止搔破皮疹引起继发感染或留下瘢痕。

## 五、护理评价

1. 病人体温是否恢复正常，不适感是否减轻。

2. 皮肤瘙痒是否改善,是否出现皮疹被搔抓破溃的情况。
3. 皮肤疱疹是否结痂,是否自然脱落。
4. 是否出现并发症或并发症减轻。

## 六、健康教育

1. 预防疾病指导　对水痘患者应予呼吸道隔离至疱疹全部结痂为止,易感儿童接触后应隔离观察 3 周;避免与急性期患者接触,消毒患者呼吸道分泌物和污染用品。流行期间水痘易感儿童尽量避免出入公共场所;对使用大剂量激素、免疫功能受损、严重疾病患者以及孕妇,如有接触史,可肌内注射水痘-带状疱疹免疫球蛋白预防发病。对易感儿童可接种水痘疫苗。

2. 对患者的指导　向患者及家属讲解疾病的相关知识,患者在家休养期间指导消毒、隔离及皮肤护理,防止搔破皮疹引起继发感染或留下瘢痕。

---

案例:

　　患儿,女,2 岁,因发热 3 天、咳嗽、食欲减退入院。体格检查:体温 38.8 ℃,脉搏 110 次/分,呼吸 26 次/分,血压 90/60 mmHg。精神状态差,全身可见斑疹、丘疹、疱疹和结痂,以面部和躯干最多,疹间皮肤正常。实验室检查:白细胞 $5.1 \times 10^9$/L,中性粒细胞 0.30,淋巴细胞 0.70。

问题:

1. 初步评估为什么疾病? 患者发病的原因是什么?
2. 临床评估需要进一步做哪些检查?
3. 该患者存在哪些护理问题?

---

ER-2-31　案例思路解析（水痘病人的护理）(文档)

ER-2-32　扫一扫,看总结（水痘病人的护理）(文档)

ER-2-33　扫一扫,测一测（水痘病人的护理）(文档)

（宋佩杉）

## 第七节 麻疹病人的护理

ER-2-34 扫一扫,知重点
(麻疹病人的护理)PPT

### 学 习 目 标

1. 掌握麻疹的主要临床特征、护理诊断、护理措施。
2. 熟悉麻疹的流行病学特征、实验室检查要点。
3. 了解麻疹的发病机制。
4. 能够按照护理程序对麻疹病人实施正确护理。
5. 具有严谨求实的工作态度,尊重传染病患者的身心需求,体现出护士的爱伤精神和人文关怀。

导入情景:

红红,9个月,4天前开始发热,体温最高达39℃,妈妈带红红到医院做了血常规检查,结果正常,医生拟诊感冒,予以治疗,效果不佳,热退后不久又发热。再次就诊时,医生发现红红的额头上有许多小红疹,怀疑是麻疹。

问题:
1. 为什么发现出疹后医生考虑是麻疹?
2. 如何预防红红的姐姐被传染?
3. 红红以后还会得麻疹吗?

麻疹(measles)是由麻疹病毒(measles virus)引起的急性呼吸道传染病。临床特征为发热、咳嗽、流涕、结膜炎、口腔麻疹黏膜斑(又称柯氏斑,Koplik spots)及皮肤斑丘疹。麻疹是传染性极强的传染病之一,属于乙类传染病,需严格管理。

麻疹病原体是麻疹病毒,属于副黏液病毒科,RNA病毒,呈圆颗粒状,抗原性稳定。麻疹病毒体外抵抗力弱,对热、紫外线及一般消毒剂敏感。但在低温、干燥环境下能长期存活。

麻疹病毒经呼吸道黏膜、口咽部、眼结膜侵入体内,并在局部黏膜繁殖,于发病后第2~3天有少量病毒侵入血液,产生第一次病毒血症。病毒在全身单核-吞噬细胞系统内复制,发病后第5~7天大量病毒进入血液,产生第二次病毒血症,此时传染性最强,病人口、鼻、咽、眼分泌物及尿液、血液中均可找到病毒。发热2~3天后即可查到特异性IgM抗体。病变主要损伤皮肤,皮疹、黏膜疹是病毒或免疫损伤使皮肤黏膜浅表血管内皮细胞肿胀、增生、渗出所致,色素沉着与崩解的红细胞和血浆渗出有关,脱屑与表皮坏死及退行性病变有关。

## 一、护理评估

### (一)健康史

**1. 流行病学资料**

(1) 传染源:患者是唯一的传染源,在发病前2天至出疹前后5天均具有传染性,若合并肺炎等并发症,传染性可延长至出诊后10天。前驱期传染性最强,出疹后逐渐减弱,疹消退后无传染性。

(2) 传播途径:以飞沫传播为主,空气传播、接触传播为辅。病毒存在于患者口、鼻、咽、眼分泌物中,恢复期不带病毒。

(3) 易感人群:人群普遍易感,好发于6个月至5岁的小儿,病后可获得持久免疫力。

(4) 流行病学特征:发病季节以冬春季为多。自普遍接种麻疹疫苗以来,我国麻疹流行得到了有效控制。

**2. 患病及治疗经过** 了解病人发病前是否有与麻疹病人的接触史、当地是否有麻疹流行、是否到过麻疹流行区、是否有麻疹疫苗接种史。

### (二)临床表现

**1. 典型麻疹临床过程可以分为四期**

(1) 潜伏期:6~21天,平均10天左右,接种过麻疹疫苗者可以延长至3~4周。在潜伏期末可出现轻度发热、精神差、全身不适等中毒症状。

(2) 前驱期(也称出疹前期):从发热到出疹为前驱期,一般持续3~4天,以中度以上发热为首发症状。出现上呼吸道炎症及卡他症状,如咳嗽、流涕、流泪、畏光、眼结合膜充血、咽痛等。病程的2~3天出现在第一磨牙处的颊黏膜上,有0.5~1 mm针尖样大小的白色小点,周围有红晕,称麻疹黏膜斑,是麻疹早期特殊体征。麻疹黏膜斑可逐渐增多或融合,持续2~3天后消失。

(3) 出疹期:发病3~4天出现典型皮疹。出疹顺序:从耳后、发际渐及前额、面部、颈部,自上而下至胸部、腹部、背部及四肢,最后达到手掌与足底。皮疹开始为淡红色斑丘疹,直径为2~5 mm,压之褪色,疹间皮肤正常。出疹高峰期皮疹增多密集而融合成片,颜色转为暗红色。此时全身毒血症状加重,体温可高达40 ℃,伴有嗜睡、烦躁不安、谵妄、抽搐、呕吐、腹泻等。

> 考点提示:麻疹皮疹特点

(4) 恢复期:出疹3~5天后,皮疹按出疹顺序开始消退,体温下降,全身症状明显减轻。疹退后有米糠样脱屑及棕色色素沉着,1~2周后消失。

**2. 非典型麻疹**

(1) 轻型麻疹:症状轻,麻疹黏膜斑不典型,无并发症。多见于6个月前婴儿、近期接受过被动免疫或曾接种过麻疹疫苗者。

(2) 重型麻疹:中毒症状严重,常有严重并发症,死亡率高。分中毒性、休克性、出血性和疱疹性麻疹四种类型。多见于体弱、免疫力低下或有严重继发感染者。

**3. 并发症** 主要有肺炎、喉炎、脑炎,其中肺炎是最常见的并发症,是麻疹死亡的主要原因。

#### (三)实验室及其他检查

1. 血常规　白细胞计数减少,淋巴细胞相对增多。
2. 血清学检查　出疹后28天内检出特异性IgM抗体,是诊断麻疹的标准方法,具有早期诊断价值。病程恢复期较早期特异性IgG抗体升高4倍以上也有诊断意义。
3. 病原学检查　从早期患者呼吸道分泌物中检测或分离出麻疹病毒,具有病原学诊断价值。

---

**知 识 链 接**

**麻疹的诊断要点**

1. 流行病学史　当地有麻疹流行,与麻疹病人有接触史。
2. 临床表现　①急起高热,卡他症状;②病程第2~3天可见柯氏斑;③病程第3~4天可见典型皮疹。
3. 辅助检查　病原学检查阳性或IgM抗体阳性或恢复期较初期特异性IgG抗体滴度升高4倍以上。

---

#### (四)心理社会状况

了解患者对该疾病的认知程度;麻疹病人起病急,常有高热,家属往往焦急、紧张。了解患者对隔离的反应;家庭及亲友对患者支持度等。

#### (五)治疗要点

目前无治疗麻疹的特效药,主要采取对症支持治疗。保持水、电解质及酸碱平衡。高热时可酌情使用少量退热药,要避免出疹期体温骤降。加强护理,预防并发症。

单纯麻疹病程为10~14天,预后良好。成人麻疹患者全身症状较多,较儿童患者更严重。体弱多病、免疫力低下、继发严重感染等并发症者,容易发展成重症麻疹,病死率较高。

### 二、护理诊断及医护合作性问题

1. 体温过高　与病毒血症、继发感染有关。
2. 皮肤完整性受损　与麻疹病毒使皮肤、粘膜浅表血管病变有关。
3. 有感染的危险　与麻疹病毒经飞沫、接触传播有关。
4. 潜在并发症　肺炎、喉炎、心肌炎、脑炎等。

### 三、护理目标

病人体温恢复正常,皮肤瘙痒等不适感减轻,未出现并发症或并发症减轻。

### 四、护理措施

1. 隔离防护

（1）管理传染源：执行呼吸道隔离。隔离至出疹后 5 天，若伴有肺炎等并发症者，住院隔离治疗，隔离至出疹后 10 天。接触过患儿的易感儿童应隔离观察 3 周。

（2）切断传播途径：病室每天通风换气进行空气消毒，患儿衣被及玩具在日光下暴晒，减少不必要的探视以预防继发感染。养成勤洗手的习惯，保持手、口、鼻、眼清洁。打喷嚏或咳嗽时应遮掩口鼻，及时清除口鼻排出的分泌物。麻疹流行期间不去人多拥挤处，易感者避免与麻疹患者接触，出入公共场所戴口罩。

（3）保护易感人群：机体免疫接种。

1）主动免疫，主要对象为婴幼儿，8 个月以上未患过麻疹者均应接种麻疹减毒活疫苗，7 岁时进行复种。在流行期间可应急接种，以防止传染病扩散。

2）被动免疫，接触麻疹后 5 天内立即采用被动免疫，如注射免疫血清蛋白预防发病。

2. 生活护理

（1）指导休息：高热者应卧床休息至体温正常。室内温湿度适宜，空气新鲜，避免对流风。

（2）饮食护理：给予清淡、易消化、营养丰富的流质或半流质饮食，少量多餐。补充水分，必要时静脉补液。

3. 病情观察　观察生命体征及神志变化。出疹期应注意观察出疹顺序、皮疹颜色及分布情况。重点观察有无并发症出现，肺炎：注意有无高热不退、咳嗽加重、呼吸困难及肺部细湿啰音加重等情况。喉炎：注意有无声音嘶哑、气促、犬吠样咳嗽、吸气性呼吸困难、三凹症等表现。脑炎：注意有无抽搐、嗜睡、脑膜刺激征等表现。

4. 用药护理　遵医嘱及时用药，密切观察疗效及不良反应。

5. 对症护理

（1）发热的护理：在处理麻疹发热时需兼顾透疹，在前驱期尤其是出疹期，如体温不超过 39 ℃不予处理，禁用冷敷及乙醇擦浴，以防降温时因体温骤降可引起末梢循环障碍而使皮疹突然隐退，甚至引起并发症。如果体温升至 40 ℃ 以上时，可给予物理降温如温水擦拭，必要时遵医嘱使用小剂量退热剂，使体温稍下降，以免引起惊厥。

（2）保持皮肤黏膜的完整性：及时评估出疹情况，如出疹不畅，可用中药或鲜芫荽煎服或外用，帮助透疹。如出疹瘙痒，遵医嘱给予外用药涂擦，切忌抓伤皮肤引起感染。鼓励饮白开水，常用淡盐水或 2% 硼酸溶液漱口，保持口腔清洁、舒适。眼部炎性分泌物多而形成眼痂者，应用生理盐水清洗双眼，再滴入抗生素滴眼液或眼膏，一天数次，并可服用维生素 A 预防干眼。防止眼泪及呕吐物流入耳道而引起中耳炎。及时清除鼻腔分泌物，以保持鼻腔通畅。

6. 心理护理　要注意评估患者及家属的心理反应及应对方式，家庭对患者的照顾能力等。做好解释工作，鼓励树立信心。消除不良反应，积极配合治疗和护理。

### 五、护理评价

1. 病人体温是否恢复正常，不适感是否减轻。
2. 是否出现皮疹被搔抓破溃。
3. 是否发生并发症或并发症减轻。

## 六、健康指导

1. 预防疾病指导　对患者行呼吸道隔离至出疹后5天,伴呼吸道并发症者应延长至出疹后10天。接触过患儿的易感儿童应隔离观察3周,若接触后接受过被动免疫制剂者则延至4周;流行期间避免去公共场所或人员聚集的地方,出入应戴口罩。患者房间每天用紫外线消毒或通风半小时;机体免疫接种:①主动免疫,主要对象为婴幼儿,8个月以上未患过麻疹者均应接种麻疹减毒活疫苗,7岁时进行复种。在流行期间可应急接种,以防止传染病扩散。②被动免疫,接触麻疹后5天内立即采用被动免疫,如注射免疫血清蛋白预防发病。

2. 对病人的指导　由于麻疹传染性强,为控制疾病的流行,应向患者及家属介绍麻疹的相关知识,使其有充分的心理准备,并积极配合隔离、消毒、治疗和护理。

---

案例:

患儿,女,1岁,发热,咳嗽5天,2天前皮肤出现红色斑丘疹,压之褪色,疹间皮肤正常。入院检查:体温39℃,脉搏118次/分,呼吸28次/分,血压90/60 mmHg,精神差,口腔黏膜第一磨牙处可见白色小点。听诊:双肺呼吸音粗。实验室检查:白细胞$5.1\times10^9$/L,中性粒细胞0.60,淋巴细胞0.40,麻疹特异性IgM抗体阳性。

问题:

1. 初步评估为什么疾病?患者发病的原因是什么?
2. 临床评估需要进一步做哪些检查?
3. 该患者存在哪些护理问题?

---

ER-2-35　思路解析（麻疹病人的护理）（文档）

ER-2-36　扫一扫,看总结（麻疹病人的护理）（文档）

ER-2-37　扫一扫,测一测（麻疹病人的护理）（文档）

（宋佩杉）

## 第八节 流行性腮腺炎病人的护理

ER-2-38 扫一扫,知重点
(流行性腮腺炎病人的护理)PPT

### 学习目标

1. 掌握流行性腮腺炎的主要临床特征、护理诊断、护理措施。
2. 熟悉流行性腮腺炎的流行病学特征、实验室检查要点。
3. 了解流行性腮腺炎的发病机制。
4. 能够按照护理程序对流行性腮腺炎病人实施正确护理。
5. 具有严谨求实的工作态度,尊重传染病患者的身心需求,体现出护士的爱伤精神和人文关怀。

> 导入情景:
> 　　小明,男,8岁,大年初二突起高热,右侧耳下肿疼,大年初五左侧耳下也肿了起来。于是到医院就诊,医生检查后诊断为流行性腮腺炎。经过治疗,1周后肿大的腮腺逐渐消退。
> 问题:
> 1. 小明正月十五能不能去别人家拜年?
> 2. 小明以后还会得流行性腮腺炎吗?

流行性腮腺炎(mumps)是由腮腺炎病毒引起的急性呼吸道传染病。临床上以腮腺非化脓性炎症、肿痛为特征,腮腺炎病毒除侵犯腮腺外,可累及全身多个腺体和器官,引起脑膜炎、脑膜脑炎、睾丸炎、卵巢炎和胰腺炎等。流行性腮腺炎属于丙类传染病,需监督管理。

腮腺炎病毒,属于副黏病毒科的单股 RNA 病毒。人是腮腺炎病毒的唯一宿主,该病毒主要存在于患者唾液、血液、尿液及脑脊液中。腮腺炎病毒抵抗力弱,对理化因素敏感。甲酚皂溶液、甲醛等均能在 2~5 分钟内将其灭活,紫外线照射也可将其杀灭,56 ℃温度均可灭活,但在 4 ℃环境下能存活数天。腮腺炎病毒只有一个血清型,很少发生变异,很少再次感染。

腮腺炎病毒经口、鼻部侵入体内,并在局部黏膜繁殖,侵入血液,产生第一次病毒血症,累及腮腺及一些组织,并在其中繁殖,引起腮腺炎和脑膜炎。病毒再次进入血液后侵入上次没被涉及的脏器,如颌下腺、舌下腺、睾丸、胰腺等,产生第二次病毒血症。腮腺呈非化脓性炎症。可见腮腺红肿、有渗出物、有白细胞浸润。腮腺导管周围水肿,导致腮腺导管阻塞,唾液中淀粉酶排出受阻而进入血液,血、尿淀粉酶增高。胰腺受累时也会影响血、尿淀粉酶含量。

## 一、护理评估

### (一)健康史

1. 流行病学资料

(1) 传染源:患者及隐性感染者是本病的主要传染源。患者腮腺肿大前7天到肿大后9天传染性最强。

(2) 传播途径:主要通过飞沫传播。

(3) 易感人群:人群普遍易感,1~15岁儿童是主要的易感者。感染后可获终身免疫。

(4) 流行特征:呈全球性分布,一年四季均可发病,以冬春季为主。

2. 患病及治疗经过　了解病人发病前是否有与流行性腮腺炎患者的接触史、当地是否有流行性腮腺炎流行、是否到过流行性腮腺炎流行区、是否有流行性腮腺炎疫苗接种史。询问病人发热及腮腺肿痛发展特点等。起病后经过何种处理、服药情况及其效果如何等。

### (二)身体状况

潜伏期为14~25天,平均18天。

1. 腮腺肿大　大部分患者无前驱期症状,少部分病例有发热、头痛、乏力、纳差等。典型病例常以腮腺肿大为首发症状。通常先一侧腮腺肿大,1~4天后累及对侧,也可双侧腮腺同时肿大。腮腺肿大以耳垂为中心,向周围弥漫肿大,边缘不清。表面灼热但多不发红,触之有疼痛,咀嚼食物或吃酸性食物时疼痛加重。腮腺肿大2~3天达高峰,持续4~5天后逐渐消退。

2. 伴随病变　伴有下颌下腺、舌下腺肿大,表现为颈前下颌处明显肿胀,可触及椭圆形腺体。

3. 腮腺管口情况　上颌第二磨牙相对应的颊黏膜处,可见腮腺管口红肿,挤压无脓性分泌物。

4. 发热　患者可无发热或有不同程度的发热,发热持续时间不一。

5. 并发症　流行性腮腺炎伴有全身多器官病变,尤其是腮腺炎病毒有嗜腺体和嗜神经性,所以容易引起腺体、神经组织病变。如脑膜脑炎、睾丸炎、急性胰腺炎等。脑膜脑炎:一般发生在腮腺炎发病后4~5天,脑膜脑炎患者常表现为发热、头痛、呕吐、抽搐、昏迷、脑膜刺激征。严重者可导致死亡。睾丸炎:多为单侧,常见于腮腺炎肿大开始消退时,出现发热、睾丸明显肿胀和疼痛。急性症状持续3~5天,10天左右逐渐消退。急性胰腺炎:常于腮腺肿大数天后发生,可有恶心、呕吐和中上腹疼痛和压痛。其他:可在腮腺炎发生前后出现心肌炎、乳腺炎和甲状腺炎等。

### (三)实验室及其他检查

1. 血常规检查　白细胞计数一般正常。

2. 血尿淀粉酶测定　90%患者血、尿淀粉酶增高,其增高的程度与腮腺炎肿胀程度成正比。

3. 脑脊液检查　有腮腺炎而无脑膜炎症状和体征的患者,约半数脑脊液中白细胞计数轻度升高,且能从脑脊液中分离出腮腺炎病毒。

4. **血清学检查**　若 1 个月内未接种过腮腺炎减毒活疫苗,血清中腮腺炎病毒特异性 IgM 抗体阳性提示近期有感染。若恢复期特异性 IgG 抗体滴度较病程早期有 4 倍及以上升高,或者由阴性转为阳性,有诊断价值。

> **知　识　链　接**
>
> **流行性腮腺炎的诊断要点**
> 1. 流行病学史　在流行季节、流行地区发病,有与流行性腮腺炎病人接触史。
> 2. 临床表现　发热、特征性的腮腺肿大等。
> 3. 辅助检查　病毒分离阳性,或特异性 IgM 抗体阳性,或特异性 IgG 抗体滴度升高 4 倍及以上有助于诊断。

### (四) 心理社会状况

了解患者对该疾病的认知程度以及疾病给其带来的心理焦虑;了解患者发热、腮腺肿痛等症状对学习、生活的影响;家庭及亲友对患者的态度及对消毒隔离的认识程度等。

### (五) 治疗要点

1. **抗病毒治疗**　目前无特效抗病毒药物。发病早期可试用利巴韦林等抗病毒药物,疗程 5~7 天。
2. **并发症治疗**　脑膜脑炎症状明显者给予镇静、降颅内压等治疗。并发睾丸炎者应局部冷敷,并用丁字带将睾丸抬高以减轻疼痛。重症脑膜脑炎、心肌炎、睾丸炎可用肾上腺皮质激素进行治疗。

流行性腮腺炎是自限性疾病,预后大多良好。若伴有严重并发症,可致死亡。部分患者可遗留耳聋、视力障碍等后遗症。

## 二、护理诊断及医护合作性问题

1. **疼痛**　与腮腺非化脓性炎症有关。
2. **体温升高**　与腮腺炎病毒感染有关。
3. **营养失调**　低于机体需要量　与腮腺肿大不能张口进食有关。
4. **潜在并发症**　脑膜炎、睾丸炎、胰腺炎等。

## 三、护理目标

病人体温恢复正常,局部疼痛、肿胀等不适感减轻,未出现并发症或并发症减轻。

## 四、护理措施

1. **隔离防护**
(1) 管理传染源:呼吸道隔离至腮腺肿胀完全消退后 3 天为止,有接触史的易感者应观察3周。

(2) 切断传播途径：每日房间通风换气至少半小时或用紫外线消毒房间。打喷嚏、咳嗽时要遮掩口鼻。养成勤洗手的好习惯。对患者口、鼻分泌物及污染用品都应进行消毒处理。

(3) 保护易感人群：流行期间避免去公共场所或人员聚集的地方，出入应戴口罩。对易感者可预防性应用腮腺炎减毒活疫苗，90%接种者可产生抗体。

2. 生活护理

(1) 休息与环境：症状明显或有并发症者应注意卧床休息。

(2) 饮食护理：给予富有营养、清淡、易消化的半流质或软食，鼓励患者多饮水，避免进食酸辣、干硬的食物，以免因咀嚼和唾液分泌使疼痛加剧。

3. 病情观察　密切监测生命体征，观察患者意识状态，观察腮腺肿大疼痛程度、颜色，腮腺导管有无红肿及脓性分泌物。判断有无脑膜脑炎、睾丸炎、急性胰腺炎的表现。

4. 用药护理　遵医嘱用药，观察疗效和不良反应。

5. 对症护理

(1) 发热的护理：具体措施参见总论"发热的护理"。

(2) 疼痛的护理：保持口腔清洁，饭后用生理盐水漱口，防止腮腺继发化脓性感染。腮腺局部冷敷使血管收缩，从而减轻炎症充血及疼痛。选用青黛散或如意金黄散或仙人掌去刺捣烂外敷减轻腮腺肿胀。疼痛较重时可给予镇痛剂。

6. 心理护理　流行性腮腺炎患者可因疼痛而影响进食，导致烦躁不安。出现并发症如脑膜炎担心出现后遗症、睾丸炎担心今后引起不孕不育等而出现焦虑。要注意评估患者及家属的心理反应和应对方式，认真细致地做好解释工作，进行疾病知识的宣教，消除不良心理反应。

### 五、护理评价

1. 病人体温是否恢复正常，不适感是否减轻。
2. 病人的疼痛是否减轻、局部肿胀是否减轻。
3. 营养状况是否改善。
4. 有无出现并发症。

### 六、健康教育

1. 预防疾病指导　隔离患者至腮腺肿胀完全消退为止，有接触史的易感者应观察3周。流行期间避免去公共场所或人员聚集的地方，出入应戴口罩。居室空气应流通，对患者口、鼻分泌物及污染用品都应进行消毒处理。对易感者可预防性应用腮腺炎减毒活疫苗，90%接种者可产生抗体。

2. 对病人的指导　无并发症的患者一般在家中进行隔离治疗以防传播，进行饮食、用药指导，做好口腔、皮肤护理指导。

**案例：**

患者，男，11岁，因"发热，左侧腮腺肿胀疼痛2天后，右侧腮腺也开始肿痛"来门诊就诊。查体：体温38.8℃，脉搏112次/分，呼吸26次/分，血压100/80 mmHg。双侧腮腺肿大，边界不清，表面发热不红，腮腺管口红肿，挤压无脓性分泌物。

问题：
1. 初步评估为什么疾病？患者发病的原因是什么？
2. 临床评估需要进一步做哪些检查？
3. 该患者存在哪些护理问题？

ER-2-39 案例思路解析（流行性腮腺炎病人的护理）（文档）

ER-2-40 扫一扫，看总结（流行性腮腺炎病人的护理）（文档）

ER-2-41 扫一扫，测一测（流行性腮腺炎病人的护理）（文档）

（宋佩杉）

## 第九节　流行性感冒病人的护理

ER-2-42 扫一扫，知重点（流行性感冒病人的护理）PPT

### 学 习 目 标

1. 掌握流行性感冒的主要临床特征、护理诊断、护理措施。
2. 熟悉流行性感冒的流行病学特征、实验室检查要点。
3. 了解流行性感冒的发病机制。
4. 能够按照护理程序对流行性感冒病人实施正确护理。
5. 具有严谨求实的工作态度，尊重传染病患者的身心需求，体现出护士的爱伤精神和人文关怀。

**导入情景:**

周末下午,妈妈带红红去游乐场玩,红红和小朋友们一起玩得非常开心。但是过了 4 天,红红出现了浑身无力、流涕、咽痛、低热等症状。妈妈带红红到医院就诊,经检查,医生考虑红红患了流行性感冒,需要隔离。

问题:
1. 红红患流行性感冒与到游乐场玩有关系吗?
2. 如何预防红红的弟弟被传染上流行性感冒?
3. 红红以后还会患流行性感冒吗?

流行性感冒(influenza)简称流感,是由流感病毒引起的急性呼吸道传染病。临床主要表现为突起高热、头痛、肌肉酸痛、乏力等全身中毒症状,而呼吸道症状轻微。流行性感冒属于丙类传染病,需监督管理。

流行性感冒病原体是流感病毒,属于正黏液病毒科,是 RNA 病毒。流感病毒由包膜、基质蛋白及核心三部分组成。核心部分含核蛋白(NP),基质蛋白构成病毒外壳骨架,包膜中有两种重要糖蛋白,即血凝素(HA)和神经氨酸酶(NA)。根据感染对象,流感病毒分为人、猪、马以及禽流感病毒。人流感病毒根据基质蛋白、核蛋白的抗原性可分为甲、乙、丙三型,三型之间无交叉免疫。根据 HA 与 NADE 抗原性,流感病毒各型又分为若干个亚型。H 代表血凝素,N 代表神经氨酸酶,数字代表亚型代号,如 $H_5N_1$、$H_7N_9$。抗原变异性强是流感病毒独特的和显著的特征。甲型流感病毒变异性最强,常引起流感大流行,乙型、丙型流感病毒抗原性非常稳定。

流感病毒不耐热,100 ℃ 1 分钟可被灭活,56 ℃数分钟即失去致病力,对干燥、紫外线及一般消毒剂敏感,但耐低温,4 ℃能存活 1 个多月,−70 ℃以下能存活 5 个月以上。

流感病毒依靠血凝素与呼吸道表面上皮细胞的特殊受体结合而进入该细胞,在细胞内进行复制。在神经氨酸酶协助下,新的病毒颗粒被不断地释放并播散,继续感染其他细胞。被感染的呼吸道上皮细胞变性、坏死、溶解或脱落,产生呼吸道炎症反应,伴发热、头痛、肌痛等全身症状。单纯流感病变,主要损害呼吸道上部和中部黏膜,若病毒不局限,侵袭全部呼吸道,可致流感病毒性肺炎,多见于老年人、婴幼儿、慢性病病人及免疫低下者。

## 一、护理评估

### (一)健康史

1. 流行病学资料

(1) 传染源:流感患者和隐性感染者是主要传染源。自潜伏期到发病早期均有传染性,发病 3 日内传染性最强。

(2) 传播途径:以飞沫传播为主,接触传播为辅。①流感病毒主要存在于患者的鼻涕、唾液、痰液中,通过咳嗽、喷嚏、说话等方式传播。②流感病毒在空气中至少保持活性 30 分钟。人多拥挤、空气不流通的地方最易发生流感病毒传播。③接触流感病毒污染的用具也可导致流感病毒传播。

(3) 易感人群:人群普遍易感。感染后获得同型病毒免疫力,但维持时间较短,各型及亚型间无交叉免疫性,病毒变异后人群无免疫力。

(4) 流行特征:突然暴发(潜伏期短)、迅速扩散(有不同程度的流行)、流行时间短(一般流行 3～4 周会自然停止)、具有季节性(好发于冬春季节)、发病率高、死亡率低。流感病毒变异性强,人体可反复感染流感病毒。甲型流感常造成暴发或大流行,且有一定的流行周期。

2. 患病及治疗经过　了解病人发病前是否有与流感患者的接触史、当地是否有流感流行、是否到过流感流行区、是否有流感疫苗接种史。

### (二) 身体状况

流行性感冒潜伏期通常为 1～7 天,多数为 2～4 天。

1. 典型流感　起病急,寒战、高热、乏力、头痛、肌肉酸痛等全身症状较重,而呼吸道症状较轻。查体可见结膜及咽部充血,肺部可闻及干啰音。病程 4～7 天,咳嗽和乏力可持续数周。

2. 轻型流感　急性起病,轻中度发热,全身及呼吸道症状轻。病程为 2～3 天。

3. 肺炎型流感　主要发生于婴幼儿、孕产妇及年老体弱者。可见高热、烦躁不安、剧烈咳嗽、血性痰液、呼吸困难及发绀,可伴心力衰竭。双肺听诊布满干湿啰音、哮鸣音,但无肺实变体征。多于 5～10 天内发生呼吸循环衰竭,预后较差。

4. 胃肠型流感　除发热外,以呕吐、腹泻为显著特点,多见于儿童。2～3 天即可恢复。

5. 危重症患者　多器官功能衰竭(MODF)、弥散性血管内凝血(DIC)等,死亡率很高。

6. 并发症　主要为继发性细菌感染,如急性鼻窦炎、急性中耳炎、急性化脓性扁桃体炎、细菌性气管炎和细菌性肺炎等,此外可并发中毒性休克、中毒性心肌炎等。

### (三) 实验室及其他检查

1. 血常规　白细胞计数减少,中性粒细胞减少,淋巴细胞相对增加。

2. 病毒分离　是流感诊断最常用和最可靠的方法之一。将起病 3 日内患者上呼吸道分泌物直接接种于鸡胚或组织培养进行流感病毒分离。

3. 血清学检查　采集双份血清进行补体结合试验或血凝抑制试验,若恢复期较疾病早期效价 4 倍以上增长为阳性。

---

**知 识 链 接**

**流行性感冒的诊断要点**

1. 流行病学史　冬春季在同一地区,短期内有大量上呼吸道感染病人发生。

2. 临床表现　有高热、头痛、全身痛、鼻塞、流涕、咽痛、干咳等临床表现。

3. 辅助检查　从呼吸道分泌物中分离出流感病毒,或发病初期和恢复期双份血清特异性抗体效价升高 4 倍以上者。

---

### (四) 心理社会状况

了解患者对该疾病的认知程度以及疾病给其带来的心理焦虑,评估患者患病后对家庭、生活、工作的影响,评估社会支持系统的作用等。

### (五)治疗要点

本病是自限性疾病,无并发症的患者通常 5～10 天可自愈,预后大多良好。若伴有严重并发症时需要住院治疗,预后较差。

1. 抗病毒治疗　抗病毒治疗是流感治疗最基本和最重要的环节,发病 48 小时内尽早使用抗病毒药物。早期使用抗流感病毒药物可以缓解流感症状、缩短病程,降低并发症发生率、缩短排毒时间、降低病死率。在流行期间,预防性使用抗病毒药物可能会降低患病率。目前尚无特效抗流感病毒药物。

(1) 神经氨酸酶抑制剂:奥司他韦、扎那米韦等。此类药能特异性地抑制甲型、乙型流感病毒的神经氨酸酶,抑制病毒释放,减少病毒传播。

(2) 离子通道阻滞剂:金刚烷胺、金刚乙胺等,能阻滞流感病毒进入宿主细胞,抑制病毒复制,但仅对甲型流感病毒有抑制作用。

(3) 其他抗病毒药:①利巴韦林:属于核苷类广谱抗病毒药。需大剂量才对甲型、乙型流感有效,而且有致畸性、致突变、骨髓抑制等副作用。②干扰素:是广谱抗病毒药物,不具有特异性。

2. 对症治疗　加强支持治疗,维持内环境稳定,防治继发感染。避免盲目或不恰当地使用抗菌药物。

## 二、护理诊断及医护合作性问题

1. 体温过高　与病毒感染有关。
2. 气体交换受损　与病毒性肺炎或合并细菌性肺炎有关。
3. 有感染的危险　与流感病毒经飞沫、接触传播有关。
4. 潜在并发症　呼吸系统细菌感染、中毒性休克、中毒性心肌炎等。

## 三、护理目标

病人体温恢复正常,躯体不适等症状减轻,未出现并发症或并发症减轻。

## 四、护理措施

1. 隔离防护

(1) 管理传染源:流行性感冒确诊后,按有关规定登记,24 小时内上报。飞沫隔离为主,接触隔离为辅。及时隔离流感患者,是减少发病和传播的重要措施。隔离 1 周或隔离至主要症状消失。流行性感冒流行期间医院应设发热门诊,通过预检、分诊,防止流感患者进入非传染病诊区。对流感患者进行及时治疗。流感确诊后尽量避免与他人接触。

(2) 切断传播途径:注意房间通风,保持室内空气新鲜。一般每日通风 2～3 次,每次半小时。咳嗽、打喷嚏时应使用纸巾掩住口鼻,避免飞沫传播。流感流行期间,避免去人多拥挤的地方,外出戴口罩。注意个人卫生,随时洗手,避免污染的手接触口、眼、鼻等部位。

使用紫外线照射、煮沸、含氯消毒剂等一般消毒剂对室内空气、患者口鼻分泌物、污染物、生活用具、衣服、物体表面、地面、生活垃圾、医疗废弃物进行消毒。

(3) 保护易感人群:疫苗接种是预防流感的主要方法。药物预防中金刚烷胺仅对甲型流感有一定预防作用,奥司他韦可用于甲型、乙型流感的预防。加强户外体育锻炼,提高身体抗病能力。冬春季节气温多变时,注意适时加减衣服。增加营养,保证充足的睡眠。

2. 生活护理

(1) 休息与环境:症状明显或有并发症者应注意卧床休息。

(2) 饮食护理:发热期宜多饮水,给予易消化、富含维生素的流质或半流质饮食。伴呕吐或严重腹泻者,可适当增加静脉营养的供给。

3. 病情观察　严密观察患者的生命体征,注意有无高热不退、咳嗽、咳痰、呼吸急促、发绀、血氧饱和度下降;观察咳嗽的诱因、时间、节律、性质、音色。

4. 用药护理　遵医嘱应用抗病毒药物及抗生素。①抗病毒药物:金刚烷胺只对甲型流感病毒有效。金刚烷胺有一定的中枢神经系统不良反应,如头晕、嗜睡、失眠和共济失调等,老年人及有血管硬化者慎用,孕妇及有癫痫史者禁用。奥司他韦会出现恶心、呕吐、腹泻、腹痛、头疼、失眠等症状。②抗生素的应用:出现继发细菌感染、有风湿病史者、抵抗力差的幼儿、老人、慢性心肺疾病患者可考虑应用抗生素。

5. 对症护理　高热者可行物理降温,必要时用解热镇痛药物。患者出现咳嗽、咳痰、胸闷、气急、发绀等肺炎症状时,应取半坐卧位,吸氧,必要时吸痰,严重时可予以呼吸机辅助呼吸。

6. 心理护理　流感患者可因高热、全身疼痛、引起烦躁、焦虑等不良心理反应,大多较轻,给予适当疏导可消除。年老体弱者易发生肺炎型流感,病情严重,甚至危及生命,可引起紧张、担忧、恐惧等心理反应。要注意评估患者及家属的心理反应及应对方式,积极给予心理治疗,解除不良心理反应。

## 五、护理评价

1. 体温是否恢复正常。
2. 躯体不适感有无减轻或消除,活动是否正常。
3. 呼吸和缺氧症状是否好转。
4. 是否发生并发症或并发症是否减轻。

## 六、健康教育

1. 预防疾病指导　流感流行时,尽量减少公众集会和集体娱乐活动;室内每天开窗通风或进行空气消毒,患者用过的食具应煮沸消毒,衣物可用含氯消毒液浸泡消毒或阳光下暴晒 2 小时;预防流感的基本措施是接种疫苗,裂解疫苗是目前使用较为普遍的流感疫苗。

重点接种人群包括 65 岁以上老人;严重心肺疾病患者、慢性肾病、糖尿病、免疫缺陷病患者或接受激素及免疫抑制剂治疗者以及医疗卫生机构工作者也需要接种。不宜接种的人群有:对疫苗中的成分或鸡蛋过敏者、吉兰—巴雷综合征患者、妊娠 3 个月以内的孕妇、严重过敏体质者等。

2. 对病人的指导　平日要注意锻炼身体,增强机体的抵抗力。流感流行季节根据天气变化增减衣物。房间经常通风换气,保持清洁。

案例：
　　患者，女，55岁，因接触流感患者后出现畏寒、发热伴头痛、全身乏力及肌肉酸痛持续2天入院。查体：体温39℃，脉搏108次/分，呼吸26次/分，血压90/60 mmHg。眼结膜充血，咽喉红肿。辅助检查：白细胞$3.1×10^9$/L，中性粒细胞0.62，淋巴细胞0.36。
　　问题：
　　1. 初步评估为什么疾病？患者发病的原因是什么？
　　2. 临床评估需要进一步做哪些检查？
　　3. 该患者存在哪些护理问题？

ER-2-43　案例思路解析（流行性感冒病人的护理）(文档)

ER-2-44　扫一扫，看总结（流行性感冒病人的护理)(文档)

ER-2-45　扫一扫，测一测（流行性感冒病人的护理)(文档)

（宋佩杉）

## 第十节　严重急性呼吸综合征病人的护理

ER-2-46　扫一扫，知重点（严重急性呼吸综合征病人的护理）PPT

### 学 习 目 标

1. 掌握严重急性呼吸综合征的主要临床特征、护理诊断、护理措施。
2. 熟悉严重急性呼吸综合征的流行病学特征、实验室检查要点。
3. 了解严重急性呼吸综合征的发病机制。
4. 能够按照护理程序对严重急性呼吸综合征病人实施正确护理。
5. 具有严谨求实的工作态度，尊重传染病患者的身心需求，体现出护士的爱伤精神和人文关怀。

## 第二章 病毒感染性疾病病人的护理

> **导入情景：**
> SARS 猖獗时期，有位电视台记者去某医院采访，拟进入 SARS 病人的隔离病房，并想让该病房里的医生、护士们暂时摘去口罩以便拍摄特写镜头。
> **问题：**
> 1. 记者能不能进入 SARS 病人的隔离病房？
> 2. 该病房里的医生、护士会不会同意暂时摘去口罩呢？

严重急性呼吸综合征（severe acute respiratory syndrome，SARS）又称传染性非典型肺炎（infectious atypical pneumonia）简称非典，是一种由 SARS 冠状病毒引起的急性呼吸道传染病。临床上以发热、头痛、疲乏、肌肉酸痛、干咳、胸闷、腹泻等症状为主，严重者可出现急性呼吸窘迫综合征和多脏器功能衰竭而危及生命。SARS 属于乙类传染病，但按甲类传染病强制管理。

SARS 病原体是 SARS 冠状病毒，属于冠状病毒科，RNA 病毒，抵抗力和稳定性要强于其他人类冠状病毒。在干燥塑料表面最长存活 4 日，尿液中至少存活 1 日，腹泻患者粪便中至少存活 4 日以上。-80 ℃保存稳定性佳，56 ℃ 90 分钟或 75℃ 30 分钟可灭活病毒，对乙醚、甲醛和紫外线等敏感。

SARS 发病机制尚未阐明。可能是 SARS 冠状病毒直接或间接损害肺上皮细胞和肺毛细血管内皮细胞，使肺毛细血管通透性增高，引起渗透性肺水肿，随后透明膜形成及肺不张，影响肺通气、换气功能，最终导致呼吸衰弱。

### 一、护理评估

#### （一）健康史

1. 流行病学资料

（1）传染源：患者是最主要的传染源，其传染性强。潜伏期患者、康复患者传染性低或无传染性，不引起本病的传播。

（2）传播途径：飞沫传播是本病最重要的传播途径，急性期患者通过咳嗽、打喷嚏或大声说话等方式经呼吸道排出大量含有病毒颗粒的气溶胶颗粒。易感者通过密切接触患者的呼吸道分泌物、排泄物或其他被污染的物品也可感染。

（3）易感人群：人群普遍易感，病后可获得一定程度的免疫力。发病以青壮年居多，儿童发病率及死亡率均低，而合并有基础疾病的老年患者死亡率较高。

（4）流行特征：本病发生于冬末春初，有明显的家庭和医院聚集发病现象。以人口密度集中的大城市为主，农村地区发病甚少。

2. 患病及治疗经过　了解病人发病前是否有与 SARS 患者的接触史、当地是否有 SARS 流行、是否到过 SARS 流行区。

#### （二）身体状况

潜伏期为 1~16 天，常为 3~5 天。临床表现差异性很大，典型经过可分 3 期。

1. 早期　起病急，多以发热为首发症状，体温在 38 ℃以上，偶有畏寒，常伴有头痛、关节酸痛、全身酸痛、疲乏、胸痛、腹泻等全身中毒症状，部分病人同时可出现干咳、少痰，但肺部体征不明显。此期一般持续3～7日。

2. 进展期　病情于第10～14日达高峰,患者中毒症状加重,有持续高热,频繁咳嗽,明显气促、胸闷;部分病人可病情突然恶化,肺部病变迅速加重,出现进行性呼吸困难和低氧血症表现,肺部可闻细湿啰音,但与明显呼吸困难不成比例。此期易发生继发感染。凡具备以下三项之一者为重症SARS。

(1) 呼吸困难:成人休息状态下呼吸频率≥30次/分,并伴有下列情况之一:①胸片显示多叶病变或病灶总面积占双肺总面积的1/3以上。②病情进展48小时内病灶面积增大超过50%,并占双肺总面积的1/4以上。

(2) 出现明显的低氧血症。

(3) 出现周围循环衰竭或多器官功能障碍综合征。

3. 恢复期　病程进入第2～3周后,多数病人体温开始消退,中毒症状减轻,肺部病变吸收较缓慢。本病为自限性疾病,绝大多数病人可以痊愈,少数病人则因呼吸衰竭、败血症、肾衰竭或心脏骤停而死亡。

### (三) 实验室及其他检查

1. 血常规　血白细胞计数正常或偏低,发病早期可出现淋巴细胞计数下降。

2. 抗体检测　IgM抗体于发病1周左右出现;IgG抗体于发病第2周末检出率达80%以上;若恢复期较疾病早期特异性抗体效价增高4倍以上,有诊断意义。

3. 影像学检查　是目前诊断传染性非典型肺炎的重要方法。大多数病人早期即有胸部X线检查异常,表现为:肺部呈斑片状阴影或呈网状改变;肺部阴影吸收、消散较慢,肺部阴影改变与临床表现有时可不一致。

---

**知 识 链 接**

**SARS的诊断要点**

1. 流行病学史　曾去过SARS流行区域,或与SARS病人有接触史。

2. 临床表现　有发热及呼吸系统症状。

3. 辅助检查　有肺部影像改变,或血清特异性IgM抗体阳性,或初期和恢复期双份血清特异性抗体滴度升高4倍以上者。

---

### (四) 心理社会状况

因本病传染性强,呼吸道传播途径不易控制,隔离措施严格,病人患病后出现紧张、恐惧心理明显。了解病人对疾病的认识及病人及家属对治疗和护理的要求。

### (五) 治疗要点

本病是自限性疾病,无并发症的患者通常5～10天可自愈,预后大多良好。若伴有严重并发症时需要住院治疗,预后较差。

1. 抗病毒治疗　抗病毒治疗是流感治疗最基本和最重要的环节,发病48小时内尽早使用抗病毒药物。早期使用抗流感病毒药物可以缓解流感症状、缩短病程,降低并发症发生率、缩短排毒时间、降低病死率。在流行期间,预防性使用抗病毒药物可能会降低患病率。目前尚无特效抗流感病毒药物。

(1)神经氨酸酶抑制剂:奥司他韦、扎那米韦等。此类药能特异性地抑制甲型、乙型流感病毒的神经氨酸酶,抑制病毒释放,减少病毒传播。

(2)离子通道阻滞剂:金刚烷胺、金刚乙胺等,能阻滞流感病毒进入宿主细胞,抑制病毒复制,但仅对甲型流感病毒有抑制作用。

(3)其他抗病毒药:①利巴韦林:属于核苷类广谱抗病毒药。需大剂量才对甲型、乙型流感有效,而且有致畸性、致突变、骨髓抑制等副作用。②干扰素:是广谱抗病毒药物,不具有特异性。

2.对症治疗 加强支持治疗,维持内环境稳定,防治继发感染。避免盲目或不恰当地使用抗菌药物。

## 二、护理诊断及医护合作性问题

1. 体温过高 与病毒感染有关。
2. 气体交换受损 与病毒性肺炎或合并细菌性肺炎有关。
3. 有感染的危险 与流感病毒经飞沫、接触传播有关。
4. 潜在并发症 呼吸系统细菌感染、中毒性休克、中毒性心肌炎等。

## 三、护理目标

病人体温恢复正常,躯体不适等症状减轻,未出现并发症或并发症减轻。

## 四、护理措施

1. 隔离防护 隔离防护是本病的护理重点。

(1)管理传染源:SARS按甲类传染病强制管理,确诊后要按有关规定登记,2小时内上报。本病流行期建立发热门诊,做好可疑病人的筛查工作。以飞沫隔离为主,接触隔离为辅。临床诊断病例和疑似诊断病例应在指定的医院分别进行隔离,隔离至体温正常7天以上,呼吸系统症状明显改善,X线胸片显示有明显吸收。密切接触者在指定地点隔离,隔离14天。

(2)切断传播途径:本病流行期间减少大型聚会,保持公共场所空气流通,加强空气、水源、下水道的消毒。注意个人防护及职业防护,进入疫区或病房的人员,要穿戴防护用品,若自身有呼吸道感染或皮肤破损时,应停止接触病人。对室内空气、病人口鼻分泌物、污染物、排泄物、生活用具、衣物、物体表面、地面、生活垃圾、医疗废弃物进行消毒、处理。

(3)保护易感人群:指导大众保持乐观情绪,均衡膳食,注意保暖,避免劳累,充足睡眠,适当运动,提高机体抗病能力,本病流行期间避免去人多地方,避免与人近距离接触,注意戴口罩。

2. 生活护理

(1)休息与环境:保持病室安静、空气清新、通风良好。嘱患者卧床休息,取舒适安全体位,加强危重病人生活护理及皮肤、眼、耳、鼻、口腔的清洁护理。

(2) 饮食护理：给予高热量、高蛋白、高维生素、清淡易消化的流质或半流质饮食，必要时给予静脉营养支持，保持水电解质平衡。

3. 病情观察　应密切观察病情，重点监测体温和呼吸的变化，注意有无肺、心、肝、肾等器官功能损害，如果出现呼吸窘迫予以相应护理；记录24小时出入量；观察动脉血气分析，尤其应注意血氧饱和度的变化，每1~2小时检测一次，必要时随时监测。

4. 用药护理　遵医嘱使用抗生素、糖皮质激素、抗病毒药物及增强免疫功能的药物，观察药效及不良反应。

5. 对症护理

(1) 呼吸困难：应保证患者氧的供给，强调早期给氧，吸氧间断时间原则上不应超过15分钟；保持气道通畅，必要时给予雾化吸入以促进分泌物的排出；密切观察氧饱和度的情况并随访血气分析；效果不佳时应及时采用无创机械通气；对人工气道病人，按气管插管和气管切开护理常规执行，最好使用密闭式吸痰系统，以减少通气的中断，并避免气道内痰液的喷出，最大限度地减少传染病的机会。

(2) 维持内环境稳定：注意水、电解质、酸碱有无失衡，保护器官功能；准确记录出入液量，准备好所需物品和药品。

(3) 发热护理：具体措施参见总论"发热的护理"。

6. 心理护理　向患者介绍本病的发展过程、治疗、消毒隔离等知识，使患者能配合治疗，特别是让患者消除悲观、紧张、恐惧心理，增强战胜疾病的信心，争取早日康复。

## 五、护理评价

1. 体温是否恢复正常。
2. 病人呼吸和缺氧症状是否好转。
3. 有无传播感染。
4. 有无并发症。

## 六、健康指导

1. 疾病预防的指导　本病已列入《中华人民共和国传染病防治法》法定乙类传染病范畴，按甲类传染病进行隔离治疗和管理。发现或怀疑本病时，应尽快向卫生防疫部门报告，做到早发现、早隔离、早治疗。加强科普宣传，流行期减少大型集会或活动，避免去人多或相对密闭的地方。不随地吐痰，有咳嗽、咽痛等呼吸道症状及时就诊，注意戴口罩。加强医务人员SARS防治知识的培训。灭活疫苗正在研制中，已进入临床实验阶段。医护人员及其他人员进入病区时，应注意做好个人防护工作。须戴12层面纱口罩或N95口罩，戴帽子和眼防护罩以及手套、鞋套等，穿好隔离衣，避免体表暴露。

2. 对病人的指导

(1) 饮食调理：病后初愈者体质较虚弱，出院后应注意均衡饮食，补充足够的营养。

(2) 心理疏导：出院的患者可能患有抑郁症，应及时进行心理辅导及治疗，加速康复。

(3) 适当锻炼：康复期可练习太极拳等有利于心肺功能康复的运动项目，避免过劳。

(4) 随访：出院后定期检查肺、心、肝、肾及关节等功能，发现异常者及时治疗。

案例：

患者，女，35岁，因"发热、头痛、肌肉酸痛"入院。查体：体温39℃，脉搏112次/分，呼吸25次/分，血压110/70 mmHg。追问病史，该患者曾在SARS研究室工作，入院后给予抗生素治疗，肺部病变进行性加重，表现为胸闷、气促、呼吸困难，尤在活动后明显，X线胸片检查肺部多叶呈现斑片状浸润性阴影。

问题：

1. 初步评估为什么疾病？患者发病的原因是什么？
2. 临床评估需要进一步做哪些检查？
3. 该患者存在哪些护理问题？

ER-2-47 案例思路解析（严重急性呼吸综合征病人的护理）（文档）

ER-2-48 扫一扫，看总结（严重急性呼吸综合征病人的护理）（文档）

ER-2-49 扫一扫，测一测（严重急性呼吸综合征病人的护理）（文档）

（宋佩杉）

## 第十一节　手足口病病人的护理

ER-2-50 扫一扫，知重点（手足口病病人的护理）PPT

### 学 习 目 标

1. 掌握手足口病的主要临床特征、护理诊断、护理措施。
2. 熟悉手足口病的流行病学特征、实验室检查要点。
3. 了解手足口病的发病机制。
4. 能够按照护理程序对严重急性呼吸综合征病人实施正确护理。
5. 具有严谨求实的工作态度，尊重传染病患者的身心需求，体现出护士的爱伤精神和人文关怀。

> 导入情景:
> 牛牛昨天从幼儿园回来后就没有精神,怕冷。妈妈发现牛牛有点发热,就给他吃点退热药。第二天早上起床后牛牛还是发热,便到医院就诊,医生进行了对症处理。第三天,牛牛仍然发热,并主诉嘴疼,再次到医院检查,医生发现牛牛口腔内有很多溃疡,手掌、脚掌、臀部有许多红疹,医生考虑牛牛患了手足口病。
> 问题:
> 1. 为什么第一次到医院时没诊断为手足口病?
> 2. 手足口病是不是多见于儿童?
> 3. 牛牛什么时候能去幼儿园?

手足口病(hand foot and mouth disease,HFMD)是由一组肠道病毒引起的急性传染病,临床特征是发热、口腔黏膜溃疡和皮肤疱疹,多发生于婴幼儿。手足口病属于丙类传染病,需检测管理。

手足口病的病原体是肠道病毒,属于小 RNA 病毒科,肠道病毒属的一组单股亚链 RNA 病毒。多种肠道病毒都可引起 HFMD,最常见的为柯萨奇病毒 A 组 16 型($CoxA_{16}$)和肠道病毒 71 型($EV_{71}$)。肠道病毒对紫外线、干燥、高温、含氯消毒剂、碘酊、过氧乙酸、过氧化氢、戊二醛等消毒剂敏感。但是,对去污剂、弱酸、70%乙醇等有抵抗。

肠道病毒经呼吸道或消化道侵入体内,并在局部黏膜繁殖,有少量病毒侵入血液,产生第一次病毒血症,此时无明显临床症状,但具有传染性。病毒在全身单核-吞噬细胞系统内复制,大量病毒进入血液,产生第二次病毒血症,此时机体有典型症状和体征,传染性最强。$CoxA_{16}$ 不引起细胞病变,症状较轻。$EV_{71}$ 可引起细胞病变,具有嗜神经性,症状较重。

## 一、护理评估

### (一)健康史

1. 流行病学资料

(1) 传染源:人是肠道病毒唯一宿主,患者和隐性感染者为本病的传染源。

(2) 传播途径:主要经粪-口传播,也可经飞沫传播。患者和隐性感染者的粪便、呼吸道分泌物及患者的疱疹液中均有大量病毒,被其污染的手、用物均可导致病毒传播。其中,污染的手是传播中的关键媒介。

(3) 易感人群:3 岁以下儿童发病率最高。人群普遍易感,感染后可获得持久免疫力,但往往只对同血清型病毒产生免疫力,对不同血清型很少有交叉免疫。

(4) 流行特征:无明显的地区性。传染性强,传播途径复杂,在短时间内可造成较大流行。本病流行期间,常发生幼儿园、托儿所、家庭聚集发病现象。

2. 患病及治疗经过 了解病人发病前是否有与手足口病患者的接触史、当地是否有手足口病流行、是否到过手足口病流行区。了解病人的发病经过、主要症状及其特点、病情的进展情况,尤其是发热、皮疹、口痛等症状。

### (二)身体状况

潜伏期 3~7 天。

1. 轻症病例　以手、足、臀部皮疹及口痛为特征。病情温和、病程自限,预后良好。

(1) 发热:首发症状常为急起发热,体温38 ℃左右,可伴有咳嗽、流涕等感冒样症状,也可伴有恶心、呕吐、腹痛等胃肠道症状。

(2) 皮疹:手、足、口、臀部可出现斑丘疹或疱疹,具有不痛、不痒、不结痂、不结疤的"四不特征"。同一患者手、足、口、臀部病损不一定同时都出现。

(3) 口痛:是患者最常见的主诉,婴幼儿表现为拒食,与口腔疱疹破溃后形成口腔溃疡有关。

2. 重症病例　少数病例,尤其是小于3岁患者,病情进展迅速,在发病1~5天出现脑膜炎、脑炎(以脑干脑炎最为凶险)、脑脊髓炎、肺水肿、循环障碍等并发症,极少数病例会死亡,存活病例可留有神经系统后遗症。

3. 并发症　常有呼吸系统、循环系统和神经系统并发症。

### (三) 实验室及其他检查

1. 血常规　轻型病例一般正常或偏高,重症病例白细胞计数有所增高。
2. 病原学检查　咽、气道分泌物、疱疹液、粪便病原学检查阳性率较高。
(1) 病毒分离:分离出肠道病毒是诊断手足口病的"金标准"。
(2) 特异性核酸检测:是确诊手足口病病原体的重要方法。
3. 血清学检查　特异性抗体滴度恢复期较急性期升高4倍及以上,有诊断意义。

### 知　识　链　接

**手足口病的诊断要点**

1. 流行病学史　当地有手足口病流行,与手足口病病人有接触史,多见于学龄儿童。

2. 临床表现　发热、口痛、皮疹。伴有并发症为重症病例。

3. 辅助检查　肠道病毒特异性核酸检测阳性;从疱疹液或气道分泌物中分离出肠道病毒;特异性抗体滴度恢复期较急性期升高4倍及以上。

4. 重症病例早期征象　持续高热不退;神经系统表现:精神萎靡、呕吐、易惊、肢体抖动、无力等;呼吸、心率增快;出冷汗、末梢循环不良;高血压;外周血白细胞计数明显增高;高血糖。

### (四) 心理社会状况

因本病传染性强,呼吸道传播途径不易控制,隔离措施严格,病人患病后出现紧张、恐惧心理明显。了解病人对疾病的认识,病人及家属对治疗和护理的要求。

### (五) 治疗要点

本病病程一般为7~10天。普通型病例预后良好,少数重症病例遗留神经系统后遗症,甚至死亡。及时发现并正确治疗,是降低病死率的关键。

1. 轻症病例治疗

（1）对症治疗：针对发热、咳嗽、呕吐、腹泻等症状给予相应处理。

（2）病因治疗：临床缺乏特效药，一般选用利巴韦林等抗病毒药物治疗。

2. 重症病例治疗　根据受累系统不同表现，进行对症处理。

## 二、护理诊断及医护合作性问题

1. 皮肤完整性受损　与肠道病毒引起的皮疹及继发感染有关。
2. 体温过高　与肠道病毒感染有关。
3. 营养失调　低于机体需要量　与发热、口腔黏膜疱疹疼痛、明显摄入不足有关。
4. 有感染的危险　与肠道病毒经接触、飞沫传播有关。
5. 潜在并发症　心肌炎、脑膜炎、肺水肿等。

## 三、护理目标

病人体温恢复正常，疼痛缓解，皮肤疱疹结痂、自然脱落，营养状况改善，未出现并发症或并发症减轻。

## 四、护理措施

1. 隔离防护　隔离防护是本病护理重点。

（1）管理传染源：手足口病确诊后要按有关规定登记，24小时内上报。手足口病流行期间，儿童机构应加强检查。密切接触患者的易感者检疫10天。轻症病例在家中隔离，直到体温正常、皮疹消退及水疱结痂。重症病例需住院治疗。

（2）切断传播途径：手足口病传染性很强，与治疗相比积极预防更为重要。搞好儿童个人、家庭和托幼机构的卫生是预防本病感染的关键。避免飞沫传播：注意通风，保持室内空气新鲜；对公共场所进行消毒；避免去人多拥挤的地方；咳嗽、打喷嚏时用纸巾掩住口鼻，避免飞沫传播；与病人接触要戴口罩。避免接触传播：宣传洗手的重要性，做到随时洗手、避免污染的手接触口、眼、鼻；诊疗、护理患者前后均应消毒双手；喝开水、吃熟食。严格消毒：患者所用物品均应彻底消毒。一般用含氯消毒液浸泡、擦拭及煮沸消毒；不宜蒸煮或浸泡的物品可置于日光下暴晒；患者呼吸道分泌物、粪便需经含氯消毒剂消毒2小时后倾倒。

（3）保护易感人群：接种EV71灭活疫苗，满6月龄小儿即可接种。中国疾病预防控制中心建议，越早接种越好，鼓励在12月龄完成接种程序；由于5岁以上小儿大多数已经被自然感染，不推荐接种EV71灭活疫苗。易感者应增强体质，注意个人卫生。

2. 生活护理

（1）休息与环境：卧床休息，减少患者体力消耗。

（2）饮食护理：给予高热量、高维生素、清淡、易消化、无刺激性的流质或半流质，避免饮用牛奶、豆浆等不易消化且加重肠胀气的食物。

3. 病情观察　观察体温变化和皮疹出现的部位、大小、颜色等；注意观察心、脑、肺等重要脏器功能，及早发现心肌炎、脑膜炎、肺水肿等并发症。

4. 用药护理　遵医嘱用药，观察疗效及不良反应。

5. 对症护理

(1) 口腔护理：对发热、因口腔疼痛拒食、流涎等患者应保持口腔清洁，饭后用生理盐水漱口，用西瓜霜、冰硼散直接涂于口腔溃疡处，以减轻疼痛，促进溃疡愈合，预防继发感染。

(2) 皮肤护理：①保持患者衣被清洁、干燥、平整，衣着宽松、柔软。②剪短指甲，防止抓破皮疹。③及时清理大小便，保持臀部清洁干燥。④手足部皮疹可涂炉甘石洗剂、5%碳酸氢钠溶液等，缓解瘙痒等不适症状。⑤疱疹破溃时，可涂 0.5%～1%碘酊，防止感染，促进愈合，若已有感染可应用抗生素软膏。

(3) 并发症的护理：①脑炎的护理：观察生命体征、意识、瞳孔变化，注意颅内压升高表现。遵医嘱应用脱水剂、激素等。②肺水肿的护理：严密观察呼吸频率、节律，注意有无呼吸困难及粉红色泡沫痰。端坐位，双腿下垂。遵医嘱应用镇静剂、利尿剂、强心剂、扩血管药等；保持呼吸道通畅，高流量氧气吸入，并在湿化瓶内加入 20%～30%乙醇。③心肌炎的护理：密切观察生命体征，尤其是心率、节律，注意观察有无心悸、面色苍白、四肢湿冷、意识障碍、尿量减少、血压下降等休克表现。遵医嘱抗休克治疗和维持心脏功能。

6. 心理护理　医护人员应以高度的责任心、同情心给予关心与照顾，并鼓励患者积极配合治疗，树立战胜疾病的信心。告知患儿家长只要细心观察，早期发现，及时就诊，积极配合医师治疗，是可以痊愈。

## 五、护理评价

1. 皮肤疱疹是否结痂，是否自然脱落。
2. 体温是否恢复正常。
3. 疼痛有无缓解。
4. 营养状况是否改善。
5. 有无并发症或并发症是否得到及时处理。

## 六、健康教育

1. 预防疾病指导　对患者进行消化道、呼吸道、接触隔离，直至体温正常三天，皮疹基本消失方能解除隔离。若 5 岁以下小儿有与手足口病患者密切接触史，要对其家长或监护人进行健康教育，指导他们对小儿进行密切观察。若小儿出现发热、出疹等相关症状时，要及时到医疗机构就诊。居家隔离治疗的患儿要避免与其他小儿接触。指导患儿家长如何护理患儿、如何观察病情、如何养成良好的卫生习惯等。在伴有严重并发症的手足口病流行地区，密切接触患者的体弱婴幼儿可肌注丙球蛋白。

2. 对病人的指导　及时隔离和治疗，加强对呼吸道分泌物、大便的消毒。向患者说明该病的发生、发展及预防。指导患者遵医嘱按时用药。加强锻炼，保持规律的生活，加强营养，提高机体免疫力。

**案例：**

患儿，女，3岁，发热、口痛、咳嗽、腹痛、腹泻，手心、足底出现红疹3天，收入院。其所在幼儿园有手足口病病例发生。查体：体温38.7 ℃，脉搏115次/分，呼吸24次/分，血压110/70 mmHg。精神差，易激惹，手、足、口、臀部可见斑丘疹、疱疹。

**问题：**
1. 初步评估为什么？患者发病的原因是什么？
2. 临床评估需要进一步做哪些检查？
3. 该患者存在哪些护理问题？

ER-2-51　案例思路解析（手足口病病人的护理）（文档）　　ER-2-52　扫一扫，看总结（手足口病病人的护理）（文档）　　ER-2-53　扫一扫，测一测（手足口病病人的护理）（文档）

（宋佩杉）

# 第三章　细菌感染性疾病病人的护理

## 第一节　伤寒病人的护理

ER-3-1　扫一扫，知重点
（伤寒病人的护理）PPT

### 学习目标

1. 掌握伤寒的主要临床特征、护理诊断及医护合作性问题、护理措施。
2. 熟悉伤寒的流行病学特征、实验室检查要点。
3. 了解伤寒的发病机制。
4. 能对伤寒病人按护理程序正确实施护理。
5. 具有严谨求实的工作态度，尊重传染病病人的身心需求，体现出护士的爱伤精神和人文关怀。

---

导入情景：

小红和小明放学后，在路边吃了点小吃。5天后小红出现高热、腹部隐痛不适、食欲缺乏、乏力等症状，1天后，小明也出现了同样症状，家长们随即把2个孩子送到医院，经检查小红和小明都患了伤寒。

问题：
1. 为什么小红和小明没有同时发病，而是分别在5天后、6天后才发病？
2. 怎样检查才能确诊伤寒？
3. 治疗期间，护士应采取哪些护理措施？

---

伤寒（typhoid fever）是由伤寒杆菌引起的急性全身性细菌性传染病。典型临床表现为

持续性发热、相对缓脉、神经系统与消化道中毒症状、肝脾大、玫瑰疹及白细胞减少等。主要病理改变为全身单核-吞噬细胞系统的增生性反应,尤以回肠下段淋巴组织病变最明显。

伤寒沙门菌属于肠道杆菌沙门菌属 D 群,革兰染色阴性短杆菌。其不产生外毒素,菌体裂解时产生的内毒素在发病过程中具有重要作用。本菌主要有菌体"O"抗原、鞭毛"H"抗原和表面"Vi"抗原,感染机体后刺激机体产生相应的抗体,但均为非保护性抗体。

伤寒杆菌进入人体后是否发病取决于伤寒杆菌的数量、致病性以及人体的免疫能力。伤寒杆菌入侵肠黏膜,部分病菌被吞噬细胞吞噬并在其胞浆内繁殖,部分病菌经淋巴管进入回肠集合淋巴结、孤立淋巴滤泡及肠系膜淋巴结中继续繁殖,再由胸导管释放入血,引起第一次菌血症(相当于潜伏期,无症状)。细菌随血流进入肝、脾、胆囊、骨髓等组织器官内继续大量繁殖,至潜伏期末再次释放入血引起第二次菌血症,同时释放内毒素,产生临床症状(相当于初期)。伤寒杆菌继续随血流播散至全身各脏器,临床表现达到极期。进入胆系的细菌在胆囊胆汁内繁殖,大量病原菌随胆汁入肠,部分随粪便排出体外,部分经肠黏膜再度侵入肠壁淋巴组织,使原已致敏的淋巴组织产生严重的炎症反应,导致孤立和集合淋巴滤泡坏死,溃疡形成。若坏死和溃疡累及血管可引起肠出血,侵入肌层和浆膜层可引起肠穿孔。

随着机体免疫反应的加强,尤其是细胞免疫反应的发展,在血流和脏器中细菌逐渐被消灭,肠壁溃疡逐渐愈合,病情缓解,进入恢复期。症状消失后,若胆囊内长期保留病菌则成为慢性带菌者。

## 一、护理评估

### (一)健康史

1. 流行病学资料

(1)传染源:患者与慢性带菌者是引起伤寒不断传播或流行的主要传染源,潜伏期末即可从粪便排菌,以发病 2~4 周排菌量最多,传染性最强。恢复期或病愈后排菌减少,极少数持续排菌达 3 个月以上,称为慢性带菌者。有重要的流行病学意义。

### 知 识 链 接

**伤寒玛丽**

1906 年夏天,纽约的银行家华伦带着全家去长岛消夏,雇佣玛丽做厨师,8 月底,华伦的夫人、两个女佣、园丁和另一个女儿相继感染。后来玛丽相继传染多人,此前 7 年的厨师工作地点都曾暴发过伤寒流行。玛丽虽然身体一直健康,但经医院检验,发现玛丽粪便带有伤寒杆菌。玛丽是美国第一位被证实的伤寒杆菌带菌者,人们称其为"伤寒玛丽"。

(2)传播途径:主要通过消化道传播。伤寒杆菌随粪便排出体外,通过污染的水或食物、日常生活接触、苍蝇与蟑螂等机械性携带而传播。其中食物被污染是主要的传播途径。水源和食物污染可引起暴发流行。

(3) 人群易感性：普遍易感，病后可产生持久免疫力，第二次发病者少见，仅有约2%的病人可再次发病。伤寒与副伤寒之间无交叉免疫力。

(4) 流行特征：伤寒常年可发病，但流行多在夏秋季，散发为主，部分地区偶见暴发流行。完善的卫生供水和污水处理系统可使伤寒发病率维持在较低水平。

该病主要是通过粪-口传播，与卫生状况有关，故应了解患者生活和饮食卫生习惯，居住环境，水源卫生状况，有无与带菌者密切接触。注意了解当地伤寒流行情况。询问既往的健康状况及有无类似疾患、个人的健康状况、生活习惯、工作环境和工作条件、既往有无接种史等。

2. 患病及治疗经过　了解病人的发病经过，询问病人的起病经过，如发病前是否摄入不洁饮食、起病时间、主要症状及其特点、病情的进展情况。询问病人的食欲与摄入量，有无便秘或腹泻、便血，有无腹胀、腹痛及其部位、性质、程度。起病后经过何种处理、服药情况及其效果如何等。

(二) 身体状况

潜伏期为10天左右，其长短与感染细菌量以及机体免疫状态有关。食物型暴发流行可短至48小时，而水源性暴发流行可长达30天。典型伤寒的自然病程为4~5周。

1. 典型伤寒　临床自然病程可分为4期。

(1) 初期：相当于病程第1周，也称侵袭期。大多起病缓慢，发热是最早出现的症状。发热前可有畏寒，但少有寒战，出汗不多。随病情逐渐加重，体温呈阶梯形上升，5~7天内达39~40℃，还可伴全身不适、头痛、乏力、四肢酸痛、食欲减退、腹部不适、咽痛、咳嗽等症状。

(2) 极期：相当于病程第2~3周，常出现伤寒特征性表现。

1) 发热：呈持续高热，以稽留热型为主，少数呈弛张热或不规则热，热程较长，持续10~14天。

2) 消化道症状：出现腹部不适、腹胀，多数病人有便秘，少数病人表现为腹泻。右下腹可有轻压痛。

3) 神经系统症状：与疾病的严重程度成正比。病人出现特殊的中毒面容：精神恍惚、表情淡漠、呆滞、反应迟钝。耳鸣、听力减退，重者可有谵妄、昏迷或脑膜刺激征等中毒性脑病表现。

4) 循环系统症状：常有相对缓脉或重脉。相对缓脉是指脉搏与发热不成比例上升，即体温每增高1℃，每分钟脉搏增加少于15~20次。并发中毒性心肌炎时，相对缓脉不显著。重脉是指桡动脉触诊时，每一次脉搏感觉有两次搏动的现象。重症病人出现脉细速、血压下降、循环衰竭。

5) 肝脾大：多数病人在病程1周末可有脾大，质软有压痛。

6) 玫瑰疹：病程第6~13天，部分病人在胸、腹、肩背等部位的皮肤分批出现直径为2~4 mm淡红色小斑丘疹，称为玫瑰疹，压之褪色，多在10个以下，2~4天内消退，是伤寒的特征性皮疹。

考点提示：玫瑰疹特征及意义

7) 其他：高热期间，可有蛋白尿，后期可有水晶型汗疹(白痱)、消瘦及脱发。肠出血、肠穿孔等并发症多在本期出现。

(3) 缓解期:相当于病程第3~4周,体温逐渐下降,各种症状逐渐减轻,肿大的肝脾开始回缩。由于本期小肠病理改变仍处于溃疡期,因此仍可能出现各种肠道并发症。

(4) 恢复期:相当于病程第5周,体温恢复正常,临床症状消失,约1个月完全康复。体弱、原有慢性疾患或出现并发症者,病程往往较长。

以上为典型伤寒的自然发展过程。由于推行计划免疫接种,且多数病人能够得到及时诊断和有效治疗,目前这种典型病程病人已不多见。

2. 其他临床类型 除上述典型表现外,伤寒可有轻型、暴发型、迁延型、逍遥型、顿挫型及小儿和老年型等多种临床类型。

(1) 轻型:体温38℃左右,病程短,全身毒血症状轻,1~2周内痊愈。多见于发病初期已应用过有效抗菌药物治疗者及儿童患者。

(2) 迁延型:起病初与典型伤寒相似,发热持续不退,呈弛张热型或间歇热型,热程可迁延1~2个月,甚至数月之久。肝脾肿大明显。

(3) 逍遥型:病情轻微,患者可照常工作。部分患者可因为突然出现肠出血或肠穿孔而被发现。

(4) 暴发型:起病急骤,毒血症状严重。有畏寒、高热、肠麻痹、中毒性脑病、中毒性心肌炎、中毒性肝炎、DIC等表现。如未能及时抢救,常在1~2周内死亡。

3. 复发和再燃 少数病人热退后1~3周,临床症状再现,血培养再度阳性,称为复发。复发与胆囊或网状内皮系统中潜伏的病菌大量繁殖、再度侵入血循环有关,见于抗菌治疗不彻底、机体抵抗力低下的病人。部分缓解期病人体温下降还未恢复正常时,又重新上升,血培养阳性,持续5~7天后退热,称再燃,可能与菌血症仍未被完全控制有关。

4. 并发症

(1) 肠出血(Intestinal bleeding):为伤寒常见的并发症,多见于病程第2~4周。轻重不一,从大便隐血阳性至大量血便。出血量少时可无症状,大量出血可引起出血性休克。饮食不当、腹泻等常成为肠出血诱因。

(2) 肠穿孔(Intestinal perforation):为最严重的并发症,多见于病程第2~4周,发生率3‰~4‰。穿孔部位好发于回肠末段。穿孔前常有腹胀、腹泻或肠出血等先兆,穿孔时病人突然右下腹剧痛,伴恶心、呕吐、冷汗、脉细速、呼吸急促,体温与血压下降,经1~2小时后体温又迅速回升,并出现腹膜刺激征等。X线检查膈下有游离气体。

(3) 其他:可见中毒性肝炎、中毒性心肌炎,少见溶血性尿毒综合征。

> 考点提示:伤寒最常见并发症、最严重并发症及发生时间

### (三) 实验室及其他检查

1. 一般检查

(1) 血常规检查:白细胞数减少,中性粒细胞减少。嗜酸性粒细胞减少或消失,并随病情好转后逐渐恢复正常,复发时可再度减少或消失,对伤寒的诊断与病情评估有一定参考价值。

(2) 尿常规检查:常出现轻度蛋白尿和少量管型。

(3) 粪便检查:在腹泻病人可见少量白细胞,并发肠出血时粪便潜血试验可为阳性。

2. 细菌学检查
(1) 血细菌培养：是本病最常用的确诊方法。发病第1～2周血培养阳性率最高，以后阳性率逐渐下降。
(2) 骨髓培养：阳性率高于血培养，阳性持续时间长，对已用抗生素治疗、血培养阴性的病人尤为适用。
(3) 粪便培养：在发病第3～4周阳性率最高，对早期诊断价值不高，常用于判断带菌情况。
(4) 尿培养：早期常为阴性，注意避免粪便污染。
(5) 其他：十二指肠胆汁引流或玫瑰疹刮取液培养，不作为常规检查。

3. 肥达反应(Widal test)　又称肥达试验，伤寒杆菌血清凝集反应，该试验应用伤寒杆菌"O"抗原和"H"抗原，通过凝集反应检测病人血清中相应抗体的凝集效价，对伤寒有辅助诊断价值。通常发病后7～10天抗体出现，第3～4周阳性率达90%。一般"O"抗体效价1：80以上，"H"抗体效价1：160以上有诊断价值。早期应用有效抗菌药物效价可能不高。

4. 聚合酶链反应(PCR)　PCR方法具有高度敏感性和特异性，但容易出现产物污染，所以控制PCR方法的假阳性及假阴性，是提高准确度的关键。

考点提示：根据病程选择病原学检查

### 知识链接

**伤寒的诊断要点**

1. 流行病学史　多发于夏、秋季节，有不洁饮食或与伤寒患者接触史，或当地有伤寒流行，或既往有伤寒病史。
2. 临床表现　持续发热、表情淡漠、相对缓脉、玫瑰疹、肝脾肿大、白细胞减少等。
3. 辅助检查　①血、骨髓、粪便培养阳性有确诊意义。②恢复期血清特异性抗体较急性期升高4倍及以上。③肥达试验仅供参考。

(四) 心理社会状况
了解患者对伤寒的认识及了解程度；对发热等症状的心理反应、应对措施及效果；对住院隔离的认识及适应情况；患病对工作、学习的影响；家庭及亲友对患者的态度、对伤寒的了解程度及对消毒隔离的认识程度等。

(五) 治疗要点
1. 病原治疗　是伤寒治疗的关键，在没有药物敏感试验结果前，首选喹诺酮类药物，如环丙沙星、氧氟沙星(氟嗪酸)、左氧氟沙星等，疗程14天；第三代头孢菌素有较强的抗伤寒杆菌作用，而且在胆汁中浓度高，不良反应少，是孕妇、儿童的首选药，但与喹诺酮类药物相比退热时间较长，常用药物有头孢噻肟、头孢哌酮、头孢他啶、头孢曲松等，疗程14天；氯霉素因有骨髓抑制等副作用,临床已不常用。

2. 带菌者治疗　根据药物敏感试验选择治疗药物,常选择喹诺酮类药物治疗。

3. 并发症治疗　并发肠出血者应禁食,静卧,注射镇静剂及止血剂;大量出血经内科积极治疗无效时,可考虑手术处理。并发肠穿孔应及早确诊,及早处理,视病人具体情况,尽快手术治疗。

### 二、护理诊断及医护合作性问题

1. 体温过高　与伤寒杆菌感染、释放大量内源性致热原有关。
2. 营养失调　低于机体需要量,与高热、食欲缺乏、腹胀、腹泻有关。
3. 潜在并发症　肠出血、肠穿孔。

### 三、护理目标

1. 病人能说出本病发热特点,配合治疗,体温降至正常范围。
2. 能说出营养失调发生的原因和饮食管理对本病的重要性,切实执行各项饮食措施,营养状况逐步改善。
3. 能列举常见并发症并能识别主要早期征象,主动避免诱因,配合治疗、护理,住院期间无肠出血、肠穿孔发生。

### 四、护理措施

1. 隔离　对病人和带菌者严格执行消化道隔离措施。至体温正常后15天或间隔5～7天粪便培养1次,连续2次阴性,方可解除隔离。接触者应医学观察2周,发热者应立即隔离。

2. 生活护理

(1) 休息与环境:发热期间病人必须卧床休息至热退后1周,以减少热量和营养物质的消耗,同时减少肠蠕动,避免肠道并发症的发生。恢复期无并发症者可逐渐增加活动量。

(2) 饮食护理:极期病人应给予营养丰富、清淡的流质饮食,少量多餐,避免过饱。有肠出血时应禁食,静脉补充营养。缓解期,可给予易消化的高热量、高蛋白、高维生素、少渣或无渣的流质或半流饮食,避免刺激性和产气的食物,并观察进食后胃肠道反应。恢复期病人食欲好转,可逐渐恢复至正常饮食。

3. 病情观察　密切观察生命体征,注意观察面色及意识状态的变化;密切观察大便情况如颜色、性状,注意大便隐血以及腹胀、便秘、腹泻等情况;注意观察玫瑰疹出现的部位、数量等情况;注意监测有无突发右下腹剧痛、腹肌紧张、腹部压痛及反跳痛;此外还要注意有无肝脾肿大及肝功能情况等。

4. 用药护理　遵医嘱用药,注意观察抗菌药物的疗效及副作用。第三代喹诺酮类药物是目前治疗伤寒的首选药物,注意用药后胃肠道反应,孕妇、儿童、哺乳期妇女慎用,常用的有氧氟沙星、环丙沙星、左氧氟沙星、加替沙星;第三代头孢菌素在体外有强大的抗伤寒杆菌作用,临床应用效果良好,可选用头孢噻肟、头孢哌酮、头孢他啶;氯霉素在伤寒杆菌敏感地区仍可作为首选药物,另外还可选用氨苄西林、复方磺胺甲基异噁唑等;慢性带菌者治疗:可选择氧氟沙星、环丙沙星,或氨苄西林、阿莫西林,疗程6周。高热患者可适当应用物理降温,不宜用强烈发汗退热药,以免虚脱。便秘者用开塞露或用生理盐水低压灌肠,禁用泻剂。腹泻可用收敛药,忌用阿片制剂。有严重毒血症者,可在足量有效抗生素治疗配合下使用激素。

5. 对症护理

(1) 发热:参见第一章。

(2) 腹胀:腹胀时停止食用牛奶及糖类食物,并注意钾盐的补充。可用松节油热敷腹部及肛管排气,禁用新斯的明,以免引起剧烈肠蠕动,诱发肠穿孔或肠出血。

(3) 便秘:伤寒患者应保证至少日间大便1次,如有便秘则可用开塞露或温生理盐水低压灌肠。忌用泻药,并避免大便时过度用力,防止因剧烈肠蠕动或腹腔内压力过大造成不良后果。

(4) 肠出血和肠穿孔的护理:肠出血的病人要绝对卧床休息,保持安静,必要时给镇静剂;密切观察病人的面色、脉搏、血压变化及每次排便的量和颜色,大出血者酌情多次输新鲜血,注意水、电解质平衡。肠穿孔病人在密切监测生命体征的同时,积极准备手术治疗。

6. 心理护理　由于病人及其家属对伤寒病变的认知程度偏低,病人对疾病引起的各种不适与变化等常会出现焦虑、恐惧等不良心理反应。所以应帮助病人及其家属理解熟悉本病的有关知识,以消除病人的不良心理反应。指导病人家属在情感上关心支持病人,进而减轻病人的心理压力。

## 五、护理评价

病人及家属能说出本病的发热特点,自觉配合物理降温方法,体温降至正常;能说出饮食控制的重要性,每天摄入所需营养物质,营养状况改善;能列举常见并发症的诱因、征象,积极配合治疗和护理,未发生肠出血、肠穿孔。

## 六、健康教育

1. 预防疾病指导　宣传、普及卫生知识,注意饮食、饮水及个人卫生,防止病从口入,以减少伤寒发病率。讲述本病的消毒、隔离知识,预防传播。

2. 对病人的指导　向患者及家属进行有关伤寒的疾病知识教育,如疾病过程、治疗药物、疗程、药物不良反应、预后等。应重点讲述并发症知识及饮食管理的重要性,以预防或减少并发症。伤寒如不发生并发症则预后良好。

**案例:**

李先生,男,20岁,暑假期间持续发热1周,到村医院予青霉素治疗效果不佳。近两天前体温上升至39 ℃以上,伴腹痛,腹胀便秘,无恶心、呕吐,不思饮食,全身乏力,曾作上感治疗,用药不详。体格检查:体温39.5 ℃,脉搏82次/分,呼吸21次/分,血压102/68 mmHg,表情淡漠、反应迟钝,右下腹压痛,肝肋下1 cm,脾肋下1.5 cm。血常规:白细胞计数$3.0×10^9$/L,中性粒细胞0.55,淋巴细胞0.39,单核细胞占0.06,未见嗜酸细胞。

问题:

1. 该患者的临床表现有何特点?初步评估为什么?
2. 临床评估需要进一步做哪些检查?
3. 该患者存在哪些护理问题?

ER-3-2 案例思路解析（伤寒病人的护理）（文档）

ER-3-3 扫一扫，看总结（伤寒病人的护理）（文档）

ER-3-4 扫一扫，测一测（伤寒病人的护理）（文档）

（王荣俊、张 娣）

## 第二节 细菌性痢疾病人的护理

ER-3-5 扫一扫，知重点（细菌性痢疾病人的护理）PPT

### 学习目标

1. 掌握细菌性痢疾的主要临床特征、护理诊断及医护合作性问题、护理措施。
2. 熟悉细菌性痢疾的流行病学特征、实验室检查要点。
3. 了解细菌性痢疾的发病机制。
4. 尊重传染病患者的身心需求，体现出护士的爱伤精神和人文关怀。

---

导入情景：

肖某，男，43岁，在饮用不清洁水后出现发热、全身不适、四肢酸痛，并有腹痛、腹泻、脓血便、里急后重等症状。查体：体温39.2℃，腹部压痛，白细胞计数 $16 \times 10^9/L$，中性粒细胞0.93。大便常规检查：脓细胞（3＋）、RBC（2＋）。

问题：
1. 该病诊断是什么？诊断依据是什么？
2. 病人为何会出现腹痛、腹泻、脓血便、里急后重等临床表现？
3. 此为何种血症？

---

细菌性痢疾（bacillary dysentery）简称菌痢，是由痢疾杆菌引起的急性肠道传染病。主要临床表现为发热、腹痛、腹泻、里急后重和黏液脓血便。临床表现轻重不一，轻者仅有腹痛、腹泻，严重者可有感染性休克和（或）中毒性脑病，预后凶险。夏秋季多见，为我国常见病、多发病之一。

痢疾杆菌属志贺菌属,为革兰染色阴性杆菌。按其抗原结构和生化反应的不同,目前本菌可分为4群(A群志贺菌、B群福氏菌、C群鲍氏菌和D群宋内菌)和47个血清型(不包括亚型)。各群、型之间无交叉免疫。痢疾杆菌外界抵抗力较强,在蔬菜、水果中能存活1～2周,冰水中存活26天。日光照射30分钟,56 ℃加热10分钟或煮沸2分钟即被杀死,对化学消毒剂很敏感,易被杀灭。痢疾杆菌致病力主要取决于对肠黏膜上皮细胞的吸附和侵袭力。细菌经口侵入人体,在胃内未被胃酸杀灭则进入肠道。当免疫力低下或细菌数量多时,则细菌借菌毛作用黏附于肠黏膜上皮细胞,侵入并在其中繁殖,而后侵入固有层继续繁殖,引起肠黏膜的炎症反应,出现坏死、溃疡而发生腹痛、腹泻和脓血便。痢疾杆菌可释放内、外毒素,其外毒素与引起肠道症状及神经系统症状有关。菌痢的肠道病变主要是累及结肠,以乙状结肠和直肠最为显著。

## 一、护理评估

### (一)健康史

1. 流行病学资料

(1)传染源:痢疾杆菌可随粪便排出体外,因而急、慢性病人及带菌者成为传染源。急性菌痢早期病人排菌量大、传染性强;而非典型病人、慢性病人及带菌者易被忽略,流行病学意义更大。

(2)传播途径:经消化道传播。病原菌主要通过污染食物、水、生活用品,经口传播致人感染;亦可通过苍蝇污染食物而传播。食物或水源被污染可引起食物型暴发流行或水型暴发流行。

(3)易感人群:人群普遍易感。有两个发病高峰年龄,即以学龄前儿童和青壮年为多。病后可获得一定的免疫力,但短暂而不稳定,且不同群、型之间无交叉保护性免疫,故易复发和重复感染。

(4)流行特征:菌痢主要集中在温带和亚热带国家。多见于卫生条件较差地区。

该病在夏秋季多发,与卫生状况有关,故应了解患者饮食习惯,是否有摄入有污染的水源和饮食,共餐者是否发病;是否有与菌痢病人接触史;当地是否有该疾病流行等。

2. 患病及治疗经过　了解病人的发病经过,如发病时间、诱因、主要症状及其特点、病情的进展情况,尤其是发热、腹泻的临床特征,是否伴有烦躁不安、惊厥、昏迷等症状。起病后经过何种处理、服药情况及其效果如何。发病过程中,病人食欲、睡眠情况,大小便及体重变化等。

ER-3-6　急性细菌性痢疾是怎样发生的(PPT)

考点提示:传染源、传播途径以及死亡主要原因

### (二)身体状况

潜伏期1～4天,短者可为数小时,长者可达7天。痢疾志贺菌感染临床表现较重,但预后大多良好;宋内志贺菌感染症状较轻,非典型病例多,易被误诊和漏诊;福氏志贺菌感染病情介于两者之间,但排菌时间较长,且易转为慢性。

1. 急性菌痢　典型病例急性期发热、腹痛、腹泻、黏液脓血便、里急后重等症状。中毒型菌痢以儿童多见,急性高热、惊厥、意识障碍及循环衰竭或呼吸衰竭,而胃肠道症状轻微。

(1) 普通型(典型):起病急,有畏寒、发热、体温可达39℃。可伴头痛、乏力,继而出现腹痛、腹泻及里急后重,每天排便10余次至数十次,便量少。初为稀便或水样便,1~2天后可转为脓血便,里急后重更为明显,可出现左下腹压痛和肠鸣音亢进,由于便量少,出现水、电解质紊乱及酸中毒者少见。自然病程1~2周,多数患者可自行恢复,少数患者可转为慢性。

(2) 轻型(非典型):全身毒血症状轻微,可无发热或仅有低热。表现为急性腹泻,通常每日不超过10次。大便有黏液但无脓血,里急后重较轻或缺如。可有腹痛及左下腹压痛,易误诊为肠炎。几天至一周后可自愈,少数患者亦可转为慢性。

(3) 中毒性菌痢:以2~7岁儿童为多见,成人偶有发生。临床上以严重全身症状、休克和(或)中毒性脑病为主要表现,而消化道症状多不明显。按其临床表现可分为三型:①休克型(周围循环衰竭型):此型较为多见,以感染性休克为主要表现。②脑型(呼吸衰竭型):中枢神经系统症状为其主要临床表现。此型较为严重,病死率较高。③混合型:具有以上两型的临床表现。通常先出现高热、惊厥,如未能及时抢救,则迅速发展为呼吸衰竭和循环衰竭。此型最为凶险,病死率极高。

2. 慢性菌痢　菌痢反复发作或迁延不愈,病程超过2个月以上者,即为慢性菌痢。根据临床表现可分为三型,其中以慢性迁延型最为多见,急性发作型次之,慢性隐匿型较少见。

### (三) 实验室及其他检查

1. 一般检查

(1) 血常规检查:急性期外周血白细胞计数可轻至中度增高,以中性粒细胞升高为主。慢性菌痢可有贫血。

(2) 粪便检查:粪便外观多为黏液脓血便,量少,无粪质。镜检可见大量成堆的脓细胞、白细胞、分散的红细胞,如有吞噬细胞更有助于诊断。

2. 病原学检查

(1) 细菌培养:确诊依据为粪便培养出痢疾杆菌。粪便培养同时可做药物敏感试验以指导临床合理选用抗菌药物治疗。

(2) 特异性核酸检测:采用核酸杂交或PCR可直接检测出粪便中的痢疾杆菌核酸,目前临床较少使用。

3. 免疫学检查　与细菌培养比较具有早期快速诊断的优点。但由于粪便中抗原成分复杂,易出现假阳性反应,故目前临床上尚未广泛应用。

4. 乙状结肠镜检查　急性期可见肠黏膜明显水肿、充血、点片状出血、糜烂、溃疡,大量黏液脓性分泌物附着以及肠管痉挛等改变。慢性期肠黏膜多呈散在粗糙颗粒状,血管纹理不清,呈苍白肥厚状,有时可见息肉或瘢痕等改变。

> 考点提示:便常规检查以及确诊的最直接证据

### (四) 心理社会状况

了解患者对该疾病的认知程度以及疾病给其带来的心理焦虑;了解患者对高热、脓血便等症状的心理反应、应对措施及效果;住院隔离对患者工作、学习的影响;家庭及亲友对患者的支持度等。

### (五) 治疗要点

1. 急性菌痢

(1) 毒血症状严重者需卧床休息,给予流质饮食,忌食生冷、油腻、刺激性食物。

(2) 轻者应充分休息,进行对症治疗和医学观察,不用抗菌治疗。重者应根据药敏试验或粪便培养结果选择抗生素,以口服为主,不能口服者行静脉滴注,首选环丙沙星,其他喹诺酮类药物酌情使用,若用环丙沙星48小时后症状无改善,提示耐药,应更换抗生素,如匹美西林、头孢曲松、阿奇霉素等,疗程一般为3~5天。

(3) 进行对症治疗,高热时以物理降温为主,必要时可用退热药,将体温降至38.5℃以下;只要有水电解质丢失,均给予口服补液,补液量=丢失量+生理需要量,若严重脱水应先静脉补液后尽快改为口服补液,纠正毒血症状应在强有力的抗菌治疗基础上,酌情给予小剂量肾上腺皮质激素;腹痛剧烈时可用解痉药,如阿托品、颠茄片;为减少肠道分泌,应在使用抗生素的同时使用小檗碱(黄连素)。

2. 慢性菌痢

(1) 患者应保持生活规律、适当锻炼,避免过度劳累与紧张,进食营养丰富、易消化、少渣、无刺激性的饮食。积极治疗并存的慢性疾病或肠道寄生虫病。

(2) 根据药敏试验结果选择抗生素,通常联用2种不同类型的抗菌药物,疗程适当延长,必要时可给予多个疗程治疗。也可应用药物保留灌肠,每晚1次,灌肠液中可加少量肾上腺皮质激素,以提高疗效,减轻肠道反应。

(3) 肠功能紊乱者可用镇静、解痉药物。应用抗菌药物后,出现肠道菌群失调引起的慢性腹泻,可用微生态制剂调节肠道菌群。

3. 中毒性菌痢

(1) 其药物选择同急性菌痢,但应先静脉给药,病情好转后改为口服。

(2) 由于病情变化迅速,应密切观察生命体征、意识、瞳孔变化,防治并发症。高热时以物理降温为主,必要时可用退热药,将体温降至38.5℃以下,伴躁动不安及反复惊厥者,可用亚冬眠疗法,尽快将体温维持在37℃左右;反复惊厥者可给予地西泮、水合氯醛或苯巴比妥钠等。

(3) 休克型应积极行抗休克治疗,快速静脉滴入葡萄糖盐水或低分子右旋糖酐扩充血容量,其余同普通型治疗。

(4) 脑型应快速静脉滴注20%甘露醇降颅压,应用血管活性药物以改善脑部微循环,在强有力的抗菌治疗基础上酌情给予肾上腺皮质激素。保持呼吸道通畅,吸氧以防治呼吸衰竭,如出现呼吸衰竭,可用呼吸兴奋剂,必要时行气管切开及应用人工呼吸器。其余同普通型治疗。

## 二、护理诊断及医护合作性问题

1. 体温过高　与痢疾杆菌内毒素激活细胞释放内源性致热原作用于体温中枢导致体温升高有关。

2. 腹痛　与肠蠕动增强、肠痉挛有关。

3. 有体液不足的危险　与腹泻、高热、补给不足或摄入减少有关。

4. 腹泻　与肠道炎症、广泛浅表性溃疡形成有关。

5. 营养失调　低于机体需要量,与慢性菌痢长期腹泻、摄入不足有关。

6. 潜在并发症　中枢性呼吸衰竭、循环衰竭,与内毒素致微循环障碍有关。

### 三、护理目标

1. 患者体温正常,大便正常,无窒息和肛周、骶尾部皮肤完整性受损。

2. 患者及家属了解菌痢的相关知识和消毒隔离方法,并能按要求实施预防并发症的措施,积极配合治疗和护理。

3. 发热、腹痛、腹泻等临床症状明显缓解;营养状况改善。

4. 患者住院期间不发生并发症或并发症被及时发现和处理。

### 四、护理措施

1. 隔离　执行消化道隔离措施,隔离至临床症状消失、粪便培养连续 2 次阴性,方可解除隔离。

2. 生活护理

(1) 休息与环境:急性期病人腹泻频繁、全身症状明显者应卧床休息,排便次数频繁的,应用便盆、布兜或垫纸,以保存体力。避免烦躁、紧张、焦虑等不良情绪,有利于减轻不适。休克型病人应绝对卧床休息,专人监护。

(2) 饮食护理:严重腹泻伴呕吐者可暂禁食,静脉补充所需营养,使肠道得到充分休息。能进食者,以进食高热量、高蛋白、高维生素、少渣、少纤维素、易消化清淡流质或半流质饮食为原则,避免生冷、多渣、油腻或刺激性食物。病情好转逐渐过渡至正常饮食。

3. 病情观察

(1) 密切观察排便次数、量、性状及伴随症状,注意有无脱水和电解质紊乱表现。采集含有脓血、黏液部分的新鲜粪便作为标本,及时送检,以提高阳性率。

(2) 对休克型病人应严密监测生命体征、意识状态、尿量等休克征象。准确记录液体出入量。

(3) 慢性菌痢者注意一般状况的改善,如体重、营养状况等。

4. 用药护理　遵医嘱用药,注意观察抗菌药物的疗效及副作用。由于急性菌痢的耐药菌株增加,临床使用抗菌药物应注意:联合用药(2 种以上)、足够疗程(不宜短于 5 天)、根据药敏结果选药、选择肠道易吸收的口服药。如磺胺类、喹诺酮类、氨基糖苷类等。利福平对志贺菌属也有一定杀灭作用。还可选用磷霉素及头孢菌素类药物。中毒性菌痢应先静脉给药,待病情好转后再改用口服。慢性菌痢根据粪便培养药敏试验结果,联合应用两种抗菌药物,疗程延长至 10～14 天。

5. 对症护理

(1) 腹泻护理:记录大便次数、便量及性状,用药前采取新鲜脓血便,立即送检,做细菌培养。疑中毒型菌痢,如尚未排便,可做肛拭子采取大便标本送检。做好皮肤护理,保持臀部清洁干燥。大便频数者,肛周涂以凡士林,防糜烂。为防止脱肛,患者排便时嘱不要用力过度,时间不宜过长。成人若有脱肛,用手隔以消毒纱布轻揉局部,帮助肛管回纳,并每日用 1∶5 000 高锰酸钾溶液坐浴,以保持局部清洁,防止感染。

(2) 高热护理:用地面洒水、电扇、空调器等方法控制室内温度,保持室内凉爽通风。采用温水浴、乙醇浴、冷盐水灌肠等物理方法降低体温。必要时安乃近滴鼻等药物降温(休克者忌用)。高热而惊厥频繁者可给予冬眠合剂氯丙嗪及异丙嗪各 1~2 mg/kg 肌注。惊厥不止者可用地西泮(安定)0.2~0.3 mg/kg(一次量不超过 10 mg)或水合氯醛等。

(3) 腹痛护理:腹部置热水袋热敷,解除肠痉挛。分散患者的注意力。必要时遵医嘱使用阿托品、颠茄合剂或适量镇静剂止痛。

(4) 循环衰竭(休克型)护理:具体措施包括:①患者取中凹式休克体位,头部和下肢均抬高 30°的体位。也可采取平卧位与休克体位相交替的方式。②每 15~30 分钟监测生命体征 1 次,密切观察神志、面色、肢端肤色、尿色,准确记录出入量等。③给氧,保暖。一般采用鼻导管给氧,氧流量 2~4 L/min,必要时 4~6 L/min;用 45~50 ℃热水袋置于足部,改善周围血循环。④立即建立静脉通道,用粗大针头,选择易于固定的较大血管。遵医嘱进行抗休克,中毒症状严重的适当应用肾上腺皮质激素,注意输液速度,准确记录 24 小时液体出入量。

(5) 呼吸衰竭(脑型)护理:脑水肿患者可用 20%甘露醇脱水治疗,每 6~8 小时快速静脉注射 1 次,以防止发生脑疝及呼吸衰竭。肾上腺皮质激素可减轻脑水肿,降低颅内压,常应用地塞米松静脉滴注。对于呼吸衰竭患者应给予吸氧,并保持呼吸道通畅,应用呼吸兴奋剂,必要时气管切开及应用人工呼吸器。

6. 心理护理　对病人及其家属进行相关知识的教育,增加与病人交谈的时间与次数,给予病人真诚的安慰和帮助,指导病人家属在情感上关心支持病人,从而消除畏惧心理。对于中毒型痢疾病人及其家庭成员更应做到及时、细致、耐心的心理护理,以降低其恐惧感;对于慢性菌痢病人及家属除进行有关知识的教育外,告知病人如按时按量服药,且避免急性发作的诱因,能早日康复,以消除其焦虑心理。

ER-3-7　细菌性痢疾考点(微课)

## 五、护理评价

患者是否了解菌痢的预后;是否有良好的心态,积极配合治疗和护理;患者病情得到控制,生命体征恢复正常,肠道症状消失,食欲增加,神经精神状态明显好转;潜在并发症是否预防或减轻。

## 六、健康教育

1. 预防疾病指导　指导病人和家属学习、认识本病的有关知识,保持生活规律,养成良好的个人卫生习惯,不喝生水、不吃不洁及腐败食物等为预防细菌性痢疾的主要措施。帮助病人去除恐惧心理,积极配合治疗与护理,促进康复。

2. 对病人的指导　指导病人和家属密切观察病情,学会观察病情变化,特别要注意生命体征与低钾血症的表现。指导病人家属注意病人的不良情绪反应。向病人介绍服用药物的名称、剂量、给药时间和方法,教会其观察药物疗效和不良反应。出院后避免过劳、受凉、暴饮暴食,保持生活规律,增强体质,以防菌痢再次发作。

**案例：**

患者，女，32岁，发热、腹痛、腹泻3天入院。患者3天前外出旅游时曾有不洁饮食，回来后，突然发热，体温38.6 ℃，畏寒，无寒战，后感左下腹部阵发性疼痛和腹泻，解黏液脓血便伴里急后重。自服盐酸小檗碱无好转，小便正常。查体：体温38.8 ℃，脉搏88次/分，呼吸20次/分，血压118/80 mmHg。急病面容，未见皮疹，浅表淋巴结未及。心肺(一)，腹平软，左下腹部有压痛，无肌紧张和反跳痛，肝脾未及，肠鸣音5次/分。

**问题：**

1. 该患者的临床表现有何特点？初步评估为什么？
2. 患者发病的原因是什么？临床评估需要进一步做哪些检查？
3. 该患者存在哪些护理问题？

ER-3-8　案例思路解析（细菌性痢疾病人的护理）(文档)

ER-3-9　扫一扫，看总结（细菌性痢疾病人的护理）(文档)

ER-3-10　扫一扫，测一测（细菌性痢疾病人的护理）(文档)

（张　娣）

## 第三节　细菌性食物中毒病人的护理

ER-3-11　扫一扫，知重点（细菌性食物中毒病人的护理）PPT

### 学 习 目 标

1. 掌握细菌性食物中毒的主要临床特征、护理诊断及医护合作性问题、护理措施。
2. 熟悉细菌性食物中毒的流行病学特征、实验室检查要点。
3. 了解细菌性食物中毒的发病机制。
4. 尊重患者的身心需求，体现出护士的爱伤精神和人文关怀。

# 第三章 细菌感染性疾病病人的护理

**导入情景：**

2009年6月4日下午3点钟，云南省祥云县发生一起细菌性食物中毒事件，共造成154人不同程度中毒。详细情况：祥云县祥城镇黄家田村12组村民赵家锁家中操办丧事，当天有约340人在赵家就餐。次日上午，就餐人员中陆续出现高热、头痛、恶心、呕吐、腹痛、腹泻等症状。根据当地卫生部门调查，中毒原因初步确定为食品污染引起的细菌性食物中毒。据初步推断可能是致病性大肠埃希菌或沙门菌污染食物引起的。

**问题：**

1. 沙门菌引起的食物中毒主要临床表现是什么？
2. 怎样检查才能确诊？
3. 治疗期间，护士应采取哪些护理措施？

细菌性食物中毒(bacterial food poisoning)是由食用被细菌或细菌毒素污染的食物后，引起的急性感染性中毒性疾病，一般包括细菌感染与细菌毒素的中毒过程，故又称为食物中毒感染。按临床表现可分为胃肠型与神经型两大类。其中临床上以胃肠型食物中毒最为多见，以恶心、呕吐、腹痛、腹泻等急性胃肠炎症状为主要特征。本节主要阐述此型。

引起食物中毒的细菌很多，常见的有：①沙门菌属：是引起胃肠型食物中毒最常见的病原菌之一，革兰染色阴性。广泛存在于猪、牛、鸡、鸭等家畜、家禽的肠道中，动物内脏、肌肉、乳、蛋等极易受到污染。②副溶血性弧菌：又称嗜盐杆菌，为革兰染色阴性弧菌，广泛存在于海鱼、海虾等海产品以及含盐较高的咸菜、咸肉、咸蛋等腌制品中。③大肠埃希菌：大肠埃希菌是肠道正常存在的菌群，一般不致病。引起食物中毒的主要有产肠毒素大肠埃希菌、致病性大肠埃希菌、侵袭性大肠埃希菌和肠出血性大肠埃希菌。④其他：金黄色葡萄球菌、变形杆菌、蜡样芽孢杆菌等也可导致胃肠型食物中毒。

**考点提示：各种细菌的特征**

细菌性食物中毒根据发病机制可分为毒素型、感染型和混合型三类。细菌或毒素随受污染的食物进入人体，是否发病和病情轻重与进食的活菌数、毒素量和机体抵抗力等因素有关。致病因素有：①肠毒素：可抑制肠上皮细胞对钠和水的吸收，促进肠液和氯离子的分泌，导致水样腹泻。②细菌内毒素：可引起发热等全身中毒症状、胃肠黏膜炎症和消化道蠕动加快，促进呕吐、腹泻等发生。③侵袭性损害：引起黏膜充血、水肿、上皮细胞变性、坏死、脱落并形成溃疡，大便可见黏液和脓血。④过敏反应：变形杆菌能使蛋白质中的组氨酸脱羧产生组胺，引起过敏反应。

由于发病后吐泻症状明显，细菌和毒素大多被迅速排出体外，故较少引起败血症或严重的毒血症，病程较短。

## 一、护理评估

### (一) 健康史

1. 流行病学资料

(1) 传染源：主要是致病菌感染的动物和人。副溶血性弧菌主要附着在海洋生物体表生长繁殖,主要传染源为海产品。

(2) 传播途径:经消化道传播,通过进食被细菌或其毒素污染的食物而致病。

(3) 易感人群:人群普遍易感,病后免疫短暂,可重复感染。

(4) 流行特征:多发生于夏、秋季,有共同的传染源,发病者往往食用被细菌或毒素污染的同一食物,未食者不发病。病例较集中,潜伏期短,多以暴发和集体发病的形式出现。

该病在夏秋季进食被污染食物容易发病,故询问是否有异常饮食史,如已变质的食品、海产品、腌制品等。共餐者在短期内集体发病有重要的诊断参考价值。

2. 患病及治疗经过　了解病人的起病经过,如发病时间、诱因、主要症状及其特点、病情的进展情况,尤其是腹泻的临床特征。起病后经过何种处理、服药情况及其效果如何。发病以来病人的基本生活情况,如食欲、睡眠、体重等变化。

> 考点提示:细菌性食物中毒的流行特征

### (二) 身体状况

潜伏期短,常在进食后数小时发病。

临床症状大致相似,以急性胃肠炎症状为主,起病急,有恶心、呕吐、腹泻等。腹痛以上、中腹部持续或阵发性绞痛多见。常先吐后泻,腹泻轻重不一,每天数次至数十次,多为黄色稀便、水样或黏液便。葡萄球菌、蜡样芽孢杆菌食物中毒呕吐较剧烈,呕吐物含胆汁,有时带血和黏液。侵袭性细菌引起的食物中毒,可有发热、腹部阵发性绞痛,里急后重和黏液脓血便。部分副溶血弧菌食物中毒病例大便呈血水样。变形杆菌还可发生颜面潮红、头痛、荨麻疹等过敏症状。病程短,多在1~3天恢复,极少数可达1~2周。腹泻严重者可导致脱水、酸中毒,甚至休克。

注意同食者在短期内出现相似胃肠炎症状,如恶心、呕吐、腹痛、腹泻等。一般表现为先吐后泻。监测生命体征;注意病人意识状态的改变;注意是否有脱水、酸中毒、休克征象。

### (三) 实验室及其他检查

对可疑食物、病人呕吐物、粪便等做细菌培养,如分离到同一病原菌即可确诊。

### (四) 心理社会状况

了解患者对食物中毒的认知程度;对腹痛、呕吐、腹泻等症状的心理反应、应对措施及效果;家庭及亲友对患者的支持度等。

### (五) 治疗要点

1. 一般治疗　胃肠型患者卧床休息,给予清淡的流质或半流质饮食,多饮糖盐水,感染型食物中毒者床旁隔离。神经型患者应严格卧床休息。

2. 对症治疗　胃肠型吐泻、腹痛剧烈者应暂时禁食,阿托品0.5 mg肌注,或山莨菪碱10 mg肌注,对症处理。神经型出现呼吸困难者应吸氧,及早进行气管切开,辅助呼吸;根据病情给予强心剂及防治继发感染等措施。

3. 病原治疗　胃肠型一般不使用抗生素;症状较重考虑为感染性食物中毒者,应及时选用抗菌药物如喹诺酮类药物。神经型应及早应用多价抗毒血清,在发病后24小时内或瘫痪发生前注射最有效,用药后应观察有无胃肠道反应、麻木感、肌痉挛、心律不齐等。

## 二、护理诊断及医护合作性问题

1. 有体液不足的危险　与细菌及其毒素作用于胃肠道黏膜,导致呕吐、腹泻引起大量体液丢失有关。
2. 腹泻　与细菌和毒素导致消化道蠕动增加有关。
3. 疼痛　腹痛与胃肠道炎症及痉挛有关。
4. 潜在并发症　酸中毒、电解质紊乱、休克。

## 三、护理目标

1. 呕吐、腹泻等临床症状明显缓解。
2. 能补充必要的水分和营养物质,营养状况改善。
3. 患者积极配合治疗和护理,未发生酸中毒、电解质紊乱、休克。

## 四、护理措施

1. 隔离　感染性食物中毒患者应行消化道隔离。沙门菌属食物中毒应床边隔离。
2. 生活护理

(1) 休息与环境:急性期卧床休息,以减少体力消耗。

(2) 饮食护理:呕吐严重者应暂时禁食,待呕吐停止后给予易消化、清淡流质或半流质饮食。

3. 病情观察

(1) 严密观察呕吐和腹泻性质、量、次数,及时协助将呕吐物和粪便送检。

(2) 注意观察伴随症状,如畏寒、发热,腹痛的部位及性质;严重病人定时监测生命体征,尤其注意观察病人的血压、神志、面色、皮肤黏膜弹性及温湿度;及时发现脱水、酸中毒、周围循环衰竭等征象以配合处理。

4. 用药护理　遵医嘱用药,嘱病人餐后服药,如喹诺酮类、第二、三代头孢菌素、阿托品等,注意观察药物的疗效及副作用。

5. 对症护理

(1) 呕吐:因呕吐有助于清除胃肠道内残留的毒素,故呕吐者一般不予止吐处理。但应帮助病人清理呕吐物、清水漱口,保持口腔清洁和床单位整洁。

(2) 腹痛:应注意腹部保暖,禁食冷饮。剧烈吐泻、腹痛者遵医嘱口服颠茄合剂或皮下注射阿托品,以缓解疼痛。

(3) 腹泻:腹泻有助于清除胃肠道内毒素,故早期不用止泻药。

6. 心理护理　由于本病病程较短,多数病人病情较轻,故疾病对病人工作和学习影响不大,对病人及其家属的生活及心理影响较小。针对吐泻与隔离等造成的不安情绪,有针对性地给以耐心细致的解答,与病人进行有效的沟通,从心理上去除病人的不良心理反应。

## 五、护理评价

患者是否了解食物中毒的流行特征;临床症状是否明显缓解;营养状况是否改善;是否积极配合治疗和护理等。

### 六、健康教育

做好饮食卫生，加强食品卫生管理是预防本病的关键措施。

1. 预防疾病指导　向群众宣讲食物中毒的有关知识，重点是加强饮食卫生，严防病从口入。沙门菌食物中毒患者的呕吐物和排泄物可携带病菌，有传染性，应严格消毒隔离。发现可疑病例及时送诊。

2. 对病人的指导　进行有关细菌性食物中毒的知识教育，神经型食物中毒的预后与摄入毒素的量及治疗早晚有关，病死率较高，早期应用多价抗毒血清可有效降低神经型食物中毒的病死率。

ER-3-12　细菌性食物中毒（微课）

---

**案例：**

张先生，男，34岁，发热、腹痛、腹泻半天入院。患者当天中午12时在该区某著名大饭店参加亲友举办的喜庆酒席，下午，突然畏寒发热，无寒战，感上腹部阵发性绞痛，继之腹泻，呈水样便，10余次。里急后重不明显。查体：体温38.8℃，脉搏86次/分，呼吸22次/分，血压116/80 mmHg。急病面容，未见皮疹，浅表淋巴结未及。心肺（一），腹平软，上腹部有压痛，无肌紧张和反跳痛，肝脾未及，里急后重不明显。

问题：
1. 该患者的临床表现有何特点？初步评估为什么？
2. 患者发病的原因是什么？临床评估需要进一步做哪些检查？
3. 该患者存在哪些护理问题？

---

ER-3-13　案例思路解析（细菌性食物中毒病人的护理）（文档）

ER-3-14　扫一扫，测一测（细菌性食物中毒病人的护理）（文档）

ER-3-15　扫一扫，看总结（细菌性食物中毒病人的护理）（文档）

（张　娣）

## 第四节　霍乱患者的护理

ER-3-16　扫一扫，知重点
（霍乱患者的护理）PPT

### 学 习 目 标

1. 掌握霍乱的主要临床特征、护理诊断及医护合作性问题、护理措施。
2. 熟悉霍乱的流行病学特征、实验室检查要点。
3. 了解霍乱的发病机制。
4. 能对霍乱病人按护理程序正确实施护理。
5. 具有严谨求实的工作态度，尊重传染病患者的身心需求，体现出护士的爱伤精神和人文关怀。

> 导入情景：
> 张某，男性，35岁，9月8日中午，参加了同村李某在家中举办的婚宴，于9月10日早晨开始腹泻，大便性状为黄稀便，后为水样便，量较多，每天10余次；无腹痛，无里急后重，无发热（体温36.8 ℃），无畏寒等其他症状；当日晚上呕吐两次，非喷射状；于当晚去镇中心卫生院就诊。初步诊断为疑似霍乱病例。
> 问题：
> 1. 为进一步明确诊断，应做哪些检查？
> 2. 治疗期间，护士应采取哪些护理措施？

霍乱（cholerae）是由霍乱弧菌引起的一种烈性肠道传染病。临床表现轻重不一，多数患者仅有轻度腹泻，少数重症者起病急骤，表现为剧烈无痛性泻吐，米泔水样大便及严重的水、电解质、酸碱平衡紊乱，甚至出现外周循环衰竭、急性肾衰竭等。霍乱是国际检疫传染病，在我国为法定的甲类传染病，需强制管理，要求在发现确诊或疑似病例后2小时内上报。

霍乱弧菌，革兰染色阴性，弯曲呈弧形或逗点状。霍乱弧菌具有耐热的菌体（O）抗原和不耐热的鞭毛（H）抗原。H抗原为霍乱弧菌所共有，O抗原特异性较高，是霍乱弧菌分群、分型的基础。霍乱弧菌分为3群：$O_1$群霍乱弧菌（包括古典生物型霍乱弧菌和埃尔托生物型霍乱弧菌）是霍乱的主要致病菌；非$O_1$群霍乱弧菌多数无致病性，仅少数致病（如$O_{139}$霍乱弧菌等）；不典型$O_1$群霍乱弧菌没有致病性。霍乱弧菌的致病力包括：鞭毛运动、黏蛋白溶解酶、黏附素、霍乱肠毒素、内毒素等。霍乱弧菌对热、干燥、日光、酸及一般常用消毒剂均很敏感，煮沸立即死亡，但对低温和碱耐受力强。

霍乱弧菌进入体内是否发病主要取决于机体的免疫力、食入菌量及胃酸浓度。正常情况下，霍乱弧菌经口进入胃后，一般可被胃酸杀死。但当胃酸分泌减少或入侵的细菌数量多时，未被胃酸杀死的霍乱弧菌进入小肠，黏附于小肠黏膜上皮细胞上，繁殖并产生霍乱肠毒素，肠毒素与细胞膜上的受体结合，刺激细胞膜上的腺苷酸环化酶，使其活性增高，引起细胞内环磷酸腺苷增高，然后通过抑制肠黏膜细胞对钠的正常吸收，并刺激隐窝细胞分泌水、氯化物及碳酸氢盐，超过了肠道正常的吸收功能，导致肠腔内水分与电解质大量聚集，因而出现本病具特征性的剧烈水样腹泻及呕吐。由于剧烈泻、吐，导致机体脱水、低钾血症、代谢性酸中毒，甚至引起急性肾衰竭。因机体严重脱水使胆汁分泌减少，肠液中大量水分、电解质及黏液的聚集，泻吐物成"米泔样"。

ER-3-17 霍乱发病机制（图）

## 一、护理评估

### （一）健康史

1. 流行病学资料

（1）传染源：患者及带菌者是霍乱的主要传染源，尤其是中、重型患者，排菌量较大、污染面广泛，是重要的传染源。轻型及无症状带菌者临床表现不明显，且得不到及时的隔离和治疗，在疾病的传播上意义更大。

> **知 识 链 接**
>
> **霍乱流行史**
>
> 据历史记载，霍乱共有7次大流行，从1817～1923年近百年间，共发生六次世界性大流行，都是由古典型霍乱弧菌引起。大流行始于1817年印度，然后传往世界各地，1832年抵达北美。20年不到，霍乱就成了"最令人害怕、最引人注目的19世纪世界病"。1961年开始的第七次世界性大流行，是由埃尔托生物型霍乱弧菌引起，起于印度尼西亚，然后传到亚洲其他国家和欧洲；1970年进入非洲，百年不见霍乱踪影的非洲从此深受其苦。1820年霍乱传入我国，之后每次世界大流行都波及我国。1961年6、7月骤然出现在广东阳江县（今阳江市），从此揭开了埃尔托生物型霍乱弧菌流行的序幕，随后疫情时起时伏，在我国迄今尚无停息现象。

（2）传播途径：主要经消化道传播。通过水、食物、日常生活接触和苍蝇等进行传播。经水传播是最重要的传播途径。患者及带菌者的粪便或排泄物污染水源或食物，可引起霍乱暴发流行。日常生活接触及苍蝇、蟑螂机械传播是散发病例的主要传播途径。

（3）人群易感性：人群普遍易感，病后可获得一定时间的免疫力，但不巩固，有再次感染的可能。

（4）流行特征：霍乱在热带地区常年可发病，我国流行季节多在夏秋季，高峰期在 7～10 月份。流行时常从沿海港口、江河沿岸及水网地区开始流行，然后沿水路及交通线传播。

该病主要是通过粪-口方式传播，与卫生状况有关，故应了解患者居住环境、水源卫生状况、生活和饮食卫生习惯，有无与传染源密切接触及去疫区史。注意了解当地霍乱流行情况。询问既往的健康状况及有无类似疾患、工作环境和工作条件、既往有无接种史等。

2. 患病及治疗经过　了解病人的发病经过，询问病人的起病经过，如发病前是否摄入不洁饮水与饮食、起病时间、主要症状及其特点、病情的进展情况。询问病人的腹泻次数、量、性状等，有无发热、腹痛、里急后重等症状，观察病人脱水情况。起病后经过何种处理、服药情况及其效果如何等。

### （二）身体状况

潜伏期为数小时至 7 天，以 1～3 天为最常见。常表现突然起病，无明显前驱期症状，典型霍乱病程分为三期。

1. 泻吐期　多数以突起剧烈腹泻开始，先泻后吐。腹泻时多无腹痛、无里急后重、无粪臭，便后自觉有轻快感，一般无发热。最初大便有粪质呈黄稀水样，继之呈清水样，严重时为"米泔水"样便，少数重症患者偶有肠道出血，呈洗肉水样便。每日大便数次、数十次，甚至难以计数，量多。腹泻后继之呕吐，多为喷射状，呕吐物初为胃内容物，继而呈水样或"米泔水"样，多无恶心。本期可持续数小时至 2 天。

> 考点提示：霍乱腹泻的特点

2. 脱水期　由于严重泻、吐，患者迅速出现脱水、电解质紊乱、代谢性酸中毒，严重者可出现周围循环衰竭。①脱水：患者表现烦躁不安、口渴唇干、声音嘶哑、眼窝凹陷、皮肤皱缩、指纹皱瘪、腹下陷呈舟状，重度脱水者可见眼眶下陷，两颊深陷，神志淡漠或不清的"霍乱面容"。②电解质紊乱：低钠导致腓肠肌和腹直肌痉挛、疼痛；低钾血症可出现肌张力减退、肌腱反射消失、鼓肠、肠鸣音减弱或消失、心律失常等。③酸中毒：机体内有机酸及氮素产物排泄障碍，患者往往出现酸中毒及尿毒症的初期症状。④周围循环衰竭：出现四肢厥冷、脉搏细速、血压下降、尿量减少或无尿、意识障碍。此期可持续数小时至 3 天。

3. 恢复期或反应期　随着脱水纠正，患者症状逐渐消失，生命体征恢复正常，尿量增多。少数患者可出现反应性发热，可能为残留在肠腔的内毒素被吸收所致，一般体温波动在 38～39 ℃之间，持续 1～3 天可自行消退。

ER-3-18　霍乱临床类型分型（微课）

### （三）实验室及其他检查

1. 一般检查

（1）血常规检查：由于脱水导致血液浓缩，可见红细胞、白细胞计数升高。分类中性粒细胞及大单核细胞增多。尿素氮、肌酐升高，血清钾、钠、氯离子、碳酸氢根离子及二氧化碳结合力均降低。

（2）尿常规检查：可见少量蛋白、红细胞、白细胞、管型尿。

（3）粪便检查：呈水样，镜下可见少量白细胞、红细胞。

**2. 细菌学检查**　①涂片染色：大便涂片可见革兰染色阴性呈鱼群样排列的弧菌。②动力试验：又称为大便悬滴检查，是霍乱的快速诊断方法。将新鲜粪便滴于玻片上，做暗视野镜检，可见运动活跃呈穿梭状的弧菌。③制动试验：加入霍乱免疫血清后弧菌运动力迅速减弱或静止，为制动试验阳性，可作为初筛试验。④细菌培养：所有疑似霍乱患者的大便均应做增菌培养。将大便接种于pH为8.4的碱性蛋白胨水中，经37 ℃培养6～8小时后，再转种到霍乱弧菌能生长的选择性培养基上进行培养，可检出霍乱弧菌。⑤核酸检测：通过PCR方法鉴别霍乱弧菌。

**3. 血清学检查**　霍乱弧菌感染后可产生抗菌抗体和抗肠毒素抗体。由于抗体产生较迟，抗体检测主要用于流行病学的追溯诊断和粪便培养阴性的可疑患者的诊断。恢复期特异性抗体效价较早期高4倍以上有诊断意义。

> **知 识 链 接**
>
> **霍乱诊断要点**
>
> 有下列3种情况之一者，即可诊断为霍乱。
> 1. 有腹泻症状，大便培养霍乱弧菌阳性。
> 2. ①霍乱流行期间，在疫区内有典型的呕吐、腹泻症状，迅速出现严重脱水、循环衰竭和肌肉痉挛等。②虽然大便培养未发现霍乱弧菌，但并无其他原因可查者。③双份血清凝集试验，恢复期特异性抗体效价4倍以上增高。
> 3. 病原检测中发现大便培养阳性，前5天内有腹泻症状者。

### （四）心理社会状况

霍乱是烈性甲类传染病，起病急骤，病情发展迅速，病情凶险，患者思想负担较重，在实施严密隔离期间导致患者极其焦虑、恐惧及孤独。所以，应观察患者的心理状态，及时评估患者和家属对隔离治疗的认识及适应情况，评估患者患病后对家庭、生活、工作的影响，评估社会支持系统的作用等。

### （五）治疗要点

尽早、快速、足量补充液体和电解质，是治疗霍乱的关键环节。

**1. 静脉补液**　多采用541溶液进行静脉补液。配制方法为1 000 ml溶液含氯化钠5 g、碳酸氢钠4 g、氯化钾1 g、50%葡萄糖注射液20 ml。补液量及速度应根据脱水程度决定（表3-1）。

表3-1　各临床类型补液量及速度一览表

| 内容 | 轻度脱水 | 中度脱水 | 重度脱水 |
| --- | --- | --- | --- |
| 补液量(ml/d) | 3 000～4 000 | 4 000～8 000 | 8 000～12 000 |
| 儿童(ml/kg) | 120～150 | 150～200 | 200～250 |

续表 3-1

| 内容 | 轻度脱水 | 中度脱水 | 重度脱水 |
| --- | --- | --- | --- |
| 补液速度 最初 1~2 小时 | 快速滴入 | 5~10 ml/min | 开始 40~80 ml/min<br>以后 20~30 ml/min |
| 血压脉搏恢复正常以后 | 减速 | 减速 | 减速 |

2. 口服补液　适用于轻型、中型患者,以及经静脉补液情况改善的重型患者。以量出而入为原则。世界卫生组织推荐的口服补液盐(ORS)配制方法为：1 000 ml 水加葡萄糖 20 g、氯化钠 3.5 g、碳酸氢钠 2.5 g、氯化钾 1.5 g。

3. 病原治疗　是液体治疗的重要辅助措施,但不能替代补液疗法。抗菌药物能杀灭霍乱弧菌、减少腹泻量、缩短泻吐期及排菌期、缩短病程。临床常用喹诺酮类药物,连服 3 天。

> 考点提示：治疗霍乱的关键措施

4. 对症治疗　注意纠正酸中毒、低钾血症、低钙血症,及时处理心力衰竭、肾衰竭等并发症。

## 二、护理诊断及医护合作性问题

1. 有传播感染的危险　与霍乱弧菌经消化道传播有关。
2. 组织灌注不足　与频繁剧烈的泻吐导致严重脱水、循环衰竭有关。
3. 腹泻　与霍乱肠毒素作用于肠道黏膜有关。
4. 恐惧　与实施严格接触隔离及对疾病不了解有关。
5. 潜在并发症　急性肾衰竭、急性肺水肿等。

## 三、护理目标

1. 患者及相关人员能采取正确隔离措施,无传播感染的危险。
2. 患者体液得到及时补充,消除了体液及组织灌注不足的危险。
3. 患者腹泻减轻或消失。
4. 患者焦虑、恐惧心理减轻或消除。
5. 患者未发生并发症或并发症得到及时发现和处理。

## 四、护理措施

1. 隔离　对患者和带菌者执行严密隔离措施(主要是消化道隔离)。确诊患者隔离至症状消失后 6 日,粪便隔日培养 1 次,连续 3 次阴性可解除隔离。如无病原培养条件,需隔离患者至临床症状消失 2 周后方可解除隔离。对患者的粪便及排泄物均应严格消毒。

> 考点提示：霍乱患者的隔离

> 考点提示：霍乱患者解除隔离标准

2. 生活护理

(1) 休息与环境：应绝对卧床休息，做好患者保暖工作。协助患者床旁排便，严重者最好卧有孔床，床下对孔放置便器。做好口腔、臀区及肛周皮肤护理。注意保持床单位清洁、平整、干燥。病室环境安静、整洁。

(2) 饮食护理：腹泻、呕吐剧烈时应禁食；腹泻、呕吐减轻时，给予温热低脂流质饮食，如米汁、淡盐水、果汁等，少量多餐。鼓励患者饮用含钾液体，如橘汁、葡萄汁等。忌食生冷和刺激性食物，避免豆浆、牛奶等引起肠胀气的食物；恢复期给予易消化食物。

3. 病情观察

密切观察生命体征，每1~2小时测生命体征一次，以便及时发现休克；密切观察腹泻、呕吐物的次数、量、性状、颜色；严格记录24小时出入量；观察神志、皮肤黏膜弹性变化；观察水、电解质平衡紊乱症状；观察治疗效果、脱水纠正情况。

4. 用药护理　遵医嘱用药，注意观察抗菌药物的疗效及副作用。使用喹诺酮类药物注意用药后胃肠道反应，孕妇、儿童、哺乳期妇女慎用。

5. 对症护理

(1) 体液不足：补液治疗是治疗抢救患者的关键措施。

1) 静脉补液：根据脱水程度和病情轻重确定补液量和速度（表3-1），做好输液计划，分秒必争，使患者迅速得到救治。①应迅速建立至少2条静脉通道：选择粗大针头，穿刺易固定的较大血管，配合应用加压输液装置，大量、快速补液，以利尽快纠正脱水。但必须保留一上肢以备测血压用。②合理控制输液速度：快速或加压输液过程中应严密监护心肺功能，监测中心静脉压，警惕输液过快导致急性肺水肿。③防止输液反应：大量或快速输液时，液体应加温至37~38℃，以免发生输液反应。④观察补液效果：若脉搏由快变慢、脉压缩小、收缩压基本正常、肢体温暖、皮肤弹性恢复、尿量增加，提示补液有效。若患者循环症状好转后出现四肢无力、鼓肠、心律失常等情况，提示可能有低钾血症，遵医嘱进行相应处理。

2) 口服补液：霍乱患者肠道对葡萄糖吸收无影响，同时葡萄糖的吸收还能促进钠、水的吸收。故对于轻、中型患者可予口服补液，一般主张最初6小时成人每小时750 ml，小儿每小时250 ml，以后口服量为腹泻、呕吐量的1.5倍。

考点提示：霍乱患者静脉补液的护理

(2) 腹泻：协助患者如厕，必要时在床边放置便器，便于床边排便，有条件时，可卧于带孔的床上，床孔下放置便器，既便于患者卧床排便，又便于对排泄物的监测、消毒。记录腹泻次数、量、性状、颜色，每天送大便做细菌培养1次。保持床单位清洁、平整、干燥，加强臀部、肛周皮肤护理，防止皮肤溃烂。遵医嘱使用抗菌药物，减轻腹泻。

(3) 并发症的护理：重点做好急性肾衰竭、急性肺水肿等并发症的观察，一旦出现相应症状，立即通知医生，并及时做好相应的护理。

6. 心理护理　由于患者及其家属对霍乱病变的认知程度偏低，加之病情发展迅猛及实施严密隔离等，患者常会出现极度焦虑、恐惧等不良心理反应。所以应与患者进行有效沟通，满足合理要求，解释病情的经过和消毒隔离的必要性，以消除患者的不良心理反应，树立战胜疾病的信心。指导患者家属在情感上关心支持病人，进而减轻病人的心理压力。

## 五、护理评价

患者能配合执行严密隔离消毒制度,无传播感染发生;体液得到及时补充,血压、脉搏、尿量恢复正常;腹泻消失,无皮肤溃烂现象;焦虑、恐惧心理消除;未发生并发症。

## 六、健康教育

1. 预防疾病指导　宣传、普及卫生知识,大力开展"三管一灭"(即水源管理、饮食管理、粪便垃圾管理和消灭苍蝇、蟑螂)和养成良好的卫生习惯,是预防霍乱的关键。讲述本病的消毒、隔离知识,预防传播。密切接触者严密检疫5天,每天大便培养1次,连续2天,同时给予预防性服用抗生素。

2. 对病人的指导　向患者及家属进行有关霍乱的疾病知识教育。应重点讲述严密隔离和补液的重要性,预防疾病传播,减少并发症发生。出院后嘱咐患者适当休息,注意饮食,保持生活规律,养成良好个人卫生习惯。

> 考点提示:霍乱的预防主导措施

> 案例:
> 　　王女士,女,26岁,因腹泻2天、尿少1天入院。患者暑假期间外出旅游,回来3天后即开始腹泻,每日10余次,为水样便,便时有欣快感、无腹痛、无发热。1天前感觉口渴、声音嘶哑,并自觉尿量少。体格检查:体温36.5 ℃,脉搏98次/分,血压85/60 mmHg,患者烦躁不安、唇干、声音嘶哑、眼窝凹陷、皮肤干燥、弹性差。
> 问题:
> 1. 该患者的临床表现有何特点?初步评估为什么?
> 2. 临床评估需要进一步做哪些检查?
> 3. 该患者存在哪些护理问题?

ER-3-19　案例思路解析（霍乱病人的护理）（文档）

ER-3-20　扫一扫,看总结（霍乱病人的护理）（文档）

ER-3-21　扫一扫,测一测（霍乱病人的护理）（文档）

（张　娣、孙美兰）

## 第五节 流行性脑脊髓膜炎病人的护理

ER-3-22 扫一扫,知重点
(流行性脑脊髓膜炎病人的护理)PPT

### 学习目标

1. 掌握流脑的主要临床特征、护理诊断及医护合作性问题、护理措施。
2. 熟悉流脑的流行病学特征、实验室检查要点。
3. 了解流脑的发病机制。
4. 能对流脑病人按护理程序正确实施护理。
5. 具有严谨求实的工作态度,尊重传染病病人的身心需求,体现出护士的爱伤精神和人文关怀。

---

导入情景:

患儿,男,7岁,1月20日因发热、头痛、呕吐4天、烦躁不安1天入院。体格检查:体温39.5 ℃,脉搏120次/分,呼吸26次/分,血压110/70 mmHg,烦躁,颈抵抗,胸腹部可见数个出血点,克氏征(+)、布鲁津斯基征(-)。外周血象:白细胞计数$18×10^9$/L,中性粒细胞0.89。当地有流脑流行。患儿没有接种过流脑疫苗。

问题:
1. 该病人的临床表现有何特点?初步评估是什么?
2. 为进一步明确诊断,还应做哪些检查?
3. 治疗期间,护士应采取哪些护理措施?

---

流行性脑脊髓膜炎(epidemic cerebrospinal meningitis)简称流脑,是由脑膜炎奈瑟菌引起的急性化脓性脑膜炎,主要经呼吸道传播。主要临床特征是突发高热、剧烈头痛、频繁呕吐,皮肤黏膜淤点淤斑及脑膜刺激征,脑脊液呈化脓性改变。严重者可有败血症、感染性休克和脑实质损害,常可危及生命。少部分患者暴发起病,病死率高。本病多见于冬春季,儿童好发。

脑膜炎奈瑟菌(又称脑膜炎球菌)属奈瑟菌属,为革兰染色阴性,呈肾形双球菌。可在带菌者鼻咽部及病人血液、皮肤淤点及脑脊液中发现。按其表面特异性多糖抗原不同可分为A、C、D、E等13个亚群。该菌唯一天然宿主是人,在体外生活力及抵抗力极差,对干燥、寒冷、湿热、紫外线和常用消毒剂均较敏感。温度低于30 ℃或高于50 ℃时容易死亡。在体外易自溶而死亡。

脑膜炎奈瑟菌经呼吸道侵入人体后发病与否取决于人体防御机能和细菌的毒力强弱，当机体免疫力明显弱于脑膜炎奈瑟菌致病力时，细菌经鼻咽部的上皮细胞侵入血液导致菌血症，表现皮肤、黏膜出血点。仅少数患者发展为败血症，病原菌通过血脑屏障侵犯脑脊髓膜，引起脑脊髓膜化脓性炎症及颅内压升高，出现惊厥、昏迷等症状，严重脑水肿时形成脑疝。败血症期间，病原菌迅速繁殖并释放内毒素，使血管内皮损害，引起全身中毒症状及皮肤淤点、淤斑，产生循环障碍、休克、DIC，最终可造成多器官功能衰竭。

暴发型流脑休克型的发病机制，目前认为主要是由于内毒素所致的急性微循环障碍，脑膜刺激征不明显；暴发型流脑脑膜脑炎型的发病机制，则主要是内毒素所致脑部微循环障碍，脑组织充血、出血、水肿、坏死，形成脑水肿，颅内压升高，甚至脑疝及呼吸衰竭。

ER-3-23　流脑发病机制（图）

## 一、护理评估

### （一）健康史

1. 流行病学资料

（1）传染源：患者及带菌者是本病的主要传染源，本病隐性感染率高，无症状不易被发现，作为传染源的意义更重要。

---

**知 识 链 接**

**流脑菌群变迁**

流脑菌群有随时间的变化发生变迁的特点。20世纪80年代我国流脑流行主要以A群脑膜炎球菌为主，B、C、Y、W135群只有散发病例报告。自1985年开展A群疫苗接种之后，发病率持续下降，未再出现全国性大流行。近年来在流脑病例和带菌者中，A群检出率下降，C群检出率明显增多，在个别省份先后发生了C群引起的局部流行。W135菌群也有上升趋势。

---

（2）传播途径：主要经呼吸道传播。病原菌通过患者咳嗽、喷嚏、说话等借助飞沫直接从空气中传播。密切接触（如同睡、怀抱、亲吻等）对2岁以下婴幼儿的发病有重要意义。

（3）人群易感性：人群普遍易感，感染后仅约1‰出现典型临床表现。6个月前的婴儿自母体获得杀菌抗体而很少发病，在6个月至2岁时发病率较高，以后因反复隐性感染而逐渐获得较持久免疫力。各群间无交叉免疫。

（4）流行特征：本病全年均可发生，但在温带地区有明显季节性，以冬、春季节为发病高峰。由于流脑疫苗的广泛接种，本病的流行周期已不明显。

该病主要是通过空气飞沫传播，与室内空气不流通、人群拥挤等有关，故应了解患者居住环境、生活和个人卫生习惯，有无与传染源密切接触史。注意了解当地流脑流行情况。询问既往的健康状况及有无类似疾患、既往有无接种史等。

2. 患病及治疗经过　询问病人的起病经过,如发病前是否到过空气流通不良的公共场所、起病时间、主要症状及其特点、病情的进展情况。询问病人的头痛、呕吐等的特点,观察病人生命体征、神志、淤点淤斑情况。起病后经过何种处理、服药情况及其效果如何等。

### (二) 身体状况

潜伏期为1～7天,一般为2～3天。根据病情和病程,临床上可表现为下列各型。

1. 普通型　约占发病者的90%,典型经过分为四期。

(1) 前驱期(上呼吸道感染期):主要表现为低热、鼻塞、咽痛、咳嗽等上呼吸道感染症状,持续1～2天,但因发病急,进展快,此期常被忽视。

(2) 败血症期:多数起病后迅速进入此期,高热、寒战、伴头痛、乏力、精神萎靡等毒血症状。幼儿常表现哭闹、拒食、躁动不安、皮肤感觉过敏和惊厥等。70%以上的患者皮肤和黏膜出现淤点、淤斑,初呈鲜红色,后变成紫红色,迅速增多、扩大,严重者淤斑中央呈紫黑色坏死或形成大疱,是本期特征性表现,常见于四肢、软腭、眼结膜及臀等部位。本期持续1～2天后进入脑膜炎期。

> 考点提示:流脑皮疹的特点

(3) 脑膜炎期:除高热及败血症症状外主要是中枢神经系统症状,表现剧烈头痛、喷射性呕吐、烦躁不安等,脑膜刺激征阳性,重者谵妄、抽搐及意识障碍。有些婴儿脑膜刺激征缺如,前囟未闭者可隆起,对诊断有很大意义,神志改变以淡漠、嗜睡多见,严重者昏迷和惊厥。本期经治疗通常在2～5天后进入恢复期。

(4) 恢复期:经治疗体温逐渐下降至正常,意识及精神状态改善,皮肤淤点、淤斑吸收或结痂愈合。神经系统检查均恢复正常。患者一般在1～3周内痊愈。

2. 暴发型　少数患者起病急骤,病情变化迅速,病势凶险,如不及时治疗可于24小时内危及生命,病死率高,儿童多见。又可分为以下三型。

(1) 休克型:严重毒血症状,急起寒战、高热,甚者体温不升,伴头痛、呕吐、精神萎靡、烦躁不安,甚至昏迷,短时间内全身皮肤可见广泛淤点、淤斑且迅速融合成片伴中央坏死。有感染性休克表现,严重者并发DIC,周围循环衰竭症状加重。脑脊液检查多无明显异常。

(2) 脑膜脑炎型:主要表现为脑实质损害,常于发病1～2天内出现严重的神经系统症状,颅内压明显增高,可迅速出现昏迷、频繁抽搐、脑膜刺激征阳性、锥体束征阳性,严重者可发生脑疝。

(3) 混合型:可先后或同时出现休克型和脑膜脑炎型的症状,病情极严重,病死率高。

3. 轻型　临床表现为低热、轻微头痛及咽痛等症状,皮肤黏膜可见少数出血点。脑脊液多无明显变化,咽拭子培养可有脑膜炎奈瑟菌生长。

4. 慢性型　不多见,成人患者较多,病程可迁延数周甚至数月。常表现为间歇性发冷、发热,每次发热历时12小时后缓解,相隔1～4天再次发作。每次发作后常成批出现皮疹,血液培养可为阳性。

ER-3-24　流脑鉴别诊断(微课)

## （三）实验室及其他检查

1. 一般检查

（1）血常规检查：白细胞计数明显增加，一般在$(15～30)\times 10^9/L$，中性粒细胞升高在80%甚至90%以上。并发DIC者血小板减少。

（2）脑脊液检查　典型的脑膜炎期，压力增高，外观呈浑浊米汤样甚至脓样；白细胞数明显增高至$1.0\times 10^9/L$以上，以多核细胞为主；蛋白含量升高，糖及氯化物明显减少。病程开始1～2天或休克型流脑病人脑脊液检查多无明显改变。

2. 细菌学检查　是确诊的重要手段。应注意标本保暖、及时送检、及时检查。

（1）涂片：取皮肤淤点处的组织液或离心沉淀后的脑脊液做涂片染色。阳性率60%～80%。淤点涂片简便易行，应用抗生素早期亦可获得阳性结果，是早期诊断的重要方法。

（2）细菌培养：取淤斑组织液、血或脑脊液进行培养。应在使用抗菌药物前收集标本，同时做药物敏感试验。

3. 免疫学检查　①特异性抗原检测：检测患者早期血液及脑脊液中特异性抗原，有助于早期诊断。②特异性抗体检测：检测A群脑膜炎球菌特异性抗体，如恢复期血清效价较急性期升高4倍以上，则有诊断价值。

## （四）心理社会状况

流脑发病急，症状严重，尤其暴发型流脑病情凶险，病死率高，患者、家属均可产生不同程度紧张、焦虑、恐惧等心理反应。因此，要及时评估患者和家属对隔离治疗的认识及适应情况，评估患者患病后对家庭、生活、工作的影响，评估社会支持系统的作用等。

## （五）治疗要点

目前病原治疗首选青霉素，此药对脑膜炎球菌仍为一种高度敏感的杀菌药物，虽不易透过正常的血脑屏障，但在脑膜炎症时可有10%～30%药物透过，故加大剂量能使青霉素在脑脊液中达到治疗有效浓度。氯霉素对脑膜炎球菌亦敏感，且较易透过血脑屏障，需警惕其对骨髓造血功能的抑制，故用于不能使用青霉素的患者，一般不做首选。第三代头孢菌素对脑膜炎球菌抗菌活性强，易透过血脑屏障，且毒性低，故适合用于不能使用青霉素氯霉素的患者。暴发型流脑休克型的治疗原则是尽早应用抗菌药物，迅速纠正休克，防治DIC。暴发型流脑脑膜脑炎型的治疗原则是积极控制感染，减轻脑水肿，防止脑疝及呼吸衰竭。

考点提示：治疗普通型流脑患者的关键措施

## 二、护理诊断及医护合作性问题

1. 体温过高　与脑膜炎奈瑟菌感染导致败血症有关。
2. 皮肤完整性受损　与淤点、淤斑、局部长时间受压有关。
3. 有传播感染的危险　与脑膜炎奈瑟菌经飞沫、接触传播有关。
4. 舒适度减弱　头痛呕吐与脑膜炎、颅高压有关。
5. 组织灌注量改变　与脑膜炎奈瑟菌内毒素引起微循环障碍有关。
6. 潜在并发症　脑疝、呼吸衰竭。

> 考点提示：流脑患者的护理诊断

### 三、护理目标

1. 患者体温下降至正常范围。
2. 患者皮肤完整，未发生继发性损伤及感染。
3. 患者及相关人员能采取正确隔离措施，无传播感染的危险。
4. 患者头痛、呕吐消失，舒适度增进。
5. 患者血压稳定，组织灌注量正常。
6. 患者未发生并发症或并发症得到及时发现和处理。

### 四、护理措施

1. **隔离** 对患者和带菌者执行呼吸道隔离，隔离至体温正常、症状消失后3天，一般不少于7天，以防疫情扩散。患者的口鼻、呼吸道分泌物应及时消毒。

> 考点提示：流脑患者的隔离

2. **生活护理**

（1）休息与环境：高热和意识障碍者须绝对卧床休息，治疗护理操作要集中，尽量少搬动患者；颅内高压患者需抬高头部；腰椎穿刺术后要去枕平卧4～6小时。病室环境应保持舒适、温暖、安静、整洁，空气新鲜。

（2）饮食护理：给予高热量、高蛋白、高维生素、易消化的流质或半流质饮食，鼓励患者少量、多次饮水。呕吐频繁不能进食者遵医嘱静脉输液，昏迷者给予鼻饲。

3. **病情观察** 必要时实施专人监护。动态监测生命体征的变化，严密观察患者的神志、面色、瞳孔、心理状态，注意淤点、淤斑消长情况，局部有无坏死或水疱。准确记录24小时出入量。

4. **用药护理** 应用青霉素治疗时，注意给药次数、间隔时间、疗程及超敏反应；应用氯霉素应注意观察皮疹、胃肠道反应及定期查血象，新生儿禁用。应用甘露醇等脱水剂时注意观察出入量、呼吸、心率、血压、瞳孔等的变化，同时注意补充电解质。暴发型流脑并发DIC用肝素进行抗凝治疗时，注意药物用法、剂量、间隔时间，并注意观察有无皮肤黏膜出血、注射部位渗血、血尿等。

5. **对症护理**

（1）高热护理：以物理降温为主，如给予头部及大动脉冷敷，32～36℃温水擦浴；体温过高、头痛严重者遵医嘱给予解热镇痛剂；高热反复惊厥者遵医嘱给予亚冬眠治疗。

> 考点提示：流脑患者皮疹的护理

（2）皮肤护理：加强皮肤护理是该病的护理重点。保护有淤点、淤斑的皮肤，病变局部不宜穿刺；2小时翻身一次，注意方式和力度，避免皮肤破损，可选用空心圈和气垫；皮肤出现破溃后，用生理盐水清洗局部，用红外线灯隔适当距离进行烘烤，涂抗生素软膏，完毕后敷以消毒纱布以防继发感染；淤点、淤斑在吸收过程中有刺痒感时，应剪短患者的指甲或包裹患者指甲，避免抓破皮肤；保持床铺清洁平整，保持皮肤清洁，内衣裤柔软、卫生、宽松；及时消毒患者使用过的衣物床单等。

（3）头痛护理：按医嘱给予止痛或脱水治疗。

（4）循环衰竭：遵医嘱抗休克治疗，患者应采取头部与下肢均抬高30°的体位；氧气吸入，氧流量为2～4 L/min，必要时增加到4～6 L/min；开放静脉通道，补充血容量，纠正酸中毒，应用血管活性药，注意药物浓度、滴速及不良反应，必要时应用肾上腺皮质激素和强心药物；注意为患者保暖，必要时放置热水袋，注意防止烫伤。

（5）呼吸衰竭　保持呼吸道通畅，及时吸痰、吸氧，头部放置冰袋，准备好抢救物品和药品，并做好气管切开准备工作；遵医嘱使用脱水剂、肾上腺皮质激素、呼吸兴奋剂等，若有呼吸停止者，应配合气管插管或气管切开，进行呼吸机辅助呼吸。

6. 心理护理　暴发型流脑病情危重、死亡率高，患者及家属均产生紧张、焦虑及恐惧心理。护理人员应耐心做好安慰、解释工作，取得患者和家属的信任，使患者及家属增强治疗信心，与医护人员合作，争取抢救成功。

## 五、护理评价

患者能配合执行正确隔离消毒制度，无传播感染发生；体温下降至正常范围；皮肤完整，未发生继发性损伤及感染；焦虑、恐惧心理消除；未发生并发症。

## 六、健康教育

1. 预防疾病指导　目前预防流脑的主导措施是对易感者进行预防接种，接种于流脑流行季节前完成。疫苗预防以15岁以下儿童为主要对象，国内多年来应用脑膜炎球菌A群流脑多糖疫苗，保护率达90%以上。近年由于C群流行，我国已开始接种A+C群流脑多糖疫苗，有很好的保护效果。同时搞好个人卫生及环境卫生，多晒太阳，易感者减少大型集会和到拥挤的公共场所，居室经常开窗换气，外出戴口罩。密切接触者除作医学观察外，可用磺胺甲噁唑进行药物预防，另外，头孢曲松、氧氟沙星等也能起到良好的预防作用。

考点提示：流脑的预防主导措施

2. 对病人的指导　向患者及家属进行有关流脑的疾病知识教育。应重点讲述及早发现患者和隔离的重要性，预防疾病传播，减少并发症发生。对神经系统留有后遗症的患者，出院后嘱咐及早进行康复治疗。

案例：

小兵，男，10岁，发热、头痛2天，神志不清2小时入院。体格检查：体温39.7 ℃，脉搏120次/分，呼吸24次/分，血压110/70 mmHg。浅昏迷，瞳孔等大等圆，躯干可见散在的淤点，颈抵抗（＋）、克氏征（＋）、布鲁津斯基征（＋）。血常规：白细胞计数$20×10^9$/L，中性粒细胞0.90。脑脊液检查：压力增高，白细胞计数$1.4×10^9$/L，葡萄糖0.8 mmol/L，氯化物90 mmol/L。

问题:
1. 该患者初步评估是什么？还应做哪些检查明确评估？
2. 治疗期间，护士应采取哪些护理措施？

ER-3-25 案例思路解析
（流行性脑脊髓膜炎
病人的护理）（文档）

ER-3-26 扫一扫，看总结
（流行性脑脊髓膜炎
病人的护理）（文档）

ER-3-27 扫一扫，测一测
（流行性脑脊髓膜炎
病人的护理）（文档）

（孙美兰）

## 第六节 百日咳病人的护理

ER-3-28 扫一扫，知重点
（百日咳病人的护理）PPT

### 学 习 目 标

1. 掌握百日咳的主要临床特征、护理诊断及医护合作性问题、护理措施。
2. 熟悉百日咳的流行病学特征、实验室检查要点。
3. 了解百日咳的发病机制。
4. 能对百日咳患者按护理程序正确实施护理。
5. 具有严谨求实的工作态度，尊重传染病患者的身心需求，体现出护士的爱伤精神和人文关怀。

导入情景：
患者，女，5岁，痉挛性咳嗽伴鸡鸣样吼声3天入院。患者10天前因受凉出现轻微发热、打喷嚏、流涕。自服感冒药无好转，小便正常。查体：体温37℃，脉搏88次/分，呼吸20次/分，血压118/80 mmHg。眼睑轻度水肿、眼结膜充血。心肺（一），腹平软，无肌紧张和反跳痛，肝脾未及。

> 问题:
> 1. 该病人的临床表现有何特点？初步评估为什么疾病？
> 2. 临床评估需要进一步做哪些检查？
> 3. 该病人存在哪些护理问题？

百日咳(pertussis,whooping cough)是由百日咳杆菌引起的小儿急性呼吸道传染病。其临床特征为阵发性痉挛性咳嗽伴有深长的"鸡鸣"样吸气性吼声。如未得到及时有效的治疗，病程可迁延2~3个月，故称"百日咳"。本病传染性很强，常引起流行。患儿的年龄越小，病情越重，可因并发肺炎、脑病而死亡。近三十年来，由于菌苗的广泛接种，我国百日咳的流行已大大减少。

百日咳杆菌为革兰染色阴性的卵圆形短小杆菌，无鞭毛、芽孢。专性需氧，初次分离培养时营养要求较高，需用马铃薯血液甘油琼脂培养基才能生长。本菌抵抗力弱，离开人体后很快死亡。56 ℃ 30分钟、日光照射1小时可致死亡。对紫外线及常用化学消毒剂均很敏感。百日咳杆菌侵入易感者呼吸道后，先附着在喉、气管、支气管、细支气管黏膜上皮细胞的纤毛上在纤毛丛中繁殖并释放内毒素，导致柱状纤毛上皮细胞变性，增殖的细菌及产生的毒素使上皮细胞纤毛麻痹，上皮细胞的蛋白合成降低，亚细胞器破坏，使呼吸道炎症所产生的黏稠分泌物排除障碍，滞留的分泌物不断刺激呼吸道末梢神经通过咳嗽中枢引起痉挛性咳嗽，直至分泌物排除为止。由于长期咳嗽刺激咳嗽中枢形成持久的兴奋灶，其他刺激（如检查咽部、饮水及进食）亦可反射性引起咳嗽痉挛性发作，当分泌物排除不净，可导致不同程度的呼吸道阻塞，以至引起肺不张、肺气肿、支气管扩张及感染；长期剧烈咳嗽还可使肺泡破裂形成纵隔气肿和皮下气肿；痉咳不止，使脑部缺氧、充血、水肿并发百日咳脑病；还可引起面部水肿、眼结膜及颅内出血。

ER-3-29　百日咳发病机制（图）

## 一、护理评估

### （一）健康史

1. 流行病学资料

（1）传染源：病人是唯一的传染源，非典型或轻型病人在本病的流行中起着更重要的作用。从潜伏期末1~2天，至发病后6周内都有传染性，以病初1~3周为最强。少见带菌者。

（2）传播途径：咳嗽时病原菌随飞沫传播，易感者吸入带菌的飞沫而被感染，由于该菌在体外生存力弱，间接传播可能性小。

（3）易感人群：人群对百日咳普遍易感，新生儿也不例外，因自胎盘传入的母体抗百日咳抗体，为非保护性抗体，不能保护新生儿。病后可获得持久免疫力。

（4）流行特征：本病分布遍及全世界，多见于寒带及温带，全年均可发病。但以冬、春两季高发。发病以5岁以下婴幼儿多见。平常为散发，在幼儿园等集体机构、居住条件差的地区可发生局部流行。

该病主要是通过空气飞沫传播，与室内空气不流通、人群拥挤等有关，故应了解患者居住环境、生活和个人卫生习惯、有无与传染源密切接触史。注意了解当地百日咳流行情况。询问既往的健康状况及有无类似疾患、既往有无接种史等。

2. 患病及治疗经过　了解患者的发病经过,如发病时间、诱因、主要症状及其特点、病情的进展情况,尤其是咳嗽的临床特征,是否伴有发绀、惊厥等症状。起病后经过何种处理、服药情况及其效果如何。发病过程中,患者食欲、睡眠情况、大小便及体重变化等。

### (二)身体状况

潜伏期3~21天,一般为7~10天。

1. 前驱期　自发病至出现阵发性痉挛性咳嗽,一般为7~10天。与一般上感咳嗽相似,最初有咳嗽、打喷嚏、流涕等,伴低热约3天,以后咳嗽日渐加重,常日轻夜重。

2. 痉咳期　出现明显的阵发、痉挛性咳嗽,一般持续2~6周,亦可长达2个月以上。痉咳特点为成串的、接连不断的痉挛性咳后,伴一次深长吸气,此时因较大量空气急促通过痉挛着的声门发出一种特殊的高音调鸡啼样吸气性吼声。然后又发生一次痉咳,反复多次,直至咳出大量黏稠痰液,同时常伴呕吐。痉咳时患儿常面红唇绀,舌向外伸,表情焦急,颈静脉怒张、躯体弯曲。由于剧咳可致面部、眼睑水肿,眼结膜出血、鼻衄,重者颅内出血,痉咳次数随着病势发展而增多,每于进食、哭闹、受凉、烟尘刺激、情绪激动等均可诱发。痉咳间歇期患儿玩耍活动如常。整个病程中体检很少阳性发现,痉咳严重时已有切齿的小儿,可见舌系带溃疡。本期若无并发症,体温多正常。

> 考点提示:百日咳咳嗽的特点

3. 此期痉咳缓解、吼声消失至咳嗽停止,精神、食欲恢复正常。此期2~3周。并发肺炎、肺不张等其他病症,可迁延不愈,持续数月。

### (三)实验室及其他检查

1. 血常规检查　发病早期外周血白细胞计数升高,痉咳期最为明显,常为(20~40)×$10^9$/L或更高,其中以淋巴细胞为主,一般超过60%,多为成熟的小淋巴细胞。有继发感染时中性粒细胞增高。

2. 细菌学检查

(1)细菌培养:发病早期采用鼻咽拭子或咳碟法培养阳性率较高,发病第1周可达90%左右,以后逐渐降低,至第4周阳性率只有2%。

(2)荧光抗体法:用鼻咽拭分泌物涂片,或鼻腔黏膜压片,以荧光抗体染色检测特异抗原,在早期阳性率达75%~85%可协助诊断,但有假阳性。

3. 血清学检查　留取急性期和恢复期双份血清。用血凝抑制试验或补体结合试验方法,检测特异性抗体,主要用于回顾性诊断或不典型病例的辅助诊断;酶联免疫吸附试验可以测定百日咳特异性IgM抗体作为早期诊断的依据,对细菌培养阴性者更有意义。

### (四)心理社会状况

了解患者对该疾病的认知程度以及疾病给其带来的心理焦虑;了解患者家长对痉挛性咳嗽等症状的心理反应、应对措施及效果;了解家庭及亲友对患者的支持度等。

### (五)治疗要点

1. 病原治疗　卡他期4天内应用抗生素可减短咳嗽时间或阻断痉咳的发生。首选红霉素每日 30～50 mg/kg，连用 7～10 天，也可用罗红霉素。

> 考点提示：治疗百日咳首选药物

2. 对症治疗　咳嗽较重者睡前可用氯丙嗪或异丙嗪顿服，利于睡眠，减少阵咳。痰稠者可给予祛痰剂或雾化吸入。

### 二、护理诊断及医护合作性问题

1. 清理呼吸道无效　与痰液黏稠不易咳出有关。
2. 营养失调　低于机体需要量，与痉挛性咳嗽引起呕吐或进食困难导致的能量供求失衡有关。
3. 有传播感染的危险　与排菌有关。
4. 潜在并发症　肺炎、脑病。

### 三、护理目标

1. 患者能进行有效咳嗽、排痰，保持呼吸道通畅。
2. 患者营养状况得到改善，体重正常。
3. 患者及相关人员能采取正确隔离措施，无传播感染的危险。
4. 患者住院期间未发生并发症或并发症被及时发现和处理。

### 四、护理措施

1. 隔离　严格执行呼吸道隔离措施，至发病后 40 天，或痉咳开始后 30 天后解除隔离。密切接触者应观察至少 3 周。
2. 生活护理
(1) 休息与环境：急性期应卧床休息，病室安静、清洁，空气新鲜、流通，温度适宜。避免刺激、哭闹而诱发痉咳。
(2) 饮食护理：给予营养丰富、易消化、富含维生素的饮食，少量多餐，必要时给予静脉补充以保证摄入量。
3. 病情观察　注意观察痉挛性咳嗽情况，痰液情况，呕吐次数和量；观察有无呼吸暂停、抽搐，有无黏膜出血，发生疝气，尿、粪失禁等情况。
4. 用药护理　遵医嘱用药，注意观察抗菌药物的疗效及副作用。使用喹诺酮类药物注意用药后胃肠道反应，孕妇、儿童、哺乳期妇女慎用。
5. 对症护理
(1) 痉咳护理：病儿痉咳时，协助侧卧或坐起，自下而上轻拍背部，按压腹部或使用腹带包扎，往往可以减轻因腹肌紧张所引起的腹痛，而且有助于痰液排出。若咳嗽频繁者可应用镇咳药、祛痰药。痰液黏稠不易咳出，蒸汽吸入或超声雾化可稀释痰液，湿润呼吸道。若每次痉咳伴呕吐者，腹部可束带，以减轻咳时痛苦，并可节制呕吐。若发现呼吸困难，不咳时也有口唇发绀、抽风等应立即去医院诊治。
(2) 口腔护理：每日用温盐水清洁口腔 3～4 次，每次咳嗽及呕吐后，要用温开水漱口，以保持口腔清洁。若舌系带溃疡并发细菌感染者，可用棉签蘸 1% 双氧水洗净溃疡面，然后涂

1‰的龙胆紫。若是口唇溃疡者,洗净后可涂金霉素软膏。

6. 心理护理　对病人及其家属进行相关知识的教育,对病人及其家庭成员更应做到及时、细致、耐心的心理护理,动作轻巧熟练,且避免引起痉挛性咳嗽发作的诱因。

### 五、护理评价

患者能配合执行严密隔离消毒制度,无传播感染发生;能进行有效咳嗽、排痰;未发生并发症。

### 六、健康教育

1. 预防疾病指导　接种百白破混合制剂是目前我国控制百日咳的主导预防措施。在出生后3个月可进行基础免疫,每月1次,共3次。流行季节尽量避免到人多拥挤的公共场所,并保持室内通风。

2. 对病人的指导　讲解痉挛性咳嗽的诱因、临床经过,帮助患者和家属积极配合医护人员,减少发作次数。

---

考点提示:百日咳的预防主导措施

---

案例:

患者,男,4岁,痉挛性咳嗽伴鸡鸣样吼声3天入院。患者10天前出现轻微发热、打喷嚏、流涕。自服感冒药无好转。查体:体温37.2 ℃,脉搏88次/分,呼吸20次/分,血压118/80 mmHg。眼睑轻度水肿,眼结膜充血。心肺(一),腹平软,无肌紧张和反跳痛,肝脾未及。

问题:

1. 该患者初步评估为什么?依据是什么?
2. 临床评估需要进一步做哪些检查?
3. 该患者存在哪些护理问题?

---

ER-3-30　案例思路解析
(百日咳病人的护理)(文档)

ER-3-31　扫一扫,看总结
(百日咳病人的护理)(文档)

ER-3-32　扫一扫,测一测
(百日咳病人的护理)(文档)

(孙美兰)

## 第七节 白喉病人的护理

ER-3-33 扫一扫,知重点
（白喉病人的护理）PPT

### 学 习 目 标

1. 掌握白喉的主要临床特征、护理诊断及医护合作性问题、护理措施。
2. 熟悉白喉的流行病学特征、实验室检查要点。
3. 了解白喉的发病机制。
4. 能对白喉患者按护理程序正确实施护理。
5. 具有严谨求实的工作态度，尊重传染病患者的身心需求，体现出护士的爱伤精神和人文关怀。

导入情景：

患者，男，34岁，发热、咽痛、声嘶3天入院。患者3天前晨起发热，咽痛，声音嘶哑。畏寒，无寒战，并自觉头痛、乏力、食欲减退、精神萎靡。自服感冒药无明显好转。查体：体温39 ℃，脉搏90次/分，呼吸20次/分，血压118/70 mmHg。急病面容，精神萎靡，扁桃体Ⅱ度肿大，扁桃体上有片状灰白色假膜。表面光滑，周边充血。颌下淋巴结肿大伴压痛，未见皮疹，心肺（－），腹平软，肝脾未及。

问题：
1. 初步评估为什么？临床评估需要进一步做哪些检查？
2. 该患者存在哪些护理问题？

白喉（diphtheria）是由白喉杆菌引起的急性呼吸道传染病。临床上以咽、喉或鼻等处假膜形成和外毒素吸收引起的全身中毒症状为特征。严重者可发生中毒性心肌炎和周围神经麻痹等并发症。中毒性心肌炎是造成死亡的主要原因，该疾病好发于秋冬季，儿童发病率高。

白喉杆菌为革兰染色阳性棒状杆菌。菌体细长略弯曲，一端或两端稍膨大，排列形态多变，如树枝状，长短不一。该菌可产生外毒素，是致病的主要因素。白喉杆菌在外界的生活力较强，能耐寒冷，耐干燥，在干燥的假膜内可活数天，但对热抵抗力较弱，60 ℃加热10分钟即可被杀死。对一般消毒剂均敏感，5%苯酚1分钟即灭活。

白喉杆菌随飞沫侵入上呼吸道后，如机体抵抗力低下时，即在咽、喉、鼻等部位黏膜表层组织繁殖，分泌特殊的外毒素，这种外毒素能阻碍细胞内蛋白质合成过程，引起局部黏膜上皮细胞坏死，黏膜血管扩张，大量纤维蛋白及白细胞渗出。纤维蛋白、白细胞、坏死的组织细胞和细菌等凝固成纤维蛋白膜,形成本病特征性假膜。这种假膜呈灰白色、结构致密、表面光滑、边缘清楚,并与组织紧密粘连,不易剥离与脱落,强行剥离可引起假膜底部的黏膜出血。在喉、气管、支气管形成的假膜与黏膜粘连不紧,易脱落,会发生机械性梗阻造成窒息。毒素的吸收因假膜的部位和范围大小而异,咽部的外毒素最易吸收,扁桃体次之,而喉、气管的吸收量最少。

白喉杆菌分泌的外毒素由局部吸收后,通过淋巴和血流到达全身引起全身毒血症,外毒素与组织细胞迅速结合,抑制细胞蛋白质的合成,引起中毒坏死和退行性病变,如引起中毒性心肌炎,心脏扩大柔软,心肌细胞肿胀及脂肪变性。神经系统主要是末梢神经受损,并以运动神经为主,髓鞘发生脂肪变性,神经轴断裂等。由于脊髓前角运动神经元无坏死,在恢复过程中神经可再生。

ER-3-34 白喉发病机制(图)

## 一、护理评估

### (一)健康史

1. 流行病学资料

(1)传染源:白喉患者、恢复期带菌者或健康带菌者均可排出病原体。病人自潜伏期末具有传染性。不典型、轻型及鼻白喉病人,极易漏诊,为流行时重要传染源。健康带菌者,难发现,而且又活动在人群之中,因而在白喉流行时也是重要的传染源。

(2)传播途径:主要通过空气飞沫传播,亦可通过污染的手、玩具、食具、食物等传播,偶可经破损皮肤或黏膜侵入。

(3)人群易感性:人对白喉杆菌均易感,儿童易感性更高。一次患病后可获得持久的免疫力。

(4)流行特征:白喉多发生在温带地区,秋冬季较多见,一般以9月份开始逐渐增多,10~11月份达高峰,12月份开始下降。出生6个月以后发病率开始逐渐上升,1~5岁发病率最多。近年来,由于生活条件的改善及广泛推行白喉类毒素的预防接种,儿童白喉的发病率显著下降。但每年白喉在成人中流行的比较多见,这是值得注意的问题。

该病主要是通过空气飞沫传播,与室内空气不流通、人群拥挤等有关,故应了解患者居住环境、生活和个人卫生习惯、有无与传染源密切接触史。注意了解当地白喉流行情况。询问既往的健康状况及有无类似疾患、既往有无接种史等。

2. 患病及治疗经过　了解病人的发病经过,如发病时间、诱因、主要症状及其特点、病情的进展情况,尤其是发热、咽痛的临床特征,是否伴有精神萎靡、面色苍白、恶心呕吐、呼吸困难、脉快而细弱等症状。起病后经过何种处理、服药情况及其效果如何。发病过程中,病人食欲、睡眠情况,大小便及体重变化等。

### (二)身体状况

潜伏期1~6日,一般为2~4日。根据病变部位不同,可分咽白喉、喉白喉、鼻白喉及其他部位白喉。

1. 咽白喉　最常见,占发病人数的80%左右。根据假膜范围大小及全身中毒症状的轻重又分为四型。

（1）轻型：全身症状较轻，可不发热或仅为低热，咽部症状极轻，仅轻微咽痛，扁桃体轻度红肿，假膜呈点状或小片状局限于扁桃体上。有时无假膜，但白喉细菌培养阳性。

（2）普通型：起病缓慢，咽部症状明显，有咽痛，咽部红肿。扁桃体Ⅰ～Ⅱ度肿大，扁桃体上有片状假膜，或逐渐扩大，延及腭弓、腭垂和咽后壁。假膜呈灰白色，表面光滑，开始薄，继变厚，周边充血。常伴有颌下淋巴结肿大伴压痛，但其周围组织无水肿。全身中毒症状较明显，有发热，体温可达39℃以上，头痛、乏力、食欲减退、精神萎靡等。婴幼儿可出现烦躁，哭闹和流口水等，此型可出现心肌炎及神经麻痹等并发症。

（3）重型：假膜迅速扩大，延及鼻、咽部及喉部。假膜由薄变厚，呈灰白色，若有其他细菌混合感染或出血时，可呈黄色、污秽或黑色。假膜周围的黏膜红肿明显，扁桃体明显肿大，口有臭味。颈部淋巴结肿大，有压痛。全身中毒症状严重，可有高热、面色苍白、恶心呕吐、咽痛明显、呼吸困难、脉快而细弱等，严重者可有血压下降等循环衰竭表现，多并发中毒性心肌炎。

（4）极重型：较少见。起病急骤，假膜范围更广泛，多呈黑色。扁桃体和咽部高度肿胀，影响呼吸及吞咽，若有坏死或溃疡，口有特殊腐臭味。颈部淋巴结肿大，颈部及锁骨上窝软组织明显水肿，呈现白喉特殊中毒表现，称为"牛颈"。全身中毒症状较重型更为严重，高热、烦躁不安、面色苍白、口唇发绀、脉搏细速、血压下降，有的出现心脏扩大、心律失常等中毒性心肌炎，死亡率极高。

> 考点提示：白喉患者的并发症

2. 喉白喉　多数为咽白喉向下蔓延所致，但约有25％为原发性，原发性喉白喉毒素吸收少，中毒症状轻。除有咽白喉的特点外，早期主要表现为犬吠样咳嗽，声音嘶哑，进一步发展出现吸气性呼吸困难，且为进行性加重。常有鼻翼翕动、"三凹征"，患者烦躁不安，口唇青紫，如不及时抢救，病人常因缺氧、窒息或者全身衰竭而死亡。

3. 鼻白喉　较少见，可单独存在，或与咽、喉白喉并存。多发生于婴儿，症状轻，易漏诊。主要表现为鼻塞，流血性浆液性鼻涕，上唇或鼻孔外周皮肤发红糜烂，表皮脱落，可有微热，张口呼吸，吮乳障碍，睡眠不安等症状。鼻前庭或鼻中隔上可见灰白色假膜。若鼻白喉继发于咽、喉白喉时全身中毒症状较重。

4. 其他部位白喉　极少见，皮肤白喉在热带地区较多见，表现为慢性溃疡，其他尚有眼结膜、外耳道、口腔、食管、宫颈、外阴及新生儿脐部断端均可发生白喉。

### （三）实验室及其他检查

1. 一般检查

（1）血常规检查：白细胞计数高达$(10～20)×10^9/L$，中性粒细胞增多。

（2）亚碲酸钾试验：用20％亚碲酸钾甘油涂于假膜，10～20分钟后，假膜变黑色为阳性，提示白喉。

2. 病原学检查

（1）涂片：咽拭子涂片染色检查可找到棒状杆菌，方法简单迅速，但不易与类白喉杆菌鉴别。

(2) 细菌培养:取假膜边缘组织或分泌物在凝固培养基上培养可鉴定该菌。

3. 免疫学检查 荧光抗体法检查,鼻咽拭子涂片,用荧光抗体检查,特异性强,阳性率高,可作为早期诊断方法。

还可做锡克试验与细菌毒力试验,二者均为阳性方可评估为白喉。

### (四)心理社会状况

早期常因诊断不明确时而存在疑虑、焦虑。应当给予隔离治疗,暂时与家人、社会交往中断时,可导致心理上的孤独感,加之中毒症状严重时,又会引起紧张、烦躁不安、恐惧心理。

### (五)治疗要点

目前病原治疗使用白喉抗毒素,注射前必须做皮试,结果阳性者按脱敏疗法注射。结合使用青霉素40万~80万U肌内注射,每天2次。也可用红霉素、四环素等。

考点提示:治疗白喉患者的关键措施

## 二、护理诊断及医护合作性问题

1. 体温过高 与白喉杆菌感染,导致毒血症有关。
2. 口腔黏膜完整性受损 与咽喉部炎症有关。
3. 有窒息的危险 与该处假膜形成所导致气道狭窄或假膜脱落造成梗阻有关。
4. 恐惧 与知识缺乏有关。
5. 有传播感染的可能 与病原体播散有关。
6. 潜在并发症 中毒性心肌炎、周围神经麻痹。

考点提示:白喉患者的护理诊断

## 三、护理目标

1. 患者体温正常,保持口腔清洁、卫生,呼吸道黏膜无损伤破溃。
2. 气道通畅,呼吸平稳,未发生阻塞。
3. 无中毒性心肌炎及周围神经麻痹等并发症的发生。

## 四、护理措施

1. 隔离 执行呼吸道隔离措施,隔离至症状消失,隔天2次咽拭子培养阴性;或症状消失后14天。
2. 生活护理
(1) 休息与环境:病人严格卧床休息3周,有心肌炎表现者延至6周以上。病室保持环境安静,空气新鲜,温暖湿润。室温应维持在20~30 ℃,相对湿度保持在50%~60%。
(2) 饮食护理:鼓励病人进食,少吃多餐。可给予高热量、含丰富维生素、易消化的流质、半流质或软食。进食少者,遵医嘱静脉输入营养液。保持口腔清洁,协助病人用过氧化氢溶液或生理盐水漱口,每天数次,以减轻口臭,并可增加食欲。
3. 病情观察 密切观察体温、脉搏、呼吸、血压、心率、心律及精神的变化。如有条件者,可给予心电监护。若病人发音不清,说话带鼻音,饮水或进流质时从鼻孔呛出,腭垂反射消失等,应及时通知医生。

4. 用药护理　应用白喉抗毒素是治疗患者的特效疗法,白喉抗毒素为马血清制剂,属异种蛋白。为防止血清过敏反应,故注射前必须询问患者既往有无马血清注射史,有无过敏性疾病史,注射前做马血清皮肤过敏试验,阴性者方可使用。若为阳性反应者,则需用脱敏处理后才能应用。注射前应备好肾上腺素及肾上腺皮质激素,以防出现过敏反应。抗生素与抗毒素同时应用,以尽快杀灭白喉杆菌,减少外毒素,防止病灶扩大。首选青霉素,对白喉杆菌各型均有效。应用青霉素治疗时,注意给药次数、间隔时间、疗程及超敏反应。

5. 对症护理

(1) 口腔护理:每天用生理盐水或过氧化氢溶液清洗口腔,动作要轻柔,忌擦抹假膜,以防止出血。

(2) 咽痛护理:可用雾化吸入或中药喷剂喷咽部。

(3) 并发症护理:重点做好中毒性心肌炎、周围神经麻痹等并发症的观察,一旦出现相应症状,立即通知医生,并及时做好相应的护理。

6. 心理护理　护理人员应注意与病人多沟通,耐心做好安慰、解释工作,使患者及家属树立信心,更好地配合治疗、护理。

## 五、护理评价

患者能配合执行正确隔离消毒制度,无传播感染发生;呼吸道通畅,无窒息出现;未发生并发症。

## 六、健康教育

1. 预防疾病指导　目前预防白喉的主导措施是对易感者进行预防接种,接种百白破混合制剂,疫苗预防以5岁以下儿童为主要对象。同时搞好个人卫生及环境卫生,多晒太阳,易感者减少大型集会,少去拥挤的公共场所。居室经常开窗换气,外出戴口罩。

考点提示:白喉的预防主导措施

2. 对病人的指导　向患者及家属进行有关白喉的疾病知识教育。对患者出院后的营养及活动安排给予具体指导。对心肌炎患者应特别强调出院后1年内仍要禁止剧烈运动,并定期检查。

案例:
　　患者,男,18岁,发热、咽痛、声嘶2天入院。患者2天前晨起发热,咽痛,声音嘶哑。并自觉头痛、乏力、食欲减退、精神萎靡。查体:体温39℃,脉搏90次/分,呼吸20次/分,血压118/70 mmHg。急病面容,精神萎靡,扁桃体Ⅱ度肿大,扁桃体上有片状灰白色假膜。表面光滑,周边充血。颌下淋巴结肿大伴压痛,未见皮疹,心肺(一),腹平软,肝脾未及。

问题：
1. 该患者初步评估是什么？还应做哪些检查以明确评估？
2. 治疗期间，护士应采取哪些护理措施？

ER-3-35 案例思路解析
（白喉病人的护理）（文档）

ER-3-36 扫一扫，看总结
（白喉病人的护理）（文档）

ER-3-37 扫一扫，测一测
（白喉病人的护理）（文档）

（孙美兰）

# 第四章 钩端螺旋体病病人的护理

ER-4-1 扫一扫,知重点
(钩端螺旋体病病人的护理)PPT

## 学习目标

1. 掌握钩端螺旋体病的主要临床特征、护理诊断及医护合作性问题、护理措施。
2. 熟悉钩端螺旋体病的流行病学特征、实验室检查要点。
3. 了解钩端螺旋体病的发病机制。
4. 能对钩端螺旋体病病人按护理程序正确实施护理。
5. 具有严谨求实的工作态度,尊重传染病患者的身心需求,体现出护士的爱伤精神和人文关怀。

导入情景:
　　李某,36岁,农民,经常下田干活。昨天出现高热、腰痛、明显乏力、下肢疼痛不能下床行走。入院检查后,初步诊断为钩端螺旋体病。
问题:
1. 钩端螺旋体病是如何传播的呢?
2. 如何预防钩端螺旋体病?

　　钩端螺旋体病(leptospirosis)简称钩体病,是由致病性钩端螺旋体引起的动物源性传染病。典型临床表现为急性发热、全身肌肉酸软、结膜充血、腓肠肌压痛、全身淋巴结肿大、出血倾向等。重者并发肺出血,肝、肾功能衰竭,脑膜脑炎等,甚至危及生命。钩体病病理变化的基础是全身毛细血管中毒性损害。钩体病病理改变特点是：器官功能障碍较为严重，而组织结构变化轻微。因此，具有较易逆转恢复的特点。

致病性钩端螺旋体，简称钩体。菌体细长，螺旋紧密，一端或两端有钩，扭转运动，穿透能力强，革兰染色阴性，镀银染色呈黑色或褐灰色，微嗜氧菌，常用含兔血清的柯氏培养基，也可接种于幼龄豚鼠腹腔内分离，自然界中生活能力强，对日光、干燥、酸、一般消毒剂敏感。在人的胃液中30分钟内可死亡。在胆汁中迅速被破坏，以致完全溶解。在碱性水中(pH 7.2～7.4)能生存1～2个月，在碱性尿中可生存24小时，但在酸性尿中则迅速死亡。

钩体穿过黏膜或受损的皮肤进入血流，迅速入血大量繁殖，形成钩体败血症，出现全身中毒症状，此为早期。此后，钩体又通过血液播散侵入全身，进入肝、肾、肺、心、脑等器官，造成各脏器不同程度的损害，严重者表现为肺出血、肝衰竭、肾衰竭、脑膜脑炎等，此时为中期。后期(又称恢复期)因免疫病理反应，可引起眼及中枢神经等的"后发症"。

ER-4-2 钩端螺旋体病是如何发生的(PPT)

## 一、护理评估

### (一) 健康史

1. 流行病学资料

(1) 传染源：钩体的动物宿主相当广泛，在我国证实有80多种动物，鼠类和猪是主要的储存宿主和传染源。鼠类是我国南方钩体病的主要传染源；猪是我国北方钩体病的主要传染源。犬的带菌率也较高，由于活动范围大，污染面广，是造成雨水型流行的重要传染源。人尿为酸性不宜钩体生存，故人作为传染源意义不大。

(2) 传播途径：钩端螺旋体经接触传播。即通过暴露的皮肤、黏膜，特别是破损的皮肤、黏膜进入人体引起感染。①接触疫水、疫土是主要传播途径。感染的动物排出的尿液污染水、泥土，通过接触使人感染。②接触病畜的排泄物、脏器、血液而导致感染。③摄入被感染的动物尿液污染的食物和水而导致感染。

> 考点提示：钩体病的传染源和传播途径

(3) 人群易感性：普遍易感，以青壮年为主，以流行地区的农民、渔民和野外工作者为多见。病后对同型钩体有较强的免疫力，但部分型间或群间也有一定的交叉免疫。

(4) 流行特征：本病遍布世界各地，以热带和亚热带为主要流行区。多于夏秋季(6～10月)发病，常为散发，流行形式为三种类型：稻田型、雨水型、洪水型。南方以稻田型为主要流行形式，发病高峰时间和水稻栽种收割时间吻合；北方以洪水型、雨水型为主要流行形式，发病高峰时间与洪水雨季时间吻合。

2. 患病及治疗经过　　了解病人的发病经过，如发病时间、诱因、主要症状及其特点、病情的进展情况，尤其是发热的临床特征，是否伴有乏力、肌肉酸痛等症状。起病后经过何种处理、服药情况及其效果如何。发病过程中，病人食欲、睡眠情况，大小便及体重变化等。

## (二) 身体状况

潜伏期 7~13 天,一般 10 天左右。本病的临床表现复杂,病情轻重差别很大,主要与入侵钩体的型别及机体的免疫力有关。侵入钩体毒力强或初入疫区,未接受过预防接种,缺乏免疫力的机体可出现严重临床表现。

1. 早期(钩体败血症期) 起病后 3 天内出现。主要为全身感染中毒表现,内脏损害轻。有三个症状及三个体征:

(1) 三个症状:①发热:稽留热,部分弛张热,1~2 天达高峰,热程 4~7 天,也可达 10 天以上。脉搏增快。头痛明显,一般为前额部。②肌肉酸痛:全身酸痛和肌痛明显,多见于四肢和腰背肌,以小腿肌为甚,1~6 天最明显,轻者仅感小腿胀、轻度压痛;重者疼痛剧烈,不能行走,甚至拒按,有一定的特征性。③乏力:全身乏力,肢体软弱,难以下床站立和行动。

(2) 三个体征:①结膜充血:第一天即可出现,无分泌物,少有畏光、疼痛感觉,呈持续性,退热后仍可持续数日;②腓肠肌压痛,重者拒压;③淋巴结肿大:表浅淋巴结肿大、压痛,第二天可出现,以腹股沟和腋下淋巴结群常见。

考点提示:钩体病早期的临床表现

2. 中期(器官损害期) 起病 3~10 天后出现,为症状明显阶段,按临床表现不同可分为五型。

(1) 流感伤寒型:无明显器官损害,是早期临床表现的继续,经治疗痊愈或自然缓解。病程一般 5~10 天。此型最多见。

(2) 肺出血型:在早期感染中毒表现的基础上,于病程 3~5 天后加重,出现不同程度的肺出血。

1) 肺出血轻型:咳嗽、痰中带血,肺部少许湿性啰音,X 线胸片示双肺散在点状或小片状阴影。

2) 肺弥漫性出血型:病后 3~4 天出现,亦可起病后很快出现大出血。在大咯血前有咳嗽、痰中带血。来势猛,发展快,短时间内可大量咯血,是钩体病死亡的常见原因。

其发生因素有:①病原体毒力强,主要为黄疸出血群的钩体;②病人免疫力低下;③病后未及时治疗;④青霉素治疗后发生加重反应,即赫氏反应。

主要表现为:①中毒症状进行性加重。②面色缺血缺氧的改变:潮红、苍白、极度苍白到青灰、发绀。③呼吸功能变化:胸闷、心悸、气促、呼吸节律改变;肺部啰音进行性变化:粗糙、细湿啰音、局限性啰音;血痰、咯血、口鼻涌血。④心脏功能变化:心率进行性加快、第一心音减弱、奔马律。⑤神经系统缺血缺氧表现:神志恍惚、烦躁不安、昏迷。⑥胸片:可见双肺广泛点状阴影或大片状融合影或呈毛玻璃状改变,阴影的发生和消散皆迅速。

(3) 黄疸出血型:于病后第 4~5 天出现。①肝损害:消化道症状如恶心、呕吐,肝功能异常等肝脏损害表现,黄疸于病程第 10 天左右达到高峰;肝脏轻至中度肿大、触痛;部分病人有轻度脾大。轻症者预后较好;重型者黄疸达正常值 10 倍以上,可出现肝性脑病,多有明显出血和肾衰竭,预后较差。②出血倾向:可有鼻出血、咯血、呕血与便血、皮肤及黏膜淤点、淤斑、阴道流血,严重者有消化道大出血引致休克或死亡。少数患者在黄疸高峰期出现肺弥漫性出血而死亡。③肾功能损害:尿中蛋白阳性,镜检可见红、白细胞与管型,重者少尿,氮质血症及尿毒症。按其病情可分为轻、中、重度。重者可出现肝性脑病、出血性休克及急性肾衰竭。急性肾衰竭是黄疸出血型最主要的死因。

(4) 肾衰竭型：各型钩体病都可有尿蛋白阳性等肾损害的表现，但少数病人出现少尿、氮质血症与尿毒症等肾衰竭表现。肾衰竭常与黄疸出血型合并存在，少数可单独出现。

(5) 脑膜脑炎型：病后2～3天出现头痛、呕吐、神志不清、颈抵抗等脑膜炎及脑炎的表现，严重者出现水肿、脑疝、呼吸衰竭。脑脊液检查见压力增高，白细胞数增多，以淋巴细胞为主，蛋白含量增高，糖和氯化物正常。易分离出钩体。仅表现为脑膜炎者预后较好；脑膜脑炎者往往病情重，预后较差。

3. 后期（恢复期或后发症期）　少数患者退热后于恢复期可再次出现症状和体征，称钩体后发症。常见的后发症有以下几种。

(1) 后发热：热退后1～5天，再次出现症状和体征，体温38℃左右，不需要抗生素治疗，经过1～3天而自行退热。后发热与青霉素剂量、疗效无关。

(2) 眼后发症：常见于波摩那群钩端螺旋体感染，退热后1周至1个月出现。以葡萄膜炎、虹膜睫状体炎常见，也有虹膜表层炎、球后视神经炎或玻璃体混浊等。

(3) 反应性脑膜炎：少数患者在后发热的同时出现脑膜炎表现，但脑脊液钩体培养阴性，预后良好。

(4) 闭塞性脑动脉炎：病后半个月至5个月出现，表现为偏瘫、失语、多次反复短暂肢体瘫痪。脑血管造影显示有脑基底部多发性动脑狭窄。

ER-4-3　钩端螺旋体病的临床表现（微课）

### (三) 实验室及其他检查

1. 一般检查　血白细胞数和中性粒细胞增高或正常。轻度蛋白尿，尿中可见红、白细胞或管型，血沉增快。重型患者可有外周血中性粒细胞核左移，血小板数量下降。

2. 病原体检查　病人的血液或尿液可进行钩体培养，还可进行动物（豚鼠）腹腔接种，分离钩体。

3. 血清学检查

(1) 显微凝集试验：起病第7～8天出现阳性，效价1：400（++）以上。起病初及两周后的双份血清效价增加4倍以上有诊断意义。此法是目前国内最常用的钩体血清学诊断方法。

(2) 酶联免疫吸附试验（ELISA）：近年国外已较广泛应用ELISA测定血清钩体IgM抗体，其灵敏性和特异性均高于显微凝集试验和培养，稳定性好。

> 考点提示：实验室诊断钩体病常用的方法

4. 其他检查

(1) 肾衰竭型有肾功能异常。

(2) 黄疸出血型有肝功能严重异常。

(3) 肺弥漫性出血型的肺部X线检查，可见双肺呈毛玻璃状或双肺弥漫性点状、片状或融合性片状阴影。

(4) 脑膜脑炎型可见脑脊液的异常。

> **知 识 链 接**
>
> **钩体病的诊断要点**
>
> （1）流行病学史：在流行地区、流行季节发病，病前有疫水或病畜接触史。
>
> （2）临床表现：基本表现为急性发热、全身肌肉酸软、结膜充血、腓肠肌压痛、全身淋巴结肿大、出血倾向等。重者并发肺出血，肝、肾功能衰竭，脑膜脑炎等。
>
> （3）辅助检查：病人的血液或尿液可进行钩体培养阳性，或特异性抗体检测阳性，可明确诊断。

### （四）心理社会状况

注意结合病情程度、病人对疾病的认识程度，评估病人是否有紧张、焦虑、恐惧等心理反应；住院隔离对患者工作、学习的影响；家庭及亲友对患者支持度等。

### （五）治疗要点

治疗原则为"三早一就"，即早发现、早诊断、早治疗、就地治疗。

1. 病原治疗　杀灭病原体是治疗本病的关键和根本措施，因此强调早期应用有效的抗生素。首选药物为青霉素，对青霉素过敏者，可选择庆大霉素、四环素和喹诺酮类等药物。

2. 对症治疗　对于较重钩体病病人均宜常规给予镇静剂，如地西泮、苯巴比妥、异丙嗪等，必要时2～4小时可重复1次。①赫氏反应：尽快使用镇静剂，静脉应用氢化可的松等药物。②肺出血型：及早使用镇静剂，给予大剂量氢化可的松静脉滴注或缓慢静脉注射，注意心脏功能，酌情给予强心药，补液不宜过快过多，以免加重出血。③黄疸出血型：加强护肝、解毒、止血等治疗，可参照病毒性肝炎的治疗。如有肾衰竭，可参照急性肾衰竭治疗。

3. 后发症治疗

（1）后发热、反应性脑膜炎：可采取简单对症治疗，短期即可缓解。

（2）葡萄膜炎：可采用1％阿托品或10％去氧肾上腺素（新福林）滴眼扩瞳，必要时可用肾上腺皮质激素治疗。

（3）闭塞性脑动脉炎：大剂量青霉素联合肾上腺糖皮质激素治疗，辅以血管扩张药物等。

> **知 识 链 接**
>
> **赫氏反应**
>
> 赫氏反应又称吉海反应，全称为"赫克斯海默尔反应"，指被螺旋体感染的病人首次接受青霉素或其他敏感抗生素治疗后半小时至4小时，可因短时间内大量螺旋体被杀死后释放毒素有关。临床表现为突起寒战、高热、头痛、全身酸痛、恶心、呕吐等，伴原来症状加重。一般持续30分钟至2小时。因可诱发肺弥漫性出血，须高度重视。

## 二、护理诊断及医护合作性问题

1. 体温过高　与钩体血症有关。
2. 疼痛　与钩体毒血症和肌肉损害有关。
3. 出血　与全身毛细血管感染中毒性损伤有关。
4. 恐惧　与病情严重,预后不良或对疾病知识不了解等有关。
5. 潜在并发症　出血、肾衰竭、呼吸衰竭、循环衰竭。

## 三、护理目标

1. 病人能说出本病发热特点,配合治疗,体温降至正常范围。
2. 患者顺利渡过早、中期,避免或减少赫氏反应及后发症。
3. 患者能正确对待自己的病情,恐惧状况改善。
4. 能了解并发症、并能识别主要早期征象,配合治疗、护理,住院期间无并发症发生。

## 四、护理措施

1. 隔离　人作为传染源的意义不大,但仍需按接触隔离。
2. 生活护理

（1）休息与环境:各型病人均应卧床休息,危重病人应专人看护。不宜随意搬动病人,以缓解疼痛,同时避免诱发大出血、休克。病情重者恢复期亦不宜过早活动,直至临床症状体征完全消失后再下床活动。逐渐增加活动量和延长活动时间。

（2）饮食护理:急性期饮食宜给予易消化的高热量、高维生素、低脂、适量蛋白,保证充足的营养。每日水分摄入量应保持 2 500～3 000 ml,入量不足者可静脉输液。

3. 病情观察

（1）严密观察病情,注意生命体征变化,观察皮肤、黏膜有无出血点及淤斑、有无鼻血、呕血、便血、血尿等出血现象。如有突然面色苍白、烦躁不安、呼吸急促、心率加快、肺部出现干湿啰音、咳血丝痰,是肺出血的先兆表现,应及时通知医生。

（2）严密观察肝功能、肾功能的变化,注意有无脑膜脑炎等症状和体征;若发现,应及时通知医生。

4. 用药护理

（1）青霉素 G 为首选药物。首剂 40 万 u 肌注,病情严重者可在 2 小时后追加 40 万 u,每 6～8 小时给药一次,每日剂量 160 万～240 万 u。用至热退 3 日,一般全疗程 5～7 天。

1）赫氏反应:部分病人接受青霉素首剂注射后 0.5～4 小时(15 分钟至 6 小时),出现突然全身发冷、寒战、体温骤升(比原来温度升高 1 ℃以上),持续约 30 分钟至 2 小时,继之出冷汗,体温骤降至常温以下。严重者出现低血压、休克、厥冷;或发生超高温(42 ℃或以上),伴神志不清、抽搐、呼吸心跳停止。预防赫氏反应可采用小剂量与分次给药的方案:即青霉素首剂 5 万 u,4 小时后 20 万～40 万 u,每 6～8 小时给药一次。

> 考点提示:赫氏反应的临床表现

2）赫氏反应的处理:立即使用镇静剂、激素,必要时采用物理降温、适量输液、纠正酸中毒、强心、抗休克、使用呼吸兴奋剂。

（2）其他抗生素：青霉素过敏者可考虑选用下列之一药物：庆大霉素 8 万 u 肌注，每 8 小时一次，总疗程为 5～7 天，四环素 0.5 g 口服，每日 4 次，连用 5～7 天。

5. 对症护理

（1）发热：参见第一章第七节的护理。

（2）疼痛的护理：解释疼痛原因，指导病人深呼吸或分散注意力。严重头痛伴全身肌肉酸痛者，可遵医嘱给予镇静剂，如水合氯醛、异丙嗪或哌替啶。局部肌肉疼痛严重者，可予热敷，每次 15～20 分钟，一日 3～4 次，以松弛肌肉，促进血液循环，缓解疼痛。

（3）肺大出血的护理：肺大出血为本病常见的死亡原因之一，须特别重视，一旦出现，应注意：①病人应绝对静卧，避免一切不必要的检查、操作或搬动，并立即给哌替啶、苯巴比妥钠等镇静剂。②给予氧气吸入，保持侧卧位。如病人出现呼吸困难、烦躁、发绀等呼吸道阻塞的征象，应及时吸出血块；如积血已堵塞气道，应配合医生施行紧急气管切开，以保持呼吸道通畅。③遵医嘱使用镇静剂、激素、止血药等药物治疗。因病人多并发心肌损害，静脉滴注时速度不宜过快，以免增加心脏负担。如出血严重或有失血性休克者，应及时配血，争取少量多次输新鲜血，并用低分子右旋糖酐铁或平衡盐液等补充血容量，纠正循环衰竭。

6. 心理护理　因病情重而复杂，并且多数病人缺乏疾病的有关知识，所以护士应热情、耐心向病人讲解病情，各种护理操作应沉着、熟练，操作前仔细说明目的、步骤，操作时动作轻柔、体贴，及时了解病人心理感受。必要时应对病人家属进行宣教、指导，不要将其焦虑、紧张的情绪传染给病人。

## 五、护理评价

病人能说出本病发热特点，配合治疗，体温降至正常范围。患者顺利渡过早、中期，避免或减少赫氏反应及后发症。患者能正确对待自己的病情，恐惧状况改善。能了解并发症、并能识别早期征象，配合治疗、护理，住院期间无并发症发生。

## 六、健康教育

1. 预防疾病指导　其重点为管理好猪、犬、牛、羊等家畜，消灭田鼠。加强疫水、粪便管理，防止食物被污染。在流行地区、流行季节给高发人群每周口服 1 次多西环素，简便易行，效果较好。对高度怀疑已受钩体感染者，可用青霉素 G 20 万～40 万 u 肌注，每日 2～3 次，连用 2～3 天。

2. 对病人的指导　病人出院后仍需避免过劳，加强营养。如有视力障碍、发音不清、肢体运动障碍，可能是钩体病的"后发症"，病人应及时就诊。

案例：
　　赵某，男，40 岁，因畏寒、发热、乏力、全身酸痛 4 天，咯血 2 天入院。患者家乡今年夏天发生了水灾，洪水退后的第 4 天，患者突然发热，体温 38.6 ℃，伴头痛、腰痛及双下肢疼痛，自服感冒冲剂无好转。2 天前病情加重，出现咳嗽、咯血。查体：体温 38.9 ℃，贫血貌，腋下、腹股沟淋巴结 0.5～1.5 cm，双下肺可闻及干、湿啰音。

问题：
1. 该患者的临床表现有何特点？初步评估是什么疾病？
2. 患者发病的原因是什么？临床评估需要进一步做哪些检查？
3. 该患者存在哪些护理问题？

ER-4-4　案例思路解析
（钩端螺旋体病病人的护理）（文档）

ER-4-5　扫一扫，看总结
（钩端螺旋体病病人的护理）（文档）

ER-4-6　扫一扫，测一测
（钩端螺旋体病病人的护理）（文档）

（叶永椿）

# 第五章 原虫感染性疾病病人的护理

## 第一节 阿米巴病病人的护理

ER-5-1 扫一扫,知重点
(阿米巴病病人的护理)PPT

### 学 习 目 标

1. 了解阿米巴流行病学特点及发病机制。
2. 熟悉阿米巴病的临床表现、治疗要点。
3. 掌握阿米巴病的主要护理诊断及护理措施。
4. 能对阿米巴病人按护理程序正确实施护理。
5. 具有严谨求实的工作态度,尊重传染病病人的身心需求,体现出护士的爱伤精神和人文关怀。

导入情景:

张某,男性,50岁,反复腹泻半年,特别是在受累、受凉或饮食不当后更为明显,发作时大便每日3～5次,呈暗红色,带黏液和血,有腥臭味,有粪质。无发热,食欲尚可,无消瘦,但有轻度腹痛。无明显阳性体征。

粪便常规:外观黏性血便。镜检:红细胞满视野,白细胞10～20/HP,可见夏科-雷登结晶,找到溶组织内阿米巴滋养体。粪便培养3次均为阴性。

问题:
1. 写出主要的护理诊断。
2. 应向患者进行哪些健康教育?

阿米巴病(amebiasis)是溶组织内阿米巴感染所引起的疾病。按其病变部位及临床表现可分为肠阿米巴病（intesfinal amebiasis）和肠外阿米巴病，其中肝阿米巴病（hepatic amebiasis）最常见，又称阿米巴肝脓肿(amebic liver abscess)。

### 一、肠阿米巴病

肠阿米巴病又称阿米巴痢疾，是溶组织内阿米巴所致的肠道感染，主要病变部位在近端结肠和盲肠，临床表现以腹痛、腹泻及黏液血便为特征。本病易反复发作转为慢性。

溶组织内阿米巴的生活史有滋养体和包囊两个期，滋养体为致病阶段，四核包囊为感染阶段，人是主要的合适宿主。滋养体(trophozoite)按其形态分为小滋养体和大滋养体。小滋养体是肠腔共栖型滋养体，以宿主肠内容物为食，小滋养体可侵入肠壁组织，吞噬组织细胞和红细胞，变成大滋养体，引起侵袭性结肠病灶。包囊(cyst)是溶组织内阿米巴的感染型，初始的包囊只含1个核，经1~2次分裂后形成双核包囊及四核包囊。包囊对外界环境的抵抗力强，对常用化学消毒剂耐受。

人摄入被四核包囊污染的食品和饮水后，在小肠下段，经胰蛋白酶作用脱囊而逸出小滋养体，寄生于结肠肠腔内。在结肠适宜环境中，小滋养体发育成具有侵袭力的大滋养体，吞噬红细胞及组织细胞，损伤肠壁，形成病灶。大滋养体穿过黏膜层，通过黏附、酶溶解、细胞毒、胞噬等，损伤肠壁，形成溃疡病灶。滋养体分泌具有肠毒素样活性的物质，可引起肠蠕动增快，临床上表现为腹痛、腹泻、脓血便等。大滋养体在局部条件不利于生存时，发育成包囊，随粪便排出体外。

ER-5-2　溶组织阿米巴生活史

病变在结肠，依次见于盲肠、升结肠、直肠等。主要病理改变是在黏膜下层至肌层形成边缘不整、口小底大的烧瓶样溃疡，溃疡腔内充满棕黄色坏死物质，内含溶解的细胞碎片、黏液和滋养体。有时溃疡底部的血管被病变破坏，造成严重出血。

#### （一）护理评估

1. 健康史

（1）流行病学资料

1) 传染源：慢性患者、恢复期患者及无症状包囊携带者是本病主要的传染源。急性期患者常排出大量滋养体，但在外界环境中迅速死亡，故作为传染源的意义不大。

2) 传播途径：主要通过被阿米巴包囊污染的食物及水等经口感染。水源污染引起地方性流行。苍蝇、蟑螂等节肢动物也有传播作用。

3) 易感人群：人群普遍易感。营养不良、免疫低下及接受免疫抑制剂患者，发病机会较多，婴儿及儿童发病机会较少。患者病后可产生特异性抗体，但无保护作用，故重复感染较多见。

4) 流行特征：本病呈世界性分布，以热带与亚热带地区为高发，感染率与卫生状况、生活习惯及社会经济发展有关。农村高于城市，成人高于儿童，男性高于女性，夏秋季发病多见。

（2）患病及治疗经过：了解病人的发病过程，如发病前是否有接触史、起病时间、主要症状及其特点、病情的进展情况。询问病人有无腹痛、腹泻及黏液血便等。起病后经过何种处理、服药情况及其效果如何等。

2. 身体状况

(1) 临床表现　潜伏期为数天或长达一年,一般为3周。

1) 轻型:感染后无明显症状,偶尔可出现腹痛、腹泻等,粪便检查可查到包囊。当机体抵抗力下降时,可转变为急性阿米巴痢疾或肝脓肿。

2) 普通型:包括急性和慢性两种表现,大多起病缓慢,全身症状轻,呈间歇性腹泻,又称阿米巴痢疾。①急性肠阿米巴病:典型表现为腹痛、腹泻、黏液血便呈果酱样,每日大便10余次,便量中等,有腥臭,内含大量滋养体。若病变累及直肠,可出现里急后重。典型急性表现,持续数日或几周后自行缓解,未经治疗或治疗不彻底易复发或转为慢性。②慢性肠阿米巴病:多为急性患者未及时、彻底治疗演变而来。主要表现为食欲缺乏、贫血、乏力、腹痛、腹泻或便秘交替出现。体检扪及结肠增厚及压痛。粪便镜检可见滋养体和(或)包囊。由于长期肠功能紊乱,久病者可有贫血、维生素缺乏及营养不良等表现。

3) 重型:本型少见,常发生在严重感染、儿童、孕妇、营养不良及使用肾上腺皮质激素者。起病突然,高热,先有较长时间的剧烈肠绞痛,随之排出黏液血性或血水样便,每日10次以上,奇臭,有剧烈的腹痛和里急后重,伴有呕吐、失水,甚至虚脱、肠出血或腹膜炎。如不积极抢救,可于1～2周内因毒血症或并发症死亡。

(2) 并发症

1) 肠道并发症:① 肠出血:肠黏膜溃疡侵袭肠壁血管引起。② 肠穿孔:以慢性感染多见,常有进行性腹胀、局限性腹膜刺激征,而无剧烈腹痛。穿孔部位多见于盲肠、阑尾和升结肠。③ 阑尾炎:症状与一般阑尾炎相似,易发生穿孔或脓肿。④ 结肠病变:常见症状有腹痛、间歇性痢疾,部分患者发生肠梗阻或肠套叠。⑤ 肛周瘘管:多见于肛周-直肠瘘管。

2) 肠外并发症:以阿米巴肝脓肿最为常见,其次肺、脑、泌尿道及生殖系统也可发生阿米巴病。

3. 实验室及其他检查

(1) 血常规:暴发型和普通型伴细菌感染时,血白细胞计数和中性粒细胞比例增高,其他类型患者血白细胞计数及分类均正常。慢性患者可有轻度贫血。

(2) 粪便检查:粪便呈暗红色果酱样,粪质多,含血及黏液,有特殊腥臭味。生理盐水涂片镜检可见大量聚团状红细胞、少量白细胞和夏科-雷登结晶。检到伸展伪足活动,吞噬红细胞的阿米巴滋养体具有确诊意义。慢性患者粪便涂片镜检可见包囊,如涂片法阴性可用浓集法后,再行碘染色检查包囊。粪便标本注意保温保鲜,送检应及时,室温下30分钟镜检,可提高滋养体检出率。

(3) 免疫学检查

1) 特异性抗体检查:酶联免疫吸附实验(ELISA)、间接荧光抗体实验(IFAT)等血清学方法检测血清中阿米巴滋养体抗体 IgG 和 IgM,IgG 阳性率高,且持续时间长,故阴性可排除本病,IgM 产生早,消退也快,故阳性提示近期感染。

2) 特异性抗原检查:酶联免疫吸附实验(ELISA)、间接荧光抗体实验(IFAT)、间接血凝实验(IHA)等血清学方法检测滋养体抗原,阳性率为80%～90%。

3) 单克隆抗体、多聚酶联反应用于虫种的鉴定,具有一定的特异性和灵敏性。

(4) 纤维肠镜检查:大约65%有症状的患者镜检可见大小不等的散在性溃疡,中心区有渗出,边缘整齐,溃疡间黏膜正常,溃疡边缘部分涂片及活检可见滋养体。

4. 心理社会状况　了解患者对该疾病的认知程度以及疾病给其带来的心理焦虑；了解患者对腹痛、腹泻、黏液血便等症状的心理反应、应对措施及效果；观察患者是否有食欲缺乏、失眠等不良情绪反应等。

5. 治疗要点

（1）一般治疗：急性期患者注意休息，避免刺激性食物，保持水、电解质平衡。

（2）病原治疗

1）硝基咪唑类：是目前治疗肠内、外各型阿米巴病的首选药物，该类药物不良反应为食欲缺乏、恶心、呕吐等胃肠道反应及头痛、头晕等神经系统反应，偶有患者出现发疹、白细胞轻度减少。

① 甲硝唑：片剂 0.2 g，0.4～0.8 g/次，3 次/日，5～7 天为一疗程；儿童每日 35 mg/kg，分 3 次口服，疗程 10 天。

② 替硝唑：与甲硝唑相似，吸收好，反应小。片剂 0.5 g，每日 2 g，2～3 天一个疗程；儿童每日 50～60 mg/kg，连服 5 天。

2）二氯尼特：是目前最有效的杀包囊的药物，成人口服 0.5 g，3 次/日，疗程 10 日。

3）抗菌药物：通过抑制肠道共生菌而影响阿米巴的生长繁殖，可选用四环素或巴龙霉素等。

（3）并发症治疗：应用甲硝唑或其他杀组织内阿米巴药，配合广谱抗生素。肠出血时及时输血、止血。肠穿孔应在抗阿米巴药及抗生素药治疗后尽快手术治疗。

（二）护理诊断及医护合作性问题

1. 腹泻　与阿米巴原虫所致肠道病变有关。
2. 疼痛　与阿米巴原虫所致肠道病变有关。
3. 营养失调　低于机体需要量，与进食减少，肠道吸收功能下降，腹泻有关。
4. 潜在并发症　休克、肠出血、肠穿孔。

（三）护理目标

1. 患者的排便次数及大便性状恢复正常。保持皮肤清洁，不发生肛门周围皮肤破损及感染。
2. 患者主诉疼痛减轻，舒适感增加。
3. 患者营养摄入满足机体需要。
4. 患者住院期间不发生并发症或并发症被及时发现和处理。

（四）护理措施

1. 隔离　采用消化道隔离。患者排泄物及其污染物用 0.5% 次氯酸钠溶液或 20% 漂白粉乳剂消毒。

2. 生活护理

（1）休息与环境：症状较轻者应注意规律的生活制度。避免过度疲劳。急性期应卧床休息。暴发型及并发症的患者应绝对卧床休息。

（2）饮食护理：给予易消化的流质或半流质食物，如牛奶、米汤、米粉等，减少粗纤维、刺激性食物。慢性患者由于长期肠功能紊乱，多伴有营养不良、维生素缺乏及贫血等，故给予高蛋白、高热量、富含维生素和铁质食物。

3. 病情观察
(1) 观察大便的性状、次数、量及是否有血便。
(2) 观察生命体征变化。
(3) 严密监测有无突然发生的腹痛、腹肌紧张及腹部压痛等肠穿孔表现。
(4) 密切观察患者血压和脱水症状的变化。
(5) 观察并发症,如肠出血、肠穿孔及肝脓肿等,发现异常及时上报。

4. 用药护理　本病常用药物为甲硝唑,应告诉患者药物名称、用法、疗效及不良反应。该药不良反应较轻,以胃肠道症状为主,偶有神经系统反应、过敏反应及醉酒反应。

5. 对症护理
(1) 腹痛:遵医嘱给予颠茄合剂或肌注阿托品等解痉剂,也可用腹部热敷等方法缓解不适。
(2) 腹泻:观察患者排便次数、便量及性状等。注意患者有无脱水及电解质紊乱表现。做好肛周皮肤的护理,便后以温水清洁肛周皮肤,局部涂以植物油及凡士林油膏,防止溃烂,注意保持内裤、床单清洁干燥。

6. 标本采集注意事项　粪便标本宜采取新鲜脓血部分,并立即送检。天气冷时,让患者排便于温水洗过的便盆中,以防滋养体死亡。留取标本的容器应清洁,不能混有尿液和消毒液。如高度怀疑肠阿米巴病而粪便镜检阴性时,需多次反复检查。

7. 心理护理　了解患者的心理状况及动态变化,对患者及其家属进行相关知识的教育,增加与病人交谈的时间与次数,鼓励患者表达自己的感受并提出相关问题,对问题给予解释,告知病人须按时按量服药,树立战胜疾病的信心。

### (五) 护理评价

1. 病情是否得到控制,大便形态是否恢复正常,是否发生肛门周围皮肤破损及感染。
2. 疼痛是否减轻,舒适感是否增加。
3. 营养摄入是否满足机体需求。
4. 潜在并发症是否发生,或发生并发症是否能及时处理。

### (六) 健康教育

1. 预防疾病指导　向群众宣传有关阿米巴病的预防知识。根治患者和排包囊者,尤其是从事餐饮行业的慢性患者和排包囊者。加强水源、粪便管理,注意饮水、饮食。消灭苍蝇和蟑螂。注意个人卫生,不喝生水,蔬菜水果吃前应洗干净。

2. 对病人的指导　向病人讲述本病的临床表现、传播途径,遵医嘱用药,治疗期间禁酒、忌暴饮暴食,加强营养,避免疲劳,防止出现和复发并发症。患者出院后 3 个月,每月大便复查一次,连续 3 次,根据结果决定是否需要重复治疗。

## 二、肝阿米巴病

肝阿米巴病是肠外阿米巴病中最常见的感染,又称阿米巴肝脓肿。由肠溶组织内阿米巴滋养体通过门静脉到达肝脏,引起肝细胞溶解坏死形成脓肿。大多数源于肠阿米巴病的并发症,部分患者可无肠阿米巴病的临床表现而单独发生。

寄生在肠壁的溶组织内阿米巴大滋养体经门静脉、淋巴管直接蔓延侵入肝,大多数原虫被消灭,少数存活并在肝内继续繁殖,引起静脉周围炎和小静脉炎。在门静脉分支内,原虫引起静脉栓塞,溶解组织,形成肝脓肿。自原虫入侵到肝脓肿形成,平均需时1个月以上。

肝脓肿大多位于肝右叶顶部,部分可位于左叶,偶可累及左右两叶。脓肿中央脓液为液化的肝组织,呈棕褐色,含有红细胞、白细胞、夏-雷结晶、脂肪;壁薄,壁上附着大滋养体,无包囊。当脓肿继发感染,脓液转为黄绿色,有腥臭味。阿米巴肝脓肿一般不会发展为肝硬化。

## (一)护理评估

1. 健康史

(1)流行病学资料:同肠阿米巴病。

(2)患病及治疗经过:了解病人的发病过程,如发病前是否有接触史、起病时间、主要症状及其特点、病情的进展情况。询问病人有无长期不规则发热、肝大、肝区疼痛等。起病后经过何种处理、服药情况及其效果如何等。

2. 身体状况

(1)临床表现:表现复杂多样,常与脓肿位置、大小、数量及是否感染有关。临床上以长期不规则发热、肝大、肝区疼痛等为主要特征。

1)全身状况:起病大多缓慢,发热呈间歇型或弛张型,可伴有食欲减退、恶心、呕吐、腹胀或腹泻等消化道症状。

2)局部表现:肝区持续性钝痛为本病的主要症状,深吸气及变换体位时疼痛加剧。位于肝右叶顶部的脓肿,可刺激右侧膈肌,引起右肩痛;如压迫右肺下部可引起右侧反应性胸膜炎或胸腔积液。位于右肝下部的脓肿,可引起右上腹痛或腰痛,部分患者右下胸或上腹部饱满,体检可发现肝大,肝区呈叩击痛。位于右肝中央的脓肿,症状一般不明显。位于肝后面的脓肿常无疼痛。位于左叶的脓肿可在中上腹或左上腹触到包块,易向心包腔或腹腔穿破。

(2)并发症:主要的并发症为脓肿向周围脏器穿破,其中向肺实质和胸腔穿破最为常见,向心包穿破为严重并发症。肝-肺-支气管瘘时,患者表现为咳出大量含阿米巴滋养体和坏死物质的痰液;向腹腔穿破时,表现为发热及腹肌紧张;向心包穿破时,可发生心包填塞和休克。有些患者可继发细菌感染,表现为脓液呈黄绿色,具臭味,寒战、高热及严重毒血症。血象中白细胞计数及中性粒细胞均显著增多,镜检可见大量脓细胞,但细菌培养阳性率不高。

3. 实验室及其他检查

(1)血常规:急性期患者白细胞计数及中性粒细胞增多,病程较长者白细胞计数大多正常,但血红蛋白降低,血沉增快。

(2)粪便检查:粪便中可查找阿米巴滋养体或包囊,阳性率约为30%。

(3)脓肿穿刺液检查:典型脓液为棕褐色如巧克力糊状,黏稠带腥臭味,若合并感染,可见黄白色脓液伴恶臭。阿米巴滋养体检出率不高,可能与阿米巴滋养体常附着于脓肿的壁内有关。

(4)肝功能检查:肝脏轻度受损,如白蛋白下降,胆碱酯酶活力降低等。

(5)影像学检查:X线检查可见右侧膈肌抬高,或伴有胸膜积液。B超可见液性病灶。CT或MRI可见肝内占位性病变。

(6)血清学检查:有助于疾病的诊断,其阳性率为90%以上。血清学阴性者,一般可排除阿米巴感染。

4. 心理社会状况 了解患者对该疾病的认知程度以及疾病给其带来的心理焦虑;了解

患者对肝区疼痛等症状的心理反应、应对措施及效果;观察患者是否出现肝脓肿穿破等并发症。

5. 治疗要点

(1) 抗阿米巴治疗:选用组织内杀阿米巴药物为主,辅以肠内抗阿米巴药。甲硝唑为首选药物,400 mg,3 次/日,10 天为一个疗程。替硝唑也可选用。对硝基咪唑类药物无效的可选用氯喹。氯喹口服易吸收,肝内浓度高,对肝阿米巴病疗效较高。

(2) 肝穿刺引流:肝脓肿直径 3 cm 以上,靠近体表者,在抗阿米巴药治疗后 2~4 天后进行。尤其对抗阿米巴药治疗后肝脓肿症状无明显改善或有肝局部隆起,压痛剧烈,可能有穿破者应立即进行肝穿刺抽脓。穿刺应在 B 超定位下进行,对脓液超过 200 ml 者,应间隔 3~5 天后重复引流。

(3) 抗生素治疗:对继发细菌感染患者应选用敏感抗生素。

(4) 外科治疗:对内科治疗疗效欠佳者,或肝脓肿溃破后引起化脓性腹膜炎者,可进行外科手术引流。

## (二) 护理诊断及医护合作性问题

1. 体温过高　与肝组织坏死、肝脓肿形成有关。
2. 疼痛　与肝脓肿有关。
3. 营养失调　低于机体需要量,与肝脓肿长期低热、消耗增多有关。

## (三) 护理目标

1. 体温下降直至恢复正常,患者舒适感增加。
2. 肝区疼痛等临床症状明显缓解,营养状况改善。
3. 患者及其家属能复述肝阿米巴病的相关知识,并能按要求实施预防措施。

## (四) 护理措施

1. 隔离　采用消化道隔离。
2. 生活护理

(1) 休息与环境:发热及其他症状明显患者应卧床休息,可采取左侧卧位,以避免肝区受压。恢复期应避免剧烈运动,以免脓肿溃破。

(2) 饮食护理:发热时给予易消化的流质或半流质食物。热退后给予高糖、高蛋白、高维生素、易消化的食物,忌饮酒。贫血患者给予含铁丰富的食物。

3. 病情观察

(1) 观察生命体征,尤其是体温的变化;观察肝区疼痛变化,有无叩击痛,注意疼痛的部位、性质、持续时间及有无放射痛。

(2) 观察脓肿有无向周围组织穿破的征兆,如腹肌紧张、腹痛加重等。

(3) 观察营养状况,定期测体重,注意血红蛋白变化。

4. 对症护理

(1) 高热护理:可采用物理降温,如温水擦浴、乙醇擦浴、冰袋、冰帽、冰水灌肠等;对持续高热且物理降温效果不明显者可按医嘱采用药物降温,应注意用量不宜过大,以免大量出汗引起虚脱。高热伴惊厥者,可应用亚冬眠疗法治疗。

(2)肝区疼痛的护理:可采用左侧卧位或患者舒适的体位,减轻患者疼痛。如疼痛剧烈可遵医嘱给予适量止痛剂。

5. 肝穿刺引流的护理　术前向患者说明手术目的及术中配合的注意事项,减轻患者紧张焦虑情绪。术中配合医生操作,观察患者的呼吸、血压、脉搏等反应,记录抽出脓液的性质、颜色、气味和量,并立即送检。术后嘱患者卧床休息24小时,密切观察患者的症状和生命体征的变化,发现高热、血压下降等异常表现及时报告医生。

### (五)护理评价

1. 体温是否恢复正常,舒适感是否增加。
2. 肝区疼痛等临床症状是否明显缓解,营养状况是否改善。
3. 患者及其家属是否能复述肝阿米巴病的相关知识,并能按要求实施预防措施。

### (六)健康教育

向患者宣传有关肝阿米巴病的疾病过程,检查、治疗及预防措施,特别是肝穿刺引流是治疗措施之一,讲解手术的过程及注意事项。

---

案例:

患者,男性,40岁,因不规则发热40天,伴食欲不振、腹胀及肝区痛,体重减轻4 kg入院。既往无腹泻史。身体评估:体温38.1 ℃,消瘦,无黄疸,心肺(一),右腋前线7、8肋间有明显压痛,局部软组织肿胀,肝肋下2 cm,质中,无压痛,脾未及。实验室检查:白细胞$12\times10^9$/L,中性粒细胞0.86,血红蛋白100 g/L。B超:肝右叶外上方有一 3 cm×4.5 cm大小的液平段。

问题:

1. 写出可能的医疗诊断。
2. 未明确评估还应做什么检查?
3. 写出主要护理诊断及护理措施。

---

ER-5-3　案例思路解析
(阿米巴病病人的护理)(文档)

ER-5-4　扫一扫,看总结
(阿米巴病病人的护理)(文档)

ER-5-5　扫一扫,测一测
(阿米巴病病人的护理)(文档)

(彭徐云)

## 第二节 疟疾病人的护理

ER-5-6 扫一扫,知重点
(疟疾病人的护理)PPT

### 学习目标

1. 掌握疟疾的主要护理诊断及护理措施。
2. 熟悉疟疾的临床表现、治疗要点及预防措施。
3. 了解疟疾的流行病学及发病机制。
4. 能对疟疾病人按护理程序正确实施护理。
5. 具有严谨求实的工作态度,尊重传染病病人的身心需求,体现出护士的爱伤精神和人文关怀。

---

导入情景:

代某,男,20岁,间歇性畏寒、寒战、发热半年,约每月发作一次,每次持续7~10天,近一日出现面部水肿,尿量减少,血压升高,尿蛋白2+,尿红细胞3~6个/Hp,血涂片发现间日疟原虫。

问题:
1. 简述疟疾的临床表现。
2. 简述疟疾的预防措施。

---

疟疾(malaria)是疟原虫经按蚊叮咬进入人体而引起的寄生虫病。临床上以间歇性、发作性寒战、高热、大汗,继之缓解为特征,可有脾肿大和贫血。

导致人体感染的疟原虫共有4种,即间日疟原虫、三日疟原虫、卵形疟原虫和恶性疟原虫。四种疟原虫的生活史相似,包括在人体内进行无性繁殖和按蚊体内进行有性繁殖两个阶段,人为中间宿主,按蚊为终宿主。

1. 疟原虫在人体内发育

(1)红细胞外期:感染子孢子的雌性按蚊刺吸人血时,子孢子随按蚊唾液进入人体,随血液循环侵入肝脏,在肝细胞内发育为裂殖体,经一周左右,可分裂为裂殖子,使被寄生的肝细胞肿胀、破裂,逸出大量的裂殖子,称红细胞外期。一部分裂殖子被吞噬细胞吞噬,另一部分进入血液侵入红细胞内,进入红细胞内期的发育。子孢子在肝内分为速发型和迟发型。速发型子孢子发育较快,经9~16天发育成熟;迟发型子孢子发育较慢,需6~11个月才能成熟,仅见于间日疟和卵形疟,是引起疟疾复发的原因。

(2) 红细胞内期:在红细胞内裂殖子先后发育成小滋养体、大滋养体、裂殖体,最后形成大量裂殖子。当被寄生的红细胞破裂时,释放出大量的裂殖子、疟色素和代谢产物,大部分被吞噬细胞吞噬,小部分裂殖子侵入其他红细胞,重复上述裂体增殖而引起周期性发作。经上述裂体增殖3~4代后,部分裂殖子在红细胞内虫体逐渐增大,不再进行裂体增殖,发育成雌、雄配子体。当配子体被雌性按蚊吸入胃中,则进行疟原虫的有性增殖阶段。

2. 疟原虫在蚊体内发育 雌、雄配子体随着人体血液进入蚊胃内,发育为雌、雄配子,交配后结合成合子,继之发育为动合子,穿过蚊胃壁发育成卵囊,并在卵囊内进行孢子增殖,发育成大量的子孢子,卵囊的破裂释放出子孢子,进入蚊唾液腺,随按蚊下次的叮咬而进入人体。

ER-5-7 间日疟疾虫生活史

疟原虫在肝细胞内和红细胞内增殖时并不引起临床症状。当红细胞被裂殖子胀破后,大量的裂殖子、疟色素、代谢产物及变性血红蛋白进入血液,引起寒战、高热、大汗的典型症状。由于逸出的裂殖子又可再次进入红细胞内,进入新一轮的裂体增殖,如此不断循环,故而引起本病间歇性发作。疟原虫在红细胞内裂体增殖所需的时间不同,故发作的周期不同,间日疟和卵形疟的周期为48小时,三日疟为72小时,恶性疟为36~48小时。反复多次发作,大量红细胞被破坏,故患者出现贫血表现。疟原虫在人体内增殖引起强烈的吞噬反应,以致全身单核-巨噬细胞系统显著增生,表现为周围单核细胞增多,脾肿大。

## 一、护理评估

### (一)健康史

1. 流行病学资料

(1) 传染源:疟疾患者及无症状带虫者,且外周血中存在配子体。

(2) 传播途径:雌性按蚊是传播媒介,含有子孢子的雌性按蚊叮咬是主要传播途径。此外输入带有疟原虫血液造成感染。

(3) 人群易感性:普遍易感,可因种族、年龄、性别、职业而不同,感染程度也受生活环境、工作性质、免疫力和遗传因素的影响。机体感染后可获得短暂免疫力,但各型间无交叉免疫。多次发作或感染后,再次感染症状较轻或无症状,故疫区儿童和外来人口发病率较高。

(4) 流行特征:温度是影响疟疾流行的重要因素,孢子增殖的最适温度是22~28℃,所以疟疾发病以夏秋季较多,热带和亚热带地区可常年发病。我国除少数地区外,均有疟疾流行,其中以间日疟为主,恶性疟次之,三日疟少见,卵形疟罕见。

2. 患病及治疗经过 了解病人的发病过程,询问病人有无间歇性、发作性寒战、高热、大汗,继之缓解为特征,可有脾肿大和贫血等。起病后经过何种处理、服药情况及其效果如何等。

### (二)身体状况

间日疟和卵形疟潜伏期为13~15天,三日疟为24~30天,恶性疟为7~12天,多数患者起病较急,部分患者可有乏力、低热、头痛、肌肉酸痛等前驱表现。

1. 典型发作　间歇性和周期性发作是疟疾的临床特点。典型症状为突发性寒战、高热和大汗。

(1) 寒战期：突感畏寒如四肢和背部发冷，逐渐波及全身，面色苍白，口唇和指甲发绀，常伴有头痛、恶心、呕吐等，持续数分钟至2小时。

(2) 高热期：寒战停止后，继之高热，体温迅速上升至40 ℃或更高，伴有面色潮红、脉搏有力、头痛、全身酸痛、恶心、口渴，严重时出现烦躁不安、谵妄、抽搐等症状。常持续2~6小时。

(3) 大汗期：高热后期全身大汗淋漓，随之体温降至正常或正常以下，上述自觉症状明显缓解。除感疲劳外，顿感轻松舒适。持续时间1~2小时。

早期患者的间歇性不规则，经数次发作后即变得规则。发作5~7次后，患者可产生一定的免疫力而自停，但红细胞内仍有疟原虫存在，成为带虫者。间日疟和卵形疟呈间日发作，症状较轻；三日疟三天发作一次，周期性较规则。恶性疟临床表现多样，严重者可致凶险发作。

反复发作可导致红细胞大量破坏而出现贫血，恶性疟较为显著，三日疟较轻。同时患者也可出现肝脾肿大，肝肿大发生于脾大之后，反复多次发作后可明显肿大，质硬，血中丙氨酸氨基转移酶增高。

2. 凶险发作　多由恶性疟引起，偶有间日疟和三日疟，常发生在免疫力低下的儿童和初入疟区的外来人群。起病急缓不一，病情严重，死亡率高。

(1) 脑型：最为常见且死亡率高，90%为恶性疟感染所致，与受感染红细胞堵塞脑微血管和低血糖有关。主要的临床表现为急性高热或超高热，剧烈头痛、呕吐、烦躁不安、谵妄、抽搐、昏迷，大多有脑膜刺激征和阳性病理反射，严重者可出现脑水肿、呼吸衰竭。脑脊液检查压力稍高，白细胞计数正常或偏高，蛋白质轻度增高，糖和氯化物正常。外周血中易发现恶性疟的小滋养体。

(2) 超高热型：急起持续高热，体温迅速上升至41 ℃以上。患者皮肤绯红、呼吸急促、谵妄、抽搐，常发展为深度昏迷，可在数小时内死亡。

(3) 厥冷型：患者肛温在38~39 ℃以上，皮肤苍白或轻度发绀，体表湿冷，常伴有呕吐或腹泻，血压下降，严重时表现为循环衰竭。

(4) 胃肠型：患者常有腹痛、腹泻，每日数十次，粪便初为黏液水便，后可出现血便、柏油便，严重时出现肾衰竭和休克。

3. 特殊类型疟疾

(1) 输血疟疾：临床表现为典型发作。常发生在输血后7~10天，经治疗后一般不复发。

(2) 婴幼儿疟疾：易发展为凶险型疟疾。发热不规则，胃肠道症状明显，脾大，贫血。预后差。

4. 复发和再燃

(1) 复发：是寄生于肝细胞内的迟发型子孢子引起，疟疾初发停止后，若血中红细胞内期疟原虫已被消灭，在无新感染的情况下，经过数周至年余，又出现疟疾发作，一般在间日疟或卵形疟初病痊愈半年后再次发作。

(2) 再燃：是疟疾初发停止后，残存在红细胞内期的疟原虫在一定条件下大量增殖又引起疟疾发作，多见于病愈后1~4周后发生，四种类型的疟原虫均有再燃的可能性。

5. 并发症

（1）溶血性尿毒综合征：亦称黑尿热。临床表现为急性寒战、高热、恶心、呕吐、肝脾迅速增大、急性贫血、尿量剧减、酱油色尿（血红蛋白尿），严重者发生急性肾衰竭。

（2）急性肾衰竭：包括急性肾小球肾炎和肾病综合征，多见于成人恶性疟患者。患者红细胞被大量破坏，发生血红蛋白尿，导致肾损伤。

### （三）实验室及其他检查

1. 血常规　白细胞计数正常或减少，单核细胞增多。多次发作后红细胞总数和血红蛋白可有不同程度下降，网织红细胞增多。

2. 疟原虫检查　血涂片查到疟原虫是确诊的最可靠依据。应在寒战或发热初期采血。临床上不能排除疟疾但一次检查阴性者，应反复涂片检查，必要时做骨髓穿刺涂片检查。一般情况下，骨髓涂片的阳性率稍高于外周血涂片。

3. 血清学检查　检测血清特异性抗体，对疟疾的回顾性诊断、流行病学调查、献血员检查等有一定的辅助诊断，常用方法包括间接血凝实验、间接荧光抗体实验和酶联免疫吸附实验等。

4. 分子生物学检查　DNA探针技术为疟疾诊断提供一种特异性方法。

### （四）心理社会状况

了解患者因疾病的反复发作，身心不适以及对疾病的不了解，对隔离的不适应而产生的恐惧、焦虑的心理；了解患者对疟疾典型发作的应对措施及效果等。

### （五）治疗要点

1. 抗疟原虫治疗

（1）控制临床发作的药物

1）氯喹：是目前临床用于控制各种疟疾症状的首选药物，其特点是显效快、疗效高、作用持久。该药对间日疟、三日疟以及敏感的恶性疟的红细胞内期的裂殖体有杀灭作用，但对红细胞外期无效，既不能做病因性预防，也不能根治间日疟。剂量：片剂0.25 g，一般成人首次口服1 g，6小时后服0.5 g，第2、3日各服1次，每次0.5 g。不良反应有轻度头晕、头痛、眼花、食欲减退、恶心、呕吐等；过量服药可引起视力和听力障碍、中性粒细胞减少、肝肾功能损害。

2）奎宁：对各种疟原虫的红细胞内期裂殖体均有杀灭作用，效果不如氯喹且毒性较大，作用时间短，极少产生耐药性，且与氯喹之间无交叉耐药性，主要用于治疗耐氯喹或耐多药的恶性疟。

3）青蒿素：能快速、有效杀灭各种红细胞内期疟原虫，对红细胞外期无效。临床上主要用于治疗间日疟和恶性疟，特别对耐氯喹和脑型疟疾效果较好，但复发率较高。不良反应较少，偶有四肢麻木、心动过速、腹痛、腹泻等。成人每日60 g，首次加倍，5～7天为一个疗程。

（2）控制复发和传播的药物：常用伯氨喹，该药对间日疟红细胞外期迟发型子孢子和各种疟原虫的配子体有较强的杀灭作用，但毒性较大，患者在治疗量即可出现头晕、恶心、呕吐、腹痛等，故使用时应加以警惕。

（3）预防疟疾药物：乙胺嘧啶对各型疟原虫的原发性红细胞外期子孢子和红细胞内期的未成熟的裂殖体均有抑制作用，是目前用于病因性预防的首选药。常规用药不良反应较轻，大量使用后可引起巨幼红细胞性贫血或白细胞减少。

2. 一般治疗　高热患者以物理降温为主；贫血者给予铁剂治疗；不能进食者给予静脉

输液。

3. 对症治疗

（1）脑型疟疾：体温过高者除物理降温外，可给予适量肾上腺皮质激素；脑水肿者给予甘露醇脱水；抽搐者给予地西泮等镇静剂；低分子右旋糖酐有利于 DIC 的治疗和预防。

（2）黑尿热：立即停用可能诱发溶血的抗疟药，同时补充液体、碱化尿液、使用肾上腺皮质激素；贫血者适当小量输血；少尿或无尿者按肾衰竭处理。

### 二、护理诊断及医护合作性问题

1. 体温过高　与疟原虫感染、大量致热原释放入血有关。
2. 活动无耐力　与高热、大汗、贫血有关。
3. 疼痛　头痛、全身痛　与高热有关。
4. 潜在并发症　脑疝、黑尿热、肾炎、肾病综合征。

### 三、护理目标

1. 患者体温恢复正常，不适感消失。
2. 患者活动耐力增强，卧床休息期间的日常生活需要能得到满足，无疲劳感。
3. 患者主诉疼痛减轻，感觉舒适。
4. 患者无并发症，或发生并发症能及时处理。

### 四、护理措施

1. 隔离　采取虫媒隔离。
2. 生活护理

（1）休息：急性发作期应卧床休息，以减少患者体力消耗，协助患者洗漱、进食、如厕等，满足日常生活需要。

（2）饮食：发作期应给以高热量流质或半流质食物，鼓励患者多饮水或果汁；如有呕吐、不能进食者，给予静脉输液；发作间歇期应给以高热量、高蛋白、高维生素、含铁丰富食物。

3. 病情观察　对典型发作患者，主要观察生命体征，随时记录体温，尤其注意热型及体温的升降方式，观察面色，注意有无贫血表现；对恶性疟疾患者，注意观察体温和意识状态，有无瞳孔变化，有无神志改变及其程度，有无头痛、呕吐等颅内压增高或脑膜刺激征的表现，注意有无发生呼吸抑制，如出现上述情况，应及时报告医生；对黑尿热患者，应注意观察是否有急起寒战、高热、头痛、呕吐、进行性贫血和黄疸、尿量剧减、排酱油色尿等表现，记录 24 小时出入量，检测血生化指标，血红细胞、血红蛋白等，及时发现肾衰竭或贫血，检测血细胞、血红蛋白，及时发现贫血。

4. 用药护理

（1）氯喹口服可引起头晕、头痛、眼花、食欲减退、恶心、呕吐、皮肤瘙痒等，少数患者出现心动过缓、心律不齐等，故可嘱患者饭后服用，以减少胃肠道刺激，并密切观察循环系统的变化。

（2）使用伯氨喹可出现头晕、恶心、呕吐、腹痛、急性血管内溶血等，一旦出现毒性反应，必须立即停药并上报医生。多饮水或静脉输液促进药物排除，并记录 24 小时出入量。

(3) 控制凶险疟疾发作常用氯喹或奎宁,静注该药可引起血压下降及心脏传导阻滞,严重者出现心脏骤停,故使用时应控制滴速和浓度,以每分钟40~50滴为宜,绝不能静推,并密切观察血压、心率、脉搏等,滴注过程中有专人守护在床边,如有异常,应立即停止滴注,并报告医生。

5. 对症护理

(1) 典型发作寒战期:寒战期应注意保暖,加盖棉被,给予热水袋、喝热饮料等。发热期采用物理降温,过高热患者可给予药物降温。体温控制在38℃以下较为合适。大汗期可用温水擦浴,多饮水防止虚脱,出汗后及时更换内衣裤及床单,防止受凉。

(2) 凶险发作者有抽搐、昏迷:应保持患者呼吸道通畅,按抽搐、昏迷患者护理。如发生脑水肿、呼吸衰竭时,协助医生抢救并做好相应护理,防止患者突然死亡。

(3) 黑尿热:嘱患者卧床休息至急性症状消失;保证每日液体入量3000~4000 ml,不能饮用者需静脉输液,尿量不得少于1500 ml/d,发生少尿或无尿等急性肾衰竭者按急性肾衰竭护理;遵医嘱立即停用奎宁、伯氨喹等诱发溶血反应的药物,可用5%碳酸氢钠、氢化可的松等药物,减轻肾损害和溶血;贫血患者给予配血、输血处理。

6. 心理护理　向患者讲述疾病过程,指导用药及服药注意事项。鼓励患者树立战胜疾病的信心。

## 五、护理评价

1. 体温是否恢复正常,不适感是否消失。
2. 活动耐力是否增强,卧床休息期间的日常生活需要是否得到满足,无疲劳感等不适。
3. 疼痛是否减轻,感觉是否舒适。
4. 是否无并发症发生,或发生并发症后是否及时发现处理。

## 六、健康教育

1. 预防疾病指导

(1) 控制传染源:根治患者及带虫者,加强流动人口管理,防止传染源输入。

(2) 切断传播途径:宣传防蚊、灭蚊是预防疟疾的关键。消灭蚊子幼虫和滋生场所,对成蚊采用杀虫剂喷洒等方法灭蚊。

(3) 保护易感人群:采取防蚊措施。对高疟区、暴发流行区的人群和流行区的外来人群给予预防性服药以防止发生疟疾。在疫区黄昏后应穿上长裤和长袖衣服,在暴露的皮肤上涂上驱蚊剂,以减少蚊虫叮咬;挂蚊帐,装纱窗并在房间内喷洒杀蚊剂阻隔蚊虫叮咬。疟疾痊愈未满3年者,不可献血。

2. 对病人的指导　对患者进行疟疾知识教育,指导患者坚持用药,力求彻底治愈。治愈后定期随访,如反复发作,应速到医院就诊。对1~2年内有疟疾发作时及血中查到疟原虫者,在流行季节前20天,给予抗复发药物治疗,常用伯氨喹和乙胺嘧啶联合治疗,以后每3个月随访一次,直至2年内无复发为止。

案例:

赵某,男,25岁,3周前到南方某地出差,该地区气候炎热,蚊蝇较多。近2周来间日定期寒战,继之高热,4小时后发汗淋漓,退热。发作后自觉乏力,未经任何药物治疗。患者对自己所患疾病不了解,不知如何被传染及如何治疗。身体评估:体温39.6 ℃,血压正常,心率124次/分钟,心律规整,肝、脾均于肋下1.0 cm,质中等,其他正常。实验室检查:白细胞计数$4.0×10^9$/L,中性粒细胞0.76,淋巴细胞0.24,血红蛋白90 g/L,血涂片检查发现间日疟原虫滋养体。

问题:
1. 写出可能的医疗诊断。
2. 写出主要护理诊断。
3. 写出主要护理措施。

ER-5-8 案例思路解析
(疟疾病人的护理)(文档)

ER-5-9 扫一扫,看总结
(疟疾病人的护理)(文档)

ER-5-10 扫一扫,测一测
(疟疾病人的护理)(文档)

(彭徐云)

# 第六章 蠕虫感染性疾病病人的护理

## 第一节 日本血吸虫病病人的护理

ER-6-1 扫一扫,知重点
(日本血吸虫病病人的护理)PPT

### 学习目标

1. 掌握日本血吸虫病的主要临床特征、护理诊断及医护合作性问题、护理措施。
2. 熟悉日本血吸虫病的流行病学特征、实验室检查要点。
3. 了解日本血吸虫病的发病机制。
4. 能对日本血吸虫病病人按护理程序正确实施护理。
5. 具有严谨求实的工作态度,尊重传染病患者的身心需求,体现出护士的爱伤精神和人文关怀。

导入情景:
　　今年暑假小张回到家乡安徽芜湖,并多次和好朋友下河捕鱼,开学后小张出现高热、腹泻、皮肤有痒感,并出现较多散在的红色小疹。为了不耽误学习,小张只在诊所进行对症处理,病情并没有好转。后来小张在老师的陪伴下到医院进行了详细的检查,医生考虑是日本血吸虫病。
　　问题:
　　1. 日本血吸虫病与下河捕鱼有没有关系?
　　2. 小张在医院可能做了哪些检查?
　　3. 如何预防日本血吸虫病?

# 第六章 蠕虫感染性疾病病人的护理

日本血吸虫病(schistosomiasis japonica)是日本血吸虫寄生在门静脉系统所引起的寄生虫病。急性期表现为发热、肝大和压痛、腹泻或脓血便、血中嗜酸性粒细胞显著增多；慢性期以肝脾大或慢性腹泻为主；晚期则以门静脉周围纤维病变为主，可发展为肝硬化、巨脾和腹水等。虫卵肉芽肿反应是日本血吸虫病的基本病理改变，以肝脏和结肠最显著。

寄生于人体的血吸虫主要有五种，在我国流行的主要是日本血吸虫。日本血吸虫雌雄异体，寄生于门静脉系统，主要在人体肠系膜下静脉内。成虫在血管内交配产卵，一条雌虫一天可产卵1 000个左右。大部分虫卵滞留在宿主肝及肠壁内，少数虫卵从肠壁穿破血管进入肠道，随粪便排出体外。从粪便中排出的虫卵入水后，在适宜温度(25～30 ℃)下孵出毛蚴，毛蚴又侵入中间宿主钉螺体内，经过母胞蚴和子胞蚴二代发育繁殖，7～8周后即有尾蚴不断逸出，每日数十条至百余条不等。尾蚴从螺体逸出后，随水流在水面漂浮游动。当人、畜接触疫水时，尾蚴在极短时间内从皮肤或黏膜侵入，然后随血液循环流经肺而终达肝脏，30天左右在肝内发育成成虫，又逆血流移行至肠系膜下静脉中产卵，完成其生活史。日本血吸虫生活史，其中，人是终末宿主，钉螺是必需的唯一中间宿主，人、牛、猪、羊、犬、猫等41种哺乳动物是保虫宿主。

日本血吸虫生活史中各个时期(如尾蚴、童虫、成虫、虫卵)及其相应的代谢产物均可引起一系列免疫反应，但主要由成熟的虫卵引起的肉芽肿最为严重。①尾蚴引起的病变：尾蚴钻入皮肤，引起局部组织周围水肿，毛细血管扩张、充血，局部发生红色丘疹，称"尾蚴性皮炎"，维持1～3天消退。②童虫引起的病变：童虫随血流进入肺时，可引起肺组织点状出血及白细胞浸润，出现发热、咳嗽、荨麻疹等临床表现，严重时出现"出血性肺炎"，感染后1～2周出现，但很快消失。③成虫引起的病变：移行至肠系膜下静脉产卵。④虫卵引起的病变：慢性血吸虫病的主要病变由虫卵引起。含毛蚴的虫卵释放出可溶性虫卵抗原，并通过卵壳上微孔缓慢释放，使T细胞致敏，释放各种淋巴因子，吸引嗜酸性粒细胞和单核细胞等，形成虫卵肉芽肿。随着虫卵被破坏、变性、钙化，肉芽肿逐渐发生纤维化，导致组织纤维化。重度感染，门脉周围出现广泛的纤维化，称为干线型纤维化，是晚期血吸虫病特征性病变。在肝脏，可引起肝硬化、门静脉高压症。结肠病变以直肠、乙状结肠和降结肠为重，可引起腹痛、腹泻、便秘、癌变。异位损害，以肺和脑较为多见。

ER-6-2 血吸虫病发病机制(图)

## 一、护理评估

### (一)健康史

1. 流行病学资料

(1) 传染源：患者和保虫宿主为本病主要传染源。保虫宿主种类较多，主要有牛、猪、羊、犬、猫及鼠类等。水网地区以患者为主；湖沼地区除患者外，感染的牛和猪也是传染源；山丘地区以鼠类为主。

(2) 传播途径：由皮肤、黏膜接触含尾蚴的疫水而受感染，也可因饮用含尾蚴的生水经口腔黏膜感染。传播必须具备三个条件：①带虫卵的粪便入水；②水中有钉螺的存在、滋生；③人或畜接触含尾蚴的疫水。钉螺是必需的唯一中间宿主。

考点提示：日本血吸虫病的传播途径

(3) 人群易感性：普遍易感，男性青壮年和儿童多见，感染后可获得一定免疫力，无免疫力的非流行区的人群如接触大量尾蚴，可出现暴发流行。

(4) 流行特征：本病感染季节多为夏秋季，而且有严格的地区性，其流行区与钉螺分布区域相同。主要分布于长江流域及以南的13个省、市、自治区，如江苏、安徽、江西、湖北等地。

ER-6-3 日本血吸虫病的流行病学资料（微课）

## 知 识 链 接

1955年夏天，毛泽东主席主持召开了中央会议，发出了"一定要消灭血吸虫病"的号召，拉开了我国系统防治血吸虫病的序幕。江西余江县人民根据钉螺特殊的生活习性，用开挖新沟填埋旧沟的方法消灭钉螺，阻断了血吸虫的生活链。1958年6月30日，正在杭州视察的毛泽东在《人民日报》上看到了余江县率先消灭了血吸虫病的报道，兴奋地提笔写下了著名的《送瘟神》二首。

2. 患病及治疗经过　了解病人的发病经过，询问病人的起病经过、主要症状及其特点、病情的进展情况。有无血吸虫疫水接触史，询问当地是否为疫区和周围有无同样发病情况。同时询问其既往史、个人史、家族史和预防接种史等。起病后经过何种处理、服药情况及其效果如何等。

### (二) 身体状况

潜伏期长短不一，80％患者为30～60天，平均40天。患者感染严重者则潜伏期短，感染较轻者则潜伏期长。血吸虫病临床表现复杂多样，轻重不一，按感染的程度、部位等病程和主要的临床表现分为四型：急性血吸虫病、慢性血吸虫病、晚期血吸虫病及异位血吸虫病。

1. 急性血吸虫病　起病急，以全身症状为主。患者在接触疫水数小时至5天内，皮肤出现红色丘疹，2～3天后消失。

(1) 发热：患者均有发热，热度的高低与感染的程度成正比。体温一般在38～40℃之间，以间歇热、弛张热多见，其次为不规则热，一般发热前少有寒战。高热时偶有中毒症状，热退后自觉症状良好。重症患者可有缓脉，出现贫血、消瘦、营养不良和恶病质等，甚至死亡。

(2) 过敏反应：荨麻疹最为常见，多见于发热期，时发时愈，持续数天至2周。此外还有血管神经性水肿、淋巴结肿大、出血性紫癜、支气管哮喘等。血中嗜酸性粒细胞显著增多，对诊断具有重要参考价值。

(3) 消化道症状：发热期间，多伴有食欲减退、腹痛、腹泻等，腹泻患者一般每日3～5次，个别可达10余次，初为稀水便，而后出现脓血、黏液，热退后腹泻次数减少。危重患者出现高度腹胀、腹水、腹膜刺激征。经治疗,热退后6~8周,上述表现可显著改善或消失。

(4) 肝脾肿大:90%以上患者肝大伴肝痛,以肝左叶较为显著。半数以上患者轻度脾大。

(5) 其他:半数以上患者有咳嗽、气喘、胸痛等症状。呼吸系统症状多在感染后两周内出现。重症患者出现神志淡漠、心肌受损、恶病质等,甚至迅速发展为肝硬化。

2. **慢性血吸虫病** 在流行地区占绝大多数,主要发生在急性症状消退而未经治疗或疫区反复轻度感染而获得部分免疫力患者。临床表现为隐匿型间质性肝炎或慢性血吸虫性结肠炎为主。病程长达10~20年甚至更长。

(1) 无症状型:轻型患者大多无症状,仅在普查时或因其他疾病就医而被发现。体检时发现肝大,粪便检查中发现虫卵。

(2) 有症状型:常见症状为腹痛、慢性腹泻,每日2~3次稀便,偶带血,重者有脓血便。病程长者可出现肠梗阻、贫血、体力下降等。重者可有内分泌紊乱,女性月经紊乱等。早期肝大,晚期进入肝硬化阶段。脾脏逐渐增大,超过肝脏。下腹部可触及大小不等的包块,是增厚的结肠系膜、大网膜和肿大的淋巴结粘连所致。

> 考点提示:慢性血吸虫病的临床特点

3. **晚期血吸虫病** 慢性血吸虫病继续发展,形成血吸虫病性肝硬化,临床表现以门静脉高压为主。病程多在5~15年。根据患者受累主要脏器的病变程度,可分为四型:巨脾型、腹水型、结肠肉芽肿型及侏儒型。患者可同时具有两三个型的主要表现。

(1) 巨脾型:是晚期血吸虫病肝硬化门脉高压的主要表现。脾进行性肿大,下缘可达盆腔,表面光滑,质硬。常伴有食管静脉曲张,亦可有脾功能亢进。肝逐渐缩小。因门脉高压,可出现上消化道出血,易诱发腹水。

(2) 腹水型:是晚期血吸虫病肝功能失代偿的表现,是严重肝硬化的重要标志。患者表现为腹胀、乏力、下肢水肿、呼吸困难、腹壁静脉曲张、巨脾等。常因上消化道出血、肝衰竭、肝性脑病、感染而死亡。

(3) 结肠肉芽肿型:以结肠病变为突出表现。患者经常腹痛、腹泻、便秘或二者交替出现,有时出现水样便、血便、黏液脓血便;有时出现腹胀、肠梗阻。左下腹可触及压痛及肿块,易发生癌变。

(4) 侏儒型:少见,俗称"小老人",自幼反复感染本病引起脑垂体功能减退,生长发育障碍,表现为身材矮小,面容衰老,无第二性征,生长发育低于同龄人,但智力发育未受影响。

4. **异位血吸虫病**

(1) 肺血吸虫病:多见于急性血吸虫病患者,为虫卵沉积引起的肺间质病变。轻者表现为咳嗽、胸部隐痛、痰少,重者有气急、哮喘、胸闷,肺内有少量干湿啰音。胸部X线检查可见肺部弥漫云雾状、雪花状及粟粒样浸润阴影,以位于中下肺野为多,肋膈角模糊不清。治疗3~6个月后,肺部病变逐渐消失。

(2) 脑血吸虫病:临床上可分为急性与慢性两型,多见于病程早期,以青壮年多见。急性患者酷似脑膜脑炎,常与肺部病变同时出现,症状为意识障碍、脑膜刺激征、瘫痪、抽搐、锥体束征等。慢性患者主要症状为癫痫发作,尤以局限性癫痫多见。

(3) 其他:肾、睾丸、卵巢、子宫、心包、腮腺、皮肤等处也可发生血吸虫病。

> 考点提示：血吸虫病异位损害常见部位

### （三）实验室及其他检查

1. 血常规　急性期患者以外周血嗜酸性粒细胞显著增高为其主要特点，白细胞为$(10\sim30)\times10^9/L$，嗜酸性粒细胞占20%～40%，有时高达90%。慢性患者一般轻度增高，但病情严重，免疫功能低下者不高。晚期患者因脾功能亢进，红细胞、白细胞、血小板减少。

2. 粪便检查　粪便中查到血吸虫虫卵或孵化出毛蚴是确诊的依据。一般急性期患者阳性率较高，慢性和晚期患者阳性率不高。

> 考点提示：日本血吸虫病的确诊依据

3. 肝功能试验　急性期患者血清中球蛋白显著增高，血清中丙氨酸氨基转移酶（ALT）、门冬氨酸氨基转移酶（AST）也轻度增高。晚期患者血清白蛋白减少，球蛋白增高，A/G比例下降或倒置。慢性患者尤其是无症状者肝功能大多正常。

4. 免疫学检查　免疫学方法较多，如皮内实验、环卵沉淀实验、ELISA实验、EIA实验等，操作简单，特异性和敏感性较高。

5. 结肠镜及直肠黏膜活组织检查　可见黏膜有黄斑、息肉、充血、水肿、溃疡等病变。自病变处取米粒大小黏膜置于两玻片之间，显微镜下可发现血吸虫卵，以距肛门8～10 cm背侧黏膜处取材阳性率最高，其阳性率一般高于粪便检查虫卵。

6. 肝影像学检查

（1）B超检查：可见肝脾体积大小变化，门脉血管增粗改变，并可定位行肝穿刺活检。

（2）CT检查：晚期患者肝包膜与肝内门静脉常有钙化现象。重度肝纤维化表现为龟背样图像。

---

## 知识链接

### 日本血吸虫病的诊断要点

1. 流行病学史　有血吸虫疫水接触史是诊断的必要条件。

2. 临床表现　急性血吸虫病：发热、肝脾大、荨麻疹、腹痛、腹泻等。慢性血吸虫病：症状不明显或症状较轻。晚期血吸虫病：巨脾、腹水、结肠肉芽肿表现、侏儒症。异位损害：常在肺、脑等处。

3. 辅助检查　粪便检出血吸虫虫卵或孵出毛蚴，或直肠黏膜活检发现血吸虫虫卵，或血清免疫学检查阳性。

---

### （四）心理社会状况

了解患者因病情急重，反复发作，严重影响机体身心健康，感到焦虑、恐惧等。

## （五）治疗要点

1. 病原治疗　目前治疗血吸虫病的首选药是吡喹酮,其毒性小、疗效好、给药方便、适应证广等优点,可用于各期各型血吸虫病患者。

2. 对症治疗

（1）急性血吸虫病:患者出现高热、中毒等症状,应给予补液,保证水、电解质平衡,加强营养及全身支持疗法。

（2）慢性和晚期血吸虫病:除一般治疗外,加强营养,改善体质。巨脾、门脉高压、上消化道出血等患者可选择适当时机进行手术治疗。侏儒症患者可短期、间隙、少量给予性激素和甲状腺制剂。

> 考点提示:治疗日本血吸虫病的首选药物

## 二、护理诊断及医护合作性问题

1. 体温过高　与血吸虫感染虫卵和虫体代谢产物作用有关。
2. 腹泻　与病变累及直肠、结肠导致局部黏膜充血、水肿、溃疡形成有关。
3. 营养失调　低于机体需要量,与进食减少机体营养代谢障碍有关。
4. 活动无耐力　与肝功能减退、营养不良有关。
5. 潜在并发症　上消化道出血、肝性脑病、原发性腹膜炎。

## 三、护理目标

1. 患者接受及时规范治疗,避免并发症发生。
2. 能说出营养失调发生的原因和饮食管理对本病的重要性,切实执行各项饮食措施,营养状况逐步改善。
3. 患者体温恢复正常,腹痛、腹泻等症状消失。
4. 患者能正确对待自己的病情,焦虑、恐惧状况改善。
5. 患者及其家属了解本病知识,知道个人防护的方法,并配合治疗和护理。

## 四、护理措施

1. 隔离　日本血吸虫病确诊后,按有关规定登记,24小时内上报。采取接触隔离,尤其是禁止随地排便。急性期患者尽早就医,争取彻底治愈,防止转为慢性。

2. 生活护理

（1）休息与环境:急性期及晚期肝硬化患者应卧床休息,有消化道出血者应绝对卧床休息;慢性期患者可适当活动,但避免过度疲劳。

（2）饮食护理:急性期患者给予高热量、高蛋白、高维生素易消化食物,避免煎炸、油腻、产气食物,减少脂肪摄入。高热、中毒症状患者,应补充水分,保持水电解质平衡。慢性患者可给予营养丰富、易消化食物,少量多餐,避免进食粗、硬、过热和过多纤维的刺激性食物。若有消瘦、贫血等表现可遵医嘱给予输血、血制品等支持治疗。

3. 病情观察

(1) 急性血吸虫病:观察患者体温变化,每日腹泻次数,粪便性状,皮疹形态、部位等,肝脾大小,肝功能情况等。

(2) 晚期血吸虫病:主要表现为肝硬化和肝功能失代偿。应观察患者腹围、体重、下肢水肿、肝脾大小,肝功能变化。同时注意有无上消化道出血、肝性脑病及感染等并发症。

4. 用药护理　遵医嘱使用吡喹酮。本药不良反应轻微而短暂,主要有腹痛、恶心、头晕、乏力、肌肉酸痛等;个别患者可出现步态不稳、共济失调;少数患者有心电图异常,偶见低钾血症和过敏反应。应指导患者按时、按量服药,观察药物的不良反应。

5. 对症护理

(1) 发热:参见第一章第七节的护理。

(2) 腹泻:观察患者排便次数、便量及性状等。注意患者有无脱水及电解质紊乱表现。做好肛周皮肤的护理,排便频繁者,每次便后用温水清洗并用软纸吸干,勿用力擦拭,以防肛周皮肤受损,涂以凡士林,防糜烂;观察疗效,如发现异常,应及时向医生报告。

(3) 腹水:严格控制钠盐的摄入;定期测量体重、腹围,记录24小时出入量;遵医嘱给予利尿治疗;大量腹水者采用半坐卧位,改善患者呼吸困难。

6. 心理护理　了解患者及其家属对血吸虫病知识的认知程度及心理状况,关心患者,消除不良心理反应,积极配合治疗。鼓励家属多陪伴患者,给予患者更多的社会支持,帮助患者树立战胜疾病的信心。

### 五、护理评价

患者接受及时规范治疗,未发生并发症;能说出营养失调发生的原因和饮食管理对本病的重要性,切实执行各项饮食措施,营养状况逐步改善;患者体温恢复正常,腹痛、腹泻等症状消失;患者能正确对待自己的病情,无焦虑、恐惧等不良情绪;患者及其家属了解本病知识,知道个人防护的方法,并配合治疗和护理。

### 六、健康教育

1. 预防疾病指导　向疫区居民讲解日本血吸虫病的有关知识,做到预防为主,宣传国家相关政策。在流行区每年对患者及患畜进行普查普治。采用物理和化学的方法杀灭钉螺或改变钉螺的滋生环境。对家畜圈养,加强家畜粪便管理,防止人、畜的粪便污染水源,提倡使用自来水。尽量避免与疫水接触,尤其要严禁儿童在疫水中洗澡、游泳等,也不要在早晨和雨后到河边草地行走,防止露珠或水滴中的尾蚴接触人体。必须接触疫水时,应采取防护措施,如涂擦防护剂,或穿长筒胶鞋、防护裤、戴手套,或用1‰氯硝柳胺碱性溶液浸渍衣裤等,必要时可应用吡喹酮等进行预防性服药。

2. 对病人指导　急性患者应及早就医,争取彻底治愈;慢性患者应注意休息,规律生活,避免劳累,增加营养,戒烟酒,防止合并感染;定时复查,一旦发生并发症如阑尾炎、血吸虫肉芽肿所致的肠梗阻等,应及时就医。

**案例：**
　　李某，男，56岁，渔民，居住在安徽宣城地区，因呕血、黑便3天入院，有慢性血吸虫病病史9年。体格检查：体温36.5℃，脉搏80次/分，呼吸18次/分，血压90/60 mmHg。慢性肝病面容，贫血面容，消瘦，腹部膨隆，肝肋下3 cm，脾平脐，移动性浊音阳性。辅助检查：血常规：血红蛋白60 g/L，红细胞$1.6×10^{12}$/L，腹部B超显示：脾大，门静脉增宽，大量腹水。血吸虫环卵沉淀试验阳性。患者性格内向，暴躁易怒。

问题：
1. 该患者的临床表现有何特点？属于日本血吸虫病中的哪一种类型？
2. 该患者存在哪些护理问题？

ER-6-4　案例思路解析
（日本血吸虫病病人的护理）（文档）

ER-6-5　扫一扫，看总结
（日本血吸虫病病人的护理）（文档）

ER-6-6　测一测
（日本血吸虫病病人的护理）（文档）

（叶永椿）

## 第二节　钩虫病病人的护理

ER-6-7　扫一扫，知重点
（钩虫病病人的护理）PPT

### 学习目标

1. 掌握钩虫病的主要临床特征、护理诊断及医护合作性问题、护理措施。
2. 熟悉钩虫病的流行病学特征、实验室检查要点。
3. 了解钩虫病的发病机制。
4. 能对钩虫病人按护理程序正确实施护理。
5. 具有严谨求实的工作态度，尊重传染病患者的身心需求，体现出护士的爱伤精神和人文关怀。

> **导入情景：**
> 英某，男，40岁，农民，1个月前下地干活后足趾间出现红疹，次日呈水泡、脓疱、下肢红肿，足背奇痒，近一周来，头晕、乏力、腹痛、反复黑便。入院检查后诊断为钩虫病。
> **问题：**
> 1. 钩虫病是通过什么途径传播的呢？
> 2. 哪些检查可以确诊钩虫病？
> 3. 如何预防钩虫病？

钩虫病（ancylostostmiasis，hookworm disease）是由十二指肠钩虫和（或）美洲钩虫寄生于人体小肠所致的疾病。临床上以贫血、营养不良、胃肠功能失调、劳动力下降为主要表现。轻者可无症状，称钩虫感染；严重者可导致发育障碍和心功能不全等。

钩虫病的病原体有两种，即十二指肠钩虫和美洲钩虫。两种钩虫生活史基本相同，一般分为两个阶段。①在人体外的发育：钩虫虫卵随宿主粪便排出，在温暖（25 ℃～30 ℃）、潮湿（相对湿度60%～80%）、氧充足土壤中，发育成杆状蚴，杆状蚴经5～7天发育成具有感染性的丝状蚴。②在人体内发育：当丝状蚴与人体皮肤接触时，侵入皮下毛细血管，随血流经右心至肺，穿过肺毛细血管壁进入肺泡，再借助小支气管、支气管上皮细胞纤毛的摆动向上移行至咽部，随吞咽经食管、胃到达小肠，经过3～4周发育为成虫，寄生于小肠上段，进行交配产卵。

丝状蚴侵入人体后引起钩虫病，对机体的损害主要有两方面。①幼虫引起的损害：丝状蚴钻入皮肤，引起钩蚴性皮炎，导致钻入皮肤处充血、水肿及嗜酸性粒细胞侵入，局部出现红色小丘疹。蚴虫移行至肺部，穿过肺微血管到达肺泡，引起肺间质和肺泡的点状出血及炎症。严重者可引起支气管肺炎。②成虫引起的损害：成虫吸附在小肠黏膜上，吸食血液和肠液，并分泌抗凝血物质，同时更换吸血部位，使局部伤口不断渗血，引起慢性失血和血浆蛋白丢失。长期贫血和缺氧可引起心、肝、肾等脏器出现不同程度的脂肪变性和退行性变。儿童严重感染可引起生长发育障碍。

## 一、护理评估

### （一）健康史

**1. 流行病学资料**

（1）传染源：患者和带虫者为本病主要传染源。

（2）传播途径：主要感染方式是丝状蚴从皮肤侵入人体，或进食含有丝状蚴的蔬菜及生水经口腔黏膜感染。

（3）人群易感性：普遍易感，且可多次反复感染。

（4）流行特征：本病流行与自然条件及生产方式有关，流行区多为以种植花生、玉米等农作物为主地区。感染者以青壮年农民为主，夏秋季为感染高峰季节。本病以散发为主，但有时可发生集体性感染。

> 考点提示：钩虫病的传播途径

2. 患病及治疗经过　了解病人的发病经过,询问病人的起病经过,主要症状及其特点、病情的进展情况。有无贫血、营养不良、胃肠功能失调、劳动力下降等。起病后经过何种处理、服药情况及其效果如何等。

### (二) 身体状况

临床表现与感染的程度、机体营养情况和免疫功能有关。大多数为轻度感染者,无临床表现,约10%较重感染者出现较大差异的临床表现。

1. 幼虫引起的症状

(1) 钩蚴性皮炎:丝状蚴侵入的皮肤出现丘疹、小出血点或疱疹,局部有烧灼或针刺感,奇痒,俗称"粪土痒、粪毒或粪疙瘩",多发生在手指或足趾间、足背、踝部位。一般4~10天症状消失,如继发细菌感染,可形成脓疱。

(2) 呼吸系统症状:感染1周左右,大量钩蚴移行肺部,患者出现低热、咽部发痒、咳嗽咳痰、声音嘶哑、偶有痰中带血,肺部可听到湿啰音,X线检查显示肺纹理增粗或点状浸润阴影。持续数日至1个月症状消失。

2. 成虫引起的症状　主要包括慢性失血所致的贫血和肠黏膜创口引起的消化系统症状。

(1) 贫血:是钩虫病的主要症状,表现为不同程度的头晕、眼花、耳鸣、面色苍白、四肢乏力等。长期严重贫血可发生贫血性心脏病,表现为心脏扩大、心率加快、心前区吹风样收缩音,甚至发生心力衰竭。重症贫血者出现面部、下肢甚至全身水肿。

> 考点提示:钩虫病成虫引起的症状

(2) 消化系统症状:感染后1~2个月出现上腹疼痛不适、食欲减退、腹泻和消瘦。偶有严重病例出现消化道出血。儿童可有食生米、泥土等异食症。婴幼儿严重患者可出现生长发育障碍。

### (三) 实验室及其他检查

1. 血常规　常有不同程度的贫血,属于小细胞低色素性贫血。网织红细胞和嗜酸性粒细胞轻度增高,白细胞大多数正常。血清铁浓度降低,一般在 9 μmol/L 以下。

2. 粪便检查　大便隐血实验阳性。直接涂片可查到钩虫卵,有确诊意义。

3. 骨髓涂片检查　红细胞系统增生活跃,红细胞发育多停滞于幼红细胞阶段,中幼红细胞显著增多。

## 知 识 链 接

**钩虫病诊断要点**

1. 流行病学史　在流行区有赤足下田史。
2. 临床表现　钩蚴性皮炎、缺铁性贫血、肠道功能紊乱。
3. 辅助检查　大便中检出钩虫虫卵可确诊。

### （四）心理社会状况

评估患者对钩虫病临床表现、并发症及预防知识等认知程度，以及对所出现的各种症状的心理反应。

### （五）治疗要点

1. 病原治疗　阿苯达唑（肠虫清），2岁以上儿童及成人剂量为400 mg顿服，隔10天重复一次。1～2岁儿童剂量减半。同时甲苯达唑、氟苯咪唑、左旋咪唑和丙氯咪唑等也可用于钩虫病治疗。

2. 局部治疗　钩蚴性皮炎患者在感染24小时内可用左旋咪唑涂擦剂或15％噻苯达唑软膏涂擦患处，每天3次，连用2天，有止痒、消炎，杀死皮内钩蚴的作用，同时还能预防呼吸道症状的发生。

3. 对症治疗　补充铁剂可纠正贫血。严重患者伴营养不良，除补充铁剂外，还需补充维生素和蛋白质等营养物质。

## 二、护理诊断及医护合作性问题

1. 贫血　与钩虫在肠道内寄生引起慢性失血有关。
2. 活动无耐力　与钩虫所致贫血有关。
3. 胃肠功能紊乱　与钩虫在小肠寄生并吸附小肠黏膜形成浅表溃疡有关。
4. 皮肤完整性受损　与钩蚴引起皮肤损伤有关。

## 三、护理目标

1. 病人能了解本病贫血的原因，积极配合治疗、护理，贫血情况得到改善，体力增加，活动耐力增强。
2. 切实执行各项饮食措施，胃肠道功能逐渐恢复，食欲逐渐增强。
3. 积极配合皮肤护理，皮肤无破损及继发感染。

## 四、护理措施

1. 隔离　采取接触隔离和消化道隔离。尽量避免皮肤与污染的土壤密切接触，防止钩蚴侵入皮肤。不吃不卫生蔬菜，防止钩虫经口感染。对患者的排泄物、呕吐物及污染物品应先及时消毒后弃去，并对患者内衣裤及手足进行及时消毒处理。

2. 生活护理

（1）休息与环境：一般患者适当休息，重度贫血者应卧床休息。严重贫血患者，机体免疫力低下，故易继发细菌感染，所以在卧床期间应做好一切生活护理，特别要注意口腔和皮肤的护理。

（2）饮食护理：增加营养，纠正贫血。应给予高蛋白、高热量、高维生素、富含铁质及维生素的易消化食物。驱虫期间给以半流质饮食，忌用油类和粗纤维食物。

3. 病情观察　注意观察生命体征的变化；皮疹情况，皮肤有无破损或继发感染；密切观察患者呼吸系统和消化系统症状，有无消化道出血；观察患者贫血症状及治疗效果；同时观察患者食欲的变化。

4. 用药护理

（1）苯咪唑类药物不良反应轻微，部分患者可出现头晕、腹部不适、腹痛、腹泻等症状，服药前应向患者说明，出现这些症状不影响治疗，并可自行缓解。

（2）对严重贫血患者应先纠正贫血，再驱虫治疗。输液或输血时，应控制滴速在30滴/分，防止发生肺水肿。

（3）服用铁剂治疗贫血时应注意：口服铁剂应用吸管，防止牙齿变黑；禁饮牛奶、茶和咖啡；应在饭后30～40分钟后服用铁剂，可减轻铁剂对胃肠道的刺激；维生素C有助于铁剂的吸收；服用铁剂期间，粪便呈黑褐色为正常现象；贫血纠正后，仍需坚持服药2～3个月，以彻底治疗贫血。

## 五、护理评价

病人能了解本病贫血的原因，积极配合治疗、护理，贫血情况得到改善，体力增加，活动耐力增强。切实执行各项饮食措施，胃肠道功能逐渐恢复，食欲逐渐增强。积极配合皮肤护理，皮肤无破损及继发感染。

## 六、健康教育

1. 预防疾病指导  根据钩虫病的感染率情况，定期开展大规模的普查、普治工作，进行驱虫治疗，以控制传染源。加强粪便管理，禁止鲜粪施肥，推广粪便无害化处理是预防本病的关键。尽量采用机械耕种。尽量避免皮肤与污染的土壤密切接触，防止钩蚴侵入皮肤。不吃不卫生蔬菜，防止钩虫经口感染。重点在于宣传教育，提高认知，在钩虫病的高发区域开展集体驱虫治疗。同时加强个人防护，提倡穿鞋下田，暴露皮肤局部涂药加以保护。目前暂无有效疫苗。

2. 对病人指导  驱虫治疗后，嘱患者在半个月至1个月内进行粪便复检，如发现钩虫卵，应重复驱虫1次。

案例：
　　患者，男，54岁，农民，因头晕、乏力5个月加重1个月入院。患者5个月前感头晕、乏力，尤其以活动和下田劳动明显，食欲减退，解稀便，进行性消瘦。在当地以"贫血"治疗，效果不明显。近一个月来觉头晕、乏力加重，伴心悸、气促。查体：贫血貌，消瘦，双肺呼吸音粗。心率85次/分，律齐。腹软，上腹部轻压痛，肝脾未触及。血常规：血红蛋白60 g/L，粪便隐血试验阳性，涂片发现有钩虫虫卵。

问题：
1. 该患者的临床表现有何特点？初步评估为什么疾病？
2. 该患者存在哪些护理问题？护理措施有哪些？
3. 如何对该病人进行健康教育？

ER-6-8 案例思路解析
（钩虫病病人的护理）（文档）

ER-6-9 扫一扫，看总结
（钩虫病病人的护理）（文档）

ER-6-10 扫一扫，测一测
（钩虫病病人的护理）（文档）

（叶永椿）

## 第三节 蛔虫病病人的护理

ER-6-11 扫一扫，知重点
（蛔虫病病人的护理）PPT

### 学 习 目 标

1. 掌握蛔虫病的主要临床特征、护理诊断及医护合作性问题、护理措施。
2. 熟悉蛔虫病的流行病学特征、实验室检查要点。
3. 了解蛔虫病的发病机制。
4. 能对蛔虫病人按护理程序正确实施护理。
5. 具有严谨求实的工作态度，尊重传染病病人的身心需求，体现出护士的爱伤精神和人文关怀。

---

导入情景：

患儿，男，3岁，家住农村，父母外出打工，由爷爷奶奶照顾。一日三餐吃得不少，可还是面黄肌瘦，还经常喊肚子痛，晚上经常磨牙、易惊醒，白天精神不振、易怒。入院检查后确诊为蛔虫病。

问题：
1. 蛔虫病的感染途径是什么？
2. 哪些检查可以确诊蛔虫病？
3. 如何预防蛔虫病？

---

蛔虫病（ascariasis）是由似蚓蛔蛔线虫寄生于人体小肠所引起的疾病，是人体最常见的肠道寄生虫病。轻者无症状，重者不仅影响食欲、肠道功能和生长发育，而且可出现胆道蛔

虫症、蛔虫性肠梗阻等严重并发症,甚至危及生命。

蛔虫是寄生于人体内最大的线虫,雌雄异体,活体为乳白色或粉红色,死虫为灰白色。雌虫产出的虫卵随粪便排出体外。受精卵在潮湿、荫蔽、氧气充足和适宜温度(21～30 ℃)的土壤中,约经 2 周,卵内的细胞发育为幼虫,再经 1 周后,幼虫第 1 次蜕皮发育为感染期卵。感染期卵被人误食后,在小肠内孵出幼虫。幼虫钻入小肠黏膜和黏膜下层,侵入小静脉或淋巴管,随血液和淋巴液,经门静脉系统到肝,经下腔静脉,再经右心到达肺,穿过肺毛细血管到达肺泡,进行 2 次蜕皮。然后幼虫沿支气管、气管移行到咽,被吞咽入食管,经胃到小肠,在小肠内经第 4 次蜕皮,逐渐发育为成虫。成虫寄生于人体小肠,空肠最多,回肠次之,以肠内的消化和半消化物为食。雌、雄虫交配后,雌虫每天产卵约 24 万个。自感染期卵进入人体到雌虫产卵需 60～75 天,成虫寿命 1 年左右。

蛔虫对机体的损害主要有:①幼虫移行症,幼虫在人体内移行至肺,其代谢产物和(或)幼虫死亡导致炎症反应,损伤肺毛细血管引起出血,嗜酸性和中性粒细胞浸润,临床出现呼吸道症状。②成虫致病作用,成虫寄生于空肠和回肠上段,损伤肠黏膜,导致消化吸收障碍,临床出现腹痛、营养不良、消化道功能紊乱,甚至发育障碍。大量成虫缠结成团,引起机械性肠梗阻。蛔虫有穿孔习性,如环境变化时(高热、胃肠道功能紊乱、驱虫不当等)可钻入生理性狭窄的部位,引起异位损害,常见的有胆道蛔虫症,胰管蛔虫症及阑尾蛔虫症。胆道中的虫卵、虫体的碎片可成为胆结石的核心而诱发胆结石。蛔虫迷走至咽喉和支气管,偶可发生阻塞和窒息。

## 一、护理评估

### (一)健康史

1. 流行病学资料
(1) 传染源:人是蛔虫的唯一终宿主,蛔虫患者是唯一传染源。
(2) 传播途径:感染期虫卵经口进入人体,被污染的土壤、蔬菜及瓜果等是主要传播媒介。
(3) 人群易感性:普遍易感。儿童在地上爬行、吸吮手指易感染。有生食蔬菜习惯者容易被感染。
(4) 流行特征:蛔虫病是最常见的蠕虫病,呈世界性分布。发展中国家及农村发病率较高;儿童感染率高于成人,尤以 3～10 岁为主。常为散发,但有时可发生集体性感染。

> 考点提示:蛔虫病的传播途径

2. 患病及治疗经过　了解病人的发病经过,询问病人的起病情况,有无食欲下降、肠道功能紊乱等。起病后经过何种处理、服药情况及其效果如何等。

### (二)身体状况

1. 临床表现　人感染蛔虫后,大多无临床表现,称为蛔虫感染。通常营养不良和体弱者易出现临床表现,分为幼虫移行期症状和成虫所致症状。
(1) 幼虫移行期症状:多见于短期内食入被大量感染期虫卵污染的食物者,7～9 天后出现发热、咽部异物感、阵发性咳嗽、胸痛、胸闷等类似上呼吸道感染的症状。少数患者出现皮疹或荨麻疹。严重患者可有哮喘样发作、呼吸困难、痰中带血等。肺部炎症浸润和嗜酸性粒细胞增多,可闻及干啰音。X线检查两侧肺门阴影增粗,肺纹理增多,点状、絮状或片状阴影,一般2~3周内消失。

　　(2) 成虫所致症状:轻度感染无明显症状。少数患者出现上腹部及脐周钝痛或阵发性绞痛,不定时发作,可自行缓解。严重者出现食欲减退、营养不良、体重下降、发育障碍、贫血等表现。儿童患者常因此哭闹不安,伴有食欲减退、偏食、恶心、腹胀、腹泻与便秘交替,可从粪便排出蛔虫或呕出蛔虫,同时可有夜惊、磨牙、异食癖、惊厥等神经系统症状。

　　2. 并发症　蛔虫一般处于安静状态,但受到刺激后易使虫体骚动、移位及钻孔等,引起严重的并发症,常见的有以下三种。

　　(1) 胆道蛔虫症:是最常见的并发症,由蛔虫钻入胆道引起胆总管括约肌痉挛,表现为突发性上腹阵发性、钻顶样绞痛,尤其是剑突下偏右侧,可放射至背部及右肩部,患者极度不安、恶心呕吐。部分患者可引起胆道感染、肝脓肿,出现寒战、高热、白细胞计数升高等全身症状。进入胆道的蛔虫可自行退出后,症状消失。

　　(2) 蛔虫性肠梗阻:大量蛔虫扭结成团阻塞肠腔引起不完全性肠梗阻,患者出现阵发性脐周剧痛、腹胀、呕吐,可吐出食物、胆汁及蛔虫。腹部检查可见肠型和蠕动波,并可触及条索状包块,肠鸣音亢进。严重者可有水电解质紊乱和酸中毒。

　　(3) 蛔虫性腹膜炎及阑尾炎:蛔虫可穿破小肠或阑尾,产生弥漫性腹膜炎,患者出现发热、腹胀、肠鸣音减弱,X线检查见膈下游离气体。蛔虫性肠梗阻及阑尾炎持续过久,可引起肠穿孔、腹膜炎。

> 考点提示:蛔虫病的常见并发症

### (三) 实验室及其他检查

　　1. 病原学检查　粪便涂片或饱和盐水漂浮法可查到虫卵。B超和逆行胰胆管造影有助于胆、胰、阑尾蛔虫症的诊断。

　　2. 血常规　蛔虫幼虫移行期白细胞和嗜酸性粒细胞增多,若并发感染,白细胞与中性粒细胞增多。

> 考点提示:蛔虫病的确诊依据

## 知 识 链 接

### 蛔虫的诊断要点

　　1. 流行病学史　不洁饮食史,学龄前儿童感染率高。生活的卫生条件,卫生习惯较差。
　　2. 临床表现　咳嗽、哮喘样发作、肺部炎症、腹痛、嗜酸性粒细胞增高。
　　3. 辅助检查　粪便查见蛔虫卵,或粪便排出或呕出蛔虫者均可确诊。

### （四）心理社会状况

了解患者及其家属对本病的认识程度及防治知识的了解程度，以及因腹痛造成的心理压力等。了解患者家庭背景及家属对患者的关心、支持情况。

### （五）治疗要点

蛔虫病的治疗分为驱虫治疗和并发症处理，但最根本的是驱虫治疗。

1. 驱虫治疗

（1）苯咪唑类药物：阿苯咪唑和甲苯达唑（安乐士）为广谱驱虫药，可抑制虫体摄取葡萄糖，导致糖原消耗和三磷酸腺苷减少，使虫体麻痹。阿苯达唑（肠虫清）400 mg，顿服，虫卵阴转率达90％以上。甲苯达唑 200 mg，顿服。一般无明显副作用，偶有头痛、恶心、呕吐、轻度腹泻等。严重者往往需多次治疗才能治愈。

（2）噻嘧啶：为广谱驱虫药，可阻断虫体神经肌肉传导，引起虫体收缩后麻痹不动而死亡。儿童剂量 10 mg/kg，顿服。不良反应为头痛、呕吐等。

（3）左旋咪唑：可抑制虫体肌肉中的琥珀酸脱氢酶的作用，使虫体麻痹而排出。儿童剂量 2.5 mg/kg，顿服。偶可引起中毒性脑病，应慎用。

2. 并发症处理

（1）胆道蛔虫症：主要采用内科治疗，肌注氯丙嗪、阿托品解痉，抗生素控制感染，症状缓解后再行驱虫治疗。内科治疗无效者则需手术治疗。

（2）蛔虫性肠梗阻：可服用豆油或花生油，使蛔虫团松解，置胃肠管减压，纠正水、电解质、酸碱平衡紊乱，疼痛缓解后再驱虫。上述治疗无效或出现肠穿孔症状者应及早进行手术治疗。

（3）蛔虫性阑尾炎：应及早给予手术治疗。

## 二、护理诊断及医护合作性问题

1. 疼痛　与蛔虫寄生引起肠道、胆道痉挛有关。
2. 营养失调　低于机体需要量，与蛔虫消化营养及妨碍正常消化吸收有关。
3. 知识缺乏　与缺乏个人卫生、饮食卫生和环境卫生知识有关。
4. 有传播感染的可能　与排出虫卵有关。
5. 潜在并发症　胆道蛔虫症、蛔虫性肠梗阻、蛔虫性阑尾炎。

## 三、护理目标

1. 患者积极配合治疗，腹痛减轻或消失。
2. 切实执行各项饮食措施，食欲增加，体重增加。
3. 住院期间无胆道蛔虫症、蛔虫性肠梗阻等并发症发生或发生时及时发现并处理。
4. 患者及家属了解本病的发病原因，养成良好卫生习惯。

## 四、护理措施

1. 隔离　采用消化道隔离。
2. 生活护理　注意休息，合理饮食，指导患者戒除不良卫生习惯。一般给予高蛋白质、高维生素、高热量的食物，注意食物的色、香、味，以增加患者食欲。服用驱虫药物期间，不宜进食过多的油腻食物，避免生冷等刺激性食物。胆道蛔虫症发作时，进低脂、易消化的流质或半流质食物,并发肠梗阻或呕吐严重时应禁食或进少量流质。

3. 病情观察　观察患者生命体征及腹痛情况,如了解腹痛的部位、性质、程度、规律,观察患者是否排便及粪便性状、是否排虫。

4. 用药护理　遵医嘱服用驱虫药物,观察驱虫药物的副作用。驱虫药物应于睡前或空腹一次顿服,服药后注意观察大便有无虫体排出,若出现恶心、呕吐、腹痛、头晕等不良反应,可给予对症处理。

5. 对症护理　注意观察腹痛的特点,有无压痛及肌紧张。腹痛较轻者可以按摩腹部,或俯卧位用枕垫压腹部,也可用热水袋热敷。遵医嘱给予解痉药,如氯丙嗪、山莨菪碱(654-2)等。若发现患者腹痛剧烈、呕吐,腹部有肠型及蠕动波、条索状包块或腹部有压痛、肌紧张、反跳痛等征象应考虑并发症可能,应及时报告医生。

### 五、护理评价

患者积极配合治疗、护理,腹痛减轻或消失。切实执行各项饮食措施,食欲增加,体重增加。住院期间无胆道蛔虫症、蛔虫性肠梗阻等并发症发生或发生时及时发现并处理。患者及家属了解本病的发病原因,养成良好卫生习惯。

### 六、健康教育

1. 预防疾病指导　积极开展普查、普治,养成良好的卫生习惯,尤其在儿童、托幼机构、学校等,对患者及带虫者及时进行驱虫治疗。注意饮食卫生和个人卫生,饭前便后洗手,不吃不清洁的瓜果蔬菜,不饮生水,勤剪指甲等,防止食入蛔虫卵,减少感染机会。加强农村粪便无害化处理,避免虫卵污染周围环境。居民感染率高于50%可酌情采用集体驱虫治疗。

2. 对病人的指导　指导病人进行驱虫治疗,向患者介绍蛔虫病的感染过程、治疗方法和预后,宣传养成良好的卫生、饮食习惯对预防本病的重要性。

> 案例:
> 　　患儿,男,10岁,学生,生活在农村。突发脐周痛,伴恶心、呕吐,呕吐物中见乳白色似蚯蚓样虫体。体检:体温37℃,腹软,无压痛及反跳痛,肠鸣音亢进,肝脾肋下未触及。病前曾多次在粪便中见到乳白色似蚯蚓样虫体。
> 　　问题:
> 　　1. 该患者的临床表现有何特点? 初步评估为什么疾病?
> 　　2. 如何对病人及其家属进行健康教育?

ER-6-12　案例思路解析
(蛔虫病病人的护理)(文档)

ER-6-13　扫一扫,看总结
(蛔虫病病人的护理)(文档)

ER-6-14　扫一扫,测一测
(蛔虫病病人的护理)(文档)

(叶永椿)

## 第四节　蛲虫病病人的护理

ER-6-15　扫一扫，知重点
（蛲虫病病人的护理）PPT

### 学习目标

1. 掌握蛲虫病的主要临床特征、护理诊断及医护合作性问题、护理措施。
2. 熟悉蛲虫病的流行病学特征、实验室检查要点。
3. 了解蛲虫病的发病机制。
4. 能对蛲虫病人按护理程序正确实施护理。
5. 具有严谨求实的工作态度，尊重传染病病人的身心需求，体现出护士的爱伤精神和人文关怀。

---

导入情景：

患儿，男，2岁，夜间常睡眠不安、夜惊、磨牙，经常用手搔抓肛周，局部皮肤已被患儿搔破。入院检查后初步诊断为蛲虫病。

问题：

1. 蛲虫病是通过什么途径传播的呢？
2. 临床评估需要做哪些检查？

---

蛲虫病（enterobiasis）是蛲虫寄生于人体肠道所引起的疾病，多见于幼儿，临床特征为肛门周围和会阴部夜间瘙痒。

虫体细小，乳白色，似线头状。虫体前端角皮膨大形成头翼。成虫寄生在人体回盲部，多见于盲肠、升结肠和回肠末端，以肠内容物、组织或血液为食。雌雄虫交配后，雄虫很快死亡并被排出。子宫内充满虫卵的雌虫下行至直肠。人入睡后，肛门括约肌较松弛，雌虫自肛门爬出，受温度、湿度和氧的刺激，在肛周产卵（5 000～17 000个）。雌虫产卵后多死亡，少数经肛门返回肠腔，若进入阴道、子宫、输卵管、尿道等部位，引起异位寄生。在肛门周围的虫卵约经6小时蜕皮1次，发育为感染期卵。此期虫卵经口或随空气吸入再咽下等方式感染，在十二指肠孵出幼虫，沿小肠下行，蜕皮3次，在回盲部发育为成虫。自误食感染期卵到成虫产卵约需4周，雌虫存活期为2～4周。

蛲虫头部钻入肠黏膜，引起炎症及微小溃疡。由于蛲虫寄生期短暂，故肠黏膜病变轻微。蛲虫偶尔穿破肠壁，侵入腹腔或阑尾，诱发急性或亚急性炎症反应。极少数女性患者产生异位寄生,如阴道、子宫、输卵管等,引起相应部位的炎症。雌虫在肛周爬行、产卵,刺激皮肤,引起瘙痒。

## 一、护理评估

### (一)健康史

1. 流行病学资料

(1) 传染源:人是唯一自然宿主,患者为传染源;排出体外的虫卵具有传染性。

(2) 传播途径:主要通过消化道传播。①直接感染:患者手指或指甲缝有虫卵,通过吮吸被虫卵污染手指,从肛门至口入而感染,为自身感染的一种类型;②间接感染:虫卵污染内衣裤、被褥、玩具、食物等而感染;③吸入感染:虫卵可漂浮于空气尘埃中,从口鼻吸入咽下感染;④逆行感染:虫卵在肛门附近孵化,幼虫爬回肠内,引起逆行感染。

(3) 人群易感性:普遍易感。可反复多次感染。儿童感染率高。有家庭聚集性。

(4) 流行特征:本病呈世界性分布,温带、寒带地区感染率高于热带,发展中国家的发病率高于经济发达的国家。卫生状况较差的地区及卫生习惯不良的人群感染率较高。随着我国农村及郊区幼儿园等集体生活场所的增多,本病的感染率有增高趋势。蛲虫病有明显的家庭聚集现象。

2. 患病及治疗经过　了解病人的发病经过,询问病人的卫生情况,有无肛门周围和会阴部夜间瘙痒等。起病后经过何种处理、服药情况及其效果如何等。

### (二)身体状况

1. 临床表现　轻者一般无症状,卫生习惯良好者自愈。

(1) 局部症状:肛门周围和会阴部奇痒,有虫爬行感,以夜间为甚。

(2) 神经系统症状:由于搔抓致局部炎症、溃疡、疼痛,患者常有睡眠不安、夜惊、烦躁、磨牙等。长期睡眠不佳者,可使患者白天注意力不集中,好咬指甲,性情怪僻等心理行为偏异。

(3) 消化道症状:可出现食欲不振、恶心、呕吐、腹痛、腹泻等。

2. 异位并发症　侵入尿道引起尿频、尿急、尿痛;侵入阴道可引起分泌物增多和下腹部疼痛不适,分泌物涂片可发现虫卵;侵入阑尾引起阑尾炎,与细菌感染所致症状相似,病例检查发现黏膜下层有被肉芽肿包围成虫;侵入腹腔引起腹膜炎,形成肉芽肿。

> 考点提示:蛲虫病的主要临床表现

### (三)实验室及其他检查

1. 成虫检查　在患者入睡 2~3 小时后,检查肛周皮肤皱褶处,发现白线头状蛲虫。

2. 虫卵检查　最常用的是棉签拭子法和透明胶纸粘贴法。雌虫多不在肠道内产卵,所以粪便蛲虫卵检出率较低,一般不足 50%。

> **知识链接**
>
> **蛲虫病的诊断要点**
> 1. 流行病学资料　有不洁饮食史,儿童是主要感染人群。生活的卫生条件,个人的卫生习惯较差。
> 2. 临床表现　肛门周围和会阴部瘙痒,夜间明显。
> 3. 辅助检查　在其肛门、会阴、内衣等处找到成虫可确诊。

### (四) 心理社会状况

了解患者及家属对蛲虫病的认知程度;了解患者是否因奇痒及长期睡眠不佳引起焦虑、恐惧、紧张及不安的心理变化;了解患者家长对患儿的关心程度。

### (五) 治疗要点

1. 驱虫治疗

(1) 苯咪唑类药:阿苯达唑(肠虫清)和甲苯达唑(安乐士)为驱虫的首选药物。阿苯达唑 100 mg 或 200 mg,顿服,2 周后重复一次;甲苯达唑 100 mg/d,连服 3 天,治愈率高达 100%。可能会出现头晕、腹痛、腹泻等副作用。

(2) 恩波吡维铵(扑蛲灵):患儿 5 mg/kg,顿服。服用后大便被染成红色。

(3) 噻嘧啶:患儿 10 mg/kg,顿服,2 周后重复一次。

2. 局部治疗　入睡前清洗肛周后,局部涂上蛲虫膏或 2% 白降汞(氧化氨基汞)软膏,有杀虫和止痒的双重作用。

## 二、护理诊断及医护合作性问题

1. 不舒适　肛门及会阴部瘙痒,与虫体蠕动刺激局部皮肤有关。
2. 心理行为偏异　与长期睡眠不佳有关。
3. 知识缺乏　缺乏蛲虫病的感染方式及预防知识。

## 三、护理目标

1. 肛周和会阴部瘙痒消失。
2. 睡眠恢复正常。
3. 患者及家属了解本病的预防方法。

## 四、护理措施

1. 隔离消毒　加强个人卫生防护,对污染的物品进行彻底消毒处理。
2. 生活护理　注意休息,加强营养,保证充足的睡眠。驱虫期间给予半流质饮食,禁忌油脂、粗纤维等刺激性食物。
3. 病情观察　注意观察患者精神状态、睡眠情况、食欲变化及心理状态。
4. 用药护理　遵医嘱服用驱虫药物,观察驱虫药物的副作用。向患者讲解药物的名称、剂量、服药方法等。苯咪唑类药物常见的不良反应有恶心、呕吐、腹痛、头晕等不良反应。

5. 对症护理

（1）减轻或消除肛周和会阴部瘙痒：遵医嘱服用驱虫药物，观察驱虫效果和药物副作用。每次排便后及入睡前，用温水洗净肛门和会阴部后局部用药。

（2）防止自身感染：患儿戴手套及穿满裆裤睡觉，勤换衣裤床褥；对患儿所用的玩具、用品及家具用紫外线消毒或置于阳光下暴晒6～8小时。

### 五、护理评价

1. 肛周和会阴部瘙痒是否消失。
2. 睡眠是否恢复正常。
3. 患者及家属是否了解本病的预防方法。

### 六、健康教育

1. 预防疾病指导　开展预防蛲虫病的卫生宣传教育，使患者及家属了解本病的传播方式。对集体性儿童机构或家庭开展普查、普治，7～14天重复检查。养成良好的卫生习惯，勤剪指甲，勤洗手、洗澡，勤换内衣裤，不吮吸手指。对污染的物品进行及时彻底消毒。

2. 对病人的指导　指导家长观察成虫及收集虫卵的方法：在夜间患儿入睡后1～3小时，观察肛周和（或）会阴部皮肤有无乳白色小线虫。收集虫卵，可用透明胶纸在清晨于肛周皮肤皱褶处粘取虫卵；也可用生理盐水的棉签在肛门擦获虫卵。

> **案例：**
> 　　患儿，女，3岁，出现会阴部瘙痒，尤以夜间为甚，有时有遗尿。夜间突发惊哭，睡眠不安。患儿心情烦躁、焦虑不安，食欲减退，注意力不集中，好咬指甲。会阴局部皮肤被患儿搔破。病程中，患儿食欲缺乏，近几天来，有尿频、尿急等症状。患儿家长不知所患何病，不知如何治疗及预后情况。体检：体温37℃，一般情况可，营养中等，意识清，精神萎，面色稍苍白，全身皮肤黏膜无黄染、无皮疹。双肺（一）。肾区无叩击痛，肝、脾肋下未及，肠鸣音正常。外阴稍红、见抓痕，无分泌物、无湿疹。实验室检查：透明胶纸法发现乳白色的小线虫。
> 　　问题：
> 1. 该患者的临床表现有何特点？初步评估为什么疾病？
> 2. 如何向患儿家长进行蛲虫病的健康教育？

ER-6-16　案例思路解析（蛲虫病病人的护理）（文档）

ER-6-17　扫一扫，看总结（蛲虫病病人的护理）（文档）

ER-6-18　扫一扫，测一测（蛲虫病病人的护理）（文档）

（叶永椿）

# 实训指导

## 实训1　传染病职业暴露的预防和意外暴露时的处理

【实训目的】

1. 掌握个人防护用品的使用方法及意外暴露时的处理。
2. 熟悉职业暴露的主要途径及危险性。
3. 护理中提高自我防护意识，培养良好的工作习惯。

【实训准备】

1. 物品　口罩，帽子，护目镜，自来水龙头，生理盐水，70％乙醇溶液或0.5％聚维酮碘溶液，棉签，纱布，胶布。
2. 环境　室内干净、整洁。

【实训学时】

1学时。

【实训方法与注意事项】

（一）实训方法

1. 戴、脱口罩、帽子、护目镜的方法
（1）教师首先示教，按照操作步骤的顺序进行讲解，并指出操作重点。
（2）学生分组练习。
（3）教师随时巡视、指导学生进行操作。结束前教师进行总结，对存在的问题加以指正。结合学生操作过程中存在的问题进行总结，必要时再次示教。

2. 意外暴露处理
（1）情景模拟临床发生乙肝病人职业暴露，教师首先示教处理方法，按照操作步骤的顺序进行讲解，并指出操作重点。

1）紧急处理：①清洗：若无伤口，被污染的皮肤用肥皂液和流动水清洗；被污染的黏膜反复用生理盐水冲洗干净。②轻压：若有伤口，由近心端向远心端轻轻挤压伤口周围，避免挤压伤口局部，尽可能挤出损伤处的血液，再用肥皂液和流动水冲洗伤口。③消毒：冲洗伤口后，用70％乙醇溶液或0.5％聚维酮碘溶液消毒皮肤伤口，并包扎。

2）报告：及时向带教老师、有关领导、相关部门报告发生职业暴露情况。

3）评估暴露源、暴露者（乙肝暴露后预防措施关键是注射乙肝免疫球蛋白和接种乙肝疫苗）。

4) 暴露后随访与评估

(2) 学生分组进行操作练习。

(3) 教师随时巡视、指导学生进行操作。结束前教师结合学生操作过程中存在的问题进行总结,将存在的问题加以指正,必要时再次示教。

(4) 学生将操作步骤进行记录。

**(二) 注意事项**

1. 挤压伤口时,避免挤压伤口局部,尽可能挤出损伤处的血液。
2. 发生意外暴露后,不要慌张,严格按照操作流程进行。

(叶永椿)

## 实训2　穿脱隔离衣、防护服

### 一、穿脱隔离衣

**【实训目的】**

1. 掌握穿脱隔离衣的正确方法及注意事项。
2. 熟悉隔离衣作用及使用指征。
3. 护理中进一步强调个人防护的重要性。

**【实训准备】**

1. 物品　隔离衣、挂衣架、口罩、帽子、手消毒设备。
2. 环境　干净、整洁。

**【实训学时】**

1学时。

**【实训方法与注意事项】**

(一) 实训方法

1. 教师首先示教,按照操作步骤的顺序进行讲解,并指出操作重点。

(1) 穿隔离衣

1) 戴好口罩及帽子,取下手表,卷袖过肘(冬季卷过前臂中部即可)。

2) 手持衣领取下隔离衣,清洁面朝自己;将衣领两端向外折齐,对齐肩缝,露出袖子内口。

3) 右手持衣领,左手伸入袖内;右手将衣领向上拉,使左手套入后露出。

4) 换左手持衣领,右手伸入袖内;举双手将袖抖上,注意勿触及面部。

5) 两手持衣领,由领子中央顺着边缘向后将领扣扣好,再扎好袖口(此时手已污染),松腰带活结。

6) 将隔离衣一边约在腰下5 cm处渐向前拉,直到见边缘,则捏住;同法捏住另一侧边缘，注意手勿触及衣内面。然后双手在背后将边缘对齐，向一侧折叠，一手按住折叠处，另一手将腰带拉至背后压住折叠处，将腰带在背后交叉，回到前面系好。

(2) 脱隔离衣

1) 解开腰带，在前面打一活结。

2) 解开两袖口，在肘部将部分袖子套塞入袖内，便于消毒双手。

3) 消毒清洗双手后，解开领扣，右手伸入左手腕部套袖内，拉下袖子过手；用遮盖着的左手握住右手隔离衣袖子的外面，将右侧袖子拉下，双手转换渐从袖管中退出。

4) 用左手自衣内握住双肩肩缝撤右手，再用右手握住衣领外面反折，脱出左手。

5) 左手握住领子，右手将隔离衣两边对齐(若挂在半污染区，隔离衣的清洁面向外，挂在污染区，则污染面朝外)，挂在衣钩上。不再穿的隔离衣脱下清洁面向外，卷好投入污染袋中。

2. 学生分组进行操作练习。

3. 教师随时巡视、指导学生进行操作。结束前教师结合学生操作过程中存在的问题进行总结，将存在的问题加以指正，必要时再次示教。

4. 学生将操作步骤进行记录。

(二) 注意事项

1. 隔离衣须全部覆盖工作衣，有破洞或潮湿时，应立即更换。

2. 保持隔离衣里面及领部清洁，系领带(或领扣)时勿使衣袖及袖带触及面部、衣领及帽子等。

3. 消毒手时不能沾湿隔离衣，隔离衣不可触及其他物品。

4. 穿隔离衣时避免接触清洁物，穿隔离衣后，只限在规定区域内进行工作，不允许进入清洁区及走廊。

5. 穿好隔离衣后，双臂保持在腰部以上、视线范围内。

6. 隔离衣应每天更换一次。接触不同病种病人时应该更换隔离衣。

## 二、穿脱防护服

【实训目的】

1. 掌握穿脱防护服的正确方法及注意事项。

2. 熟悉防护服作用及使用指征。

3. 护理中进一步强调个人防护的重要性。

【实训准备】

1. 物品　N95口罩、一次性帽子、连体防护服、胶鞋、眼罩、一次性手套、鞋套、医疗废物容器。

2. 环境　干净，整洁。

【实训学时】

1学时。

【实训方法与注意事项】

(一) 实训方法

1. 教师首先示教，按照操作步骤的顺序进行讲解，并指出操作重点。

(1) 穿防护服

准备工作：戴口罩，戴帽子。

1) 检查防护服有无破损，拉开拉链，先穿下衣，后穿上衣。

2) 戴防护帽，拉链完全拉上，遮盖拉链口，整理防护服。

3) 戴护目镜，调节护目镜舒适度。

4) 穿上鞋套，再穿胶鞋。工作裤在胶鞋内面，防护服裤腿在胶鞋外面。

5) 戴手套，将手套套在防护服袖口外面。

(2) 脱防护服

1) 脱手套，将手套放入医疗废物容器内，洗手。

2) 摘下护目镜，将护目镜放入医疗废物容器内。

3) 将防护服拉链拉到底，脱防护帽，脱袖子，袖子从内面拉出，双手抓住防护服的内面。

4) 将防护服内面朝外，轻轻卷至胶鞋的脚踝处，由上向下边卷边脱，防护服内面始终朝外。

5) 脱胶鞋，并将防护服放入医疗废物容器内。

6) 洗手。

2. 学生分组进行操作练习。

3. 教师随时巡视、指导学生进行操作。结束前教师结合学生操作过程中存在的问题进行总结，将存在的问题加以指正，必要时再次示教。

4. 学生将操作步骤进行记录。

### (二) 注意事项

1. 医务人员短时间内接触多个同种传染病人时，防护服可以连续使用。

2. 接触每个疑似病人时，均要更换防护服。

3. 防护服被病人血液、体液、污物污染后，要及时更换。

4. 医护人员应根据自身情况选择大小适合的防护服。

5. 脱下防护手套前要尽量避免接触防护服的外表面，手套脱下后要尽量接触防护服的内表面，防护服脱下后应当是内表面朝外，将外表面和污染物包裹在里面，避免污染物接触到人体和环境。

(叶永椿)

## 实训 3　　七步洗手法

### 【实训目的】

1. 掌握七步洗手法的步骤和注意事项。

2. 熟悉洗手的目的以及洗手的指征。

3. 认识到护理中无菌观念的重要性。

### 【实训准备】

1. 洗手前准备　手部无伤口，剪平指甲；穿好洗手衣(或收好袖口)，戴好口罩、帽子；洗手液(或肥皂)、干燥无菌擦手毛巾。

2. 环境　宽敞明亮,有非接触式自来水龙头和齐腰高的水槽。

【实训学时】

1学时。

【实训方法与注意事项】

(一)实训方法

1. 教师首先示教,按照操作步骤的顺序进行讲解,并指出操作重点。

第一步　洗掌心:流水湿润双手,涂抹洗手液(或肥皂),掌心相对,手指并拢,相互揉搓。

第二步　洗背侧指缝:手心对手背,沿指缝相互揉搓,双手交换进行。

第三步　洗掌侧指缝:掌心相对,双手交叉沿指缝相互揉搓。

第四步　洗拇指:一手握另一手大拇指旋转揉搓,双手交换进行。

第五步　洗指背:弯曲各手指关节,半握拳把指背放在另一手掌心旋转揉搓,双手交换进行。

第六步　洗指尖:弯曲各手指关节,把指尖合拢在另一手掌心旋转揉搓,双手交换进行。

第七步　洗手腕、手背:揉搓手腕、手背,双手交换进行。

2. 学生分组进行操作练习。

3. 教师随时巡视、指导学生进行操作。结束前教师结合学生操作过程中存在的问题进行总结,将存在问题加以指正,必要时再次示教。

4. 学生将操作步骤进行记录。

(二)洗手的指征

1. 接触病人前后,特别是在接触有破损的皮肤、黏膜和侵入性操作前后。

2. 进行无菌技术操作前后,进入和离开隔离病房、ICU、母婴室、新生儿病房、烧伤病房、感染性疾病病房等重点部门时,戴口罩和穿脱隔离衣前后。

3. 接触血液、体液和被污染的物品后。

4. 脱手套后。

(三)注意事项

1. 洗手前取下手表、手镯、戒指等饰品,卷袖过肘。特别要注意彻底清洗戴戒指、手表和其他装饰品的部位。因为手上戴了戒指,会使局部形成一个藏污纳垢的"特区",稍不注意就会使细菌"漏网"。

2. 每一个步骤不少于15秒,整个过程不少于2分钟。

3. 用一次性纸巾或消毒的毛巾彻底擦干,最好不要烘干,因为表面的水的快速挥发会导致皮肤部分失水,造成皮肤发干,变得粗糙。

(叶永椿)

## 实训4　麻疹疫苗接种

**【实训目的】**

1. 掌握麻疹疫苗预防接种技术。
2. 熟悉麻疹疫苗接种的注意事项。
3. 加强工作的责任心。

**【实训准备】**

1. 物品　75%医用乙醇、镊子、棉球杯、无菌干棉球或棉签、治疗盘、一次性注射器回收设备及污物桶、体温表、听诊器、压舌板、血压计、1∶1 000肾上腺素、氧气袋(瓶)和其他必要急救药械。

2. 环境　接种场所室外要设有醒目的标志,室内要宽敞清洁、光线明亮、温度适宜、避风。

**【实训学时】**

1学时。

**【实训方法与注意事项】**

(一) 实训方法

1. 情景模拟儿童麻疹疫苗接种,教师首先示教,按照操作步骤的顺序进行讲解,并指出操作重点。

(1) 工作人员穿戴工作衣、帽、口罩,双手要洗净,并佩戴免疫接种专用胸牌。

(2) 查验接种证,核对受种者的姓名、性别、出生年月日及接种记录,确认是否为本次接种对象。询问儿童健康状况,以及询问是否有接种禁忌证。

(3) 消毒皮肤用75%乙醇,待干后注射。禁止使用碘酒消毒。

(4) 严格按照皮下注射途径进行接种。

2. 学生分组进行操作练习。

3. 教师随时巡视、指导学生进行操作。结束前教师结合学生操作过程中存在的问题进行总结,将存在问题加以指正,必要时再次示教。

4. 学生将操作流程进行记录。

(二) 注意事项

1. 初免年龄为8月龄的儿童,18~24月龄再注射1针作为复种。

2. 儿童注射麻疹疫苗前不要空腹,接种后留在接种现场观察15~30分钟,如出现异常反应,及时报告和处理。

3. 注射免疫球蛋白后4周方可接种麻疹疫苗;接种麻疹疫苗后至少2周才可注射免疫球蛋白。

4. 核对疫苗的品种,检查疫苗外观质量。凡过期、变色、污染、发霉、有摇不散凝块或异物,无标签或标签不清楚,安瓿有裂纹的疫苗一律不得使用。

5. 每个接种点至少配备 3 名以上工作人员直接参与现场接种工作,包括现场组织员、现场记录员和接种员,而且必须熟悉掌握现场应急药械的使用。

6. 注射疫苗后两天内避免给孩子洗澡,以免感染。

7. 儿童注射麻疹疫苗后避免剧烈活动,不吃辛辣等刺激性食物,多喝温开水。

(叶永椿)

# 附 录

## 附录一 常见传染病的潜伏期、隔离期及检疫期

表附1-1 各临床类型补液量及速度一览表

| 传染病病名 | 潜伏期 平均时间 | 潜伏期 最短至最长时间 | 隔离期 | 接触者检疫期 | 接触者处理 |
|---|---|---|---|---|---|
| 传染性非典型肺炎 | 4～7日 | 2～21日 | 隔离至发病后3～4周(待定) | 医学观察2～3周 | |
| 麻疹 | 8～12日 | 6～21日 | 隔离至出疹后5日,合并肺炎者至出疹后10日 | 医学观察3周 | 可肌注丙种球蛋白 |
| 水痘 | 14～16日 | 10～21日 | 隔离至疱疹全部结痂或至发病后14日以上 | 医学观察3周 | 可肌注丙种球蛋白 |
| 风疹 | 18日 | 14～21日 | 隔离至出疹后5日 | 不需医学观察 | 孕妇可肌注丙种球蛋白 |
| 流行性感冒 | 1～3日 | 数小时至4日 | 隔离至热退后2日 | 观察3日,大流行时可集体观察 | |
| 流行性腮腺炎 | 14～21日 | 8～30日 | 隔离至腮腺肿大完全消除 | 不检疫,婴幼儿医学观察30日 | |
| 流行性脑脊髓膜炎 | 2～3日 | 1～10日 | 隔离至症状消除后3日,不少于7日 | 医学观察7日 | 服磺胺或利福平 |
| 脊髓灰质炎 | 5～14日 | 3～35日 | 隔离至发病后40日 | 医学观察20日 | 可使用减毒活疫苗 |
| 猩红热 | 2～5日 | 1～12日 | 隔离至发病后7日,或症状消除,连续3次咽培养均为阴性为止 | 观察7～12日 | 可行咽培养 |
| 百日咳 | 7～10日 | 2～23日 | 隔离至发病后40日 | 医学观察21日 | 服红霉素 |

| 传染病病名 | 潜伏期 平均时间 | 潜伏期 最短至最长时间 | 隔离期 | 接触者检疫期 | 接触者处理 |
|---|---|---|---|---|---|
| 甲型肝炎 | 30日 | 15~45日 | 隔离至发病后3周 | 医学观察45日 | 每周查ALT、AST,肌注丙种球蛋白 |
| 乙型肝炎 | 60~90日 | 28~180日 | 急性期隔离至临床痊愈,HBsAg阴转;不阴转者按病原携带者处理 | 医学观察45日 | 注射乙肝疫苗和HBIG |
| 丙型肝炎 | 60日 | 15~180日 | 隔离至HCV RNA阴转、ALT恢复正常为止 | 医学观察45日 | |
| 丁型肝炎 | | | 隔离至HDAg、HDV RNA阴转为止 | 医学观察45日 | |
| 戊型肝炎 | 40日 | 10~75日 | 隔离至发病后21日 | 医学观察60日 | |
| 霍乱 | 8~14日 | 4小时至6日 | 隔离至症状完全消除后14日或隔日粪便培养1次,连续3次阴性为止 | 医学观察5日,粪便培养连续3次阴性可解除检疫 | |
| 伤寒与副伤寒 | 8~14日 | 3~60日 | 隔离至症状完全消除后15日,症状消除后5日起间歇粪便培养2次阴性为止 | 医学观察23日,副伤寒观察15日 | |
| 细菌性痢疾 | 1~3日 | 数小时至7日 | 隔离至症状消除后7日或粪便培养连续2次阴性止 | 医学观察7日 | |
| 阿米巴痢疾 | 7~14日 | 2日至12月 | 隔离至症状完全消除后粪便连续3次查找溶组织阿米巴滋养体及阿米巴包囊阴性 | | |
| 沙门菌食物中毒 | 4~24小时 | 数小时至3日 | 隔离至症状完全消除后粪便培养连续2~3次阴性止 | 对同食者医学观察1~2日 | |
| 流行性乙型脑炎 | 7~14日 | 4~21日 | 防蚊室内隔离至体温恢复正常 | 一般不需检疫 | |
| 肾综合征出血热 | 14~21日 | 4~60日 | 隔离至体温恢复正常为止 | 一般不需检疫 | |
| 钩端螺旋体病 | 10日 | 2~28日 | 一般可以不隔离 | 一般不需检疫,疫水接触者应医学观察2周 | |

续表附1-1

| 传染病病名 | 潜伏期 | | 隔离期 | 接触者检疫期 | 接触者处理 |
| --- | --- | --- | --- | --- | --- |
| | 平均时间 | 最短至最长时间 | | | |
| 腺鼠疫 | 2~4日 | 1~12日 | 隔离至症状完全消退、淋巴结肿大消退后培养3次（每隔3日1次）阴性为止 | 医学观察9日 | 可服磺胺嘧啶或四环素 |
| 肺鼠疫 | 1~3日 | 3小时至3日 | 就地隔离至症状完全消除后痰培养连续6次阴性为止 | 医学观察9日 | 可服磺胺嘧啶或四环素 |
| 狂犬病 | 4~12周 | 4日至10年 | 发病后应隔离治疗 | 被可疑狂犬病之犬、猫、狼咬伤者应观察并注射狂犬疫苗及相关免疫血清 | |
| 炭疽 | 1~5日 | 12小时至12日 | 皮肤炭疽隔离至创口愈合痂皮脱落为止，其他类型隔离至症状消除，培养2次（间隔3~5日）阴性 | 医学观察12日 | 肺炭疽接触者可用青霉素、四环素或氧氟沙星 |
| 艾滋病 | 15~60日 | 9日至10年以上 | 病人及HIV感染者应隔离至血中病毒消失 | 日常接触不需检疫，性伴侣或密切接触者应追踪医学观察2年 | |
| 淋病 | 1~5日 | | 患病期间进行性接触隔离 | 对性伴侣检查 | |
| 梅毒 | 14~28日 | 10~90日 | 一般不需隔离 | 对性伴侣检查 | |

## 附录二　常见传染病污染物品的消毒方法

表附 2-1　常见传染病污染物品的消毒方法

| 污染物品名称 | 消毒剂 | 浓度 | 方法 | 消毒时间 |
|---|---|---|---|---|
| **1. 病人排泄物** | | | | |
| 病人粪便 | 含氯石灰 | 10%～20% | 100 g 粪便、尿液加 20 g 含氯石灰 | 2 小时 |
| 尿液 | 漂白粉 | | 尿液 1 000 ml 加漂白粉干粉 5～10 g | 2 小时 |
| 病人脓液、痰液 | 含氯石灰 | 1%～2% | 澄清液浸泡 | 30～60 分钟 |
| | 石灰 | 20% | 加等量充分搅拌，淹没脓液、痰液 | 2 小时 |
| | 过氧乙酸 | 0.5% | 加等量充分搅拌，淹没脓液、痰液 | 2 小时 |
| | 焚烧法 | | | |
| **2. 日常用品** | | | | |
| 食具、水杯等 | 过氧乙酸 | 0.5% | 洗净后完全淹没浸泡，消毒后洗净 | 30～60 分钟 |
| | 优氯净 | 0.5% | 洗净后完全淹没浸泡，消毒后洗净 | 30～60 分钟 |
| | 84 消毒液 | | 洗净后完全淹没浸泡，消毒后洗净 | 30 分钟 |
| | 煮沸 | | | 15～30 分钟 |
| | 高压蒸汽 | | 压力 98 kPa，温度 121～126 ℃ | 15～30 分钟 |
| 痰盂（杯）、便器 | 漂白粉 | 3% | 澄清液浸泡 | 1 小时 |
| | 甲酚皂 | 1%～3% | 浸泡 | 1 小时 |
| | 84 消毒液 | | 浸泡 | 30 分钟 |
| | 煮沸 | | | 15～30 分钟 |
| | 高压蒸汽 | | 压力 98 kPa，温度 121～126 ℃ | 15～30 分钟 |
| 书籍、钱币等 | 环氧乙烷 | 1.5 g/L | 分散熏蒸（20 ℃） | 3 小时 |
| | 甲醛 | 125 mg/m³ | 分散熏蒸（80 ℃） | 2 小时 |
| 衣服、被单 | 过氧乙酸 | 1%～3% | 熏蒸 1 g/m³ | 1 小时 |
| | 甲酚皂 | 1%～3% | 浸泡 | 30～60 分钟 |
| | 高压蒸汽 | | 压力 98 kPa，温度 121～126 ℃ | 30 分钟 |
| **3. 医疗用具** | | | | |
| 玻璃、搪瓷类 | 高压蒸汽 | | 压力 98 kPa，温度 121～126 ℃ | 15～30 分钟 |
| | 煮沸 | | | 15～30 分钟 |
| | 过氧乙酸 | 0.2% | 洗净后完全淹没浸泡，消毒后洗净 | 30～60 分钟 |
| | 84 消毒液 | | 洗净后完全淹没浸泡，消毒后洗净 | 30 分钟 |
| 血压计、听诊器 | 环氧乙烷 | | 熏蒸 | |

续表附2-1

| 污染物品名称 | 消毒剂 | 浓度 | 方法 | 消毒时间 |
|---|---|---|---|---|
| 及电筒、冰袋等 | 甲醛 | | 熏蒸 | |
| | 84消毒液 | | 擦拭 | |
| | 甲酚皂 | 2%~3% | 擦拭 | |
| | 苯扎溴铵 | 0.1% | 擦拭 | |
| | 过氧乙酸 | 0.5% | 擦拭 | |
| 金属类 | 苯扎溴铵 | 0.1%~0.5% | 洗净后完全淹没浸泡 | 30~60分钟 |
| | 高压蒸汽 | | 压力98 kPa,温度121~126 ℃ | 30分钟 |
| | 煮沸 | | | 30分钟 |
| | 戊二醛 | 2% | 洗净后完全淹没浸泡 | |
| 体温表 | 过氧乙酸 | 0.5% | 洗净后完全淹没浸泡 | 15分钟 |
| | 乙醇 | 75% | 洗净后完全淹没浸泡 | 15分钟 |
| 4. 病室 | | | | |
| 空气 | 过氧乙酸 | 1%~3% | 熏蒸1 g/m³ | 1小时 |
| | 紫外线 | | 30 W功率,轮流照射,每方位30分钟 | |
| 病室门窗、家具 | 甲酚皂 | 3%~5% | 擦洗或喷雾 | 30~60分钟 |
| 及地面、墙壁等 | 过氧乙酸 | 0.5% | 擦洗或喷雾 | 30~60分钟 |
| | 含氯石灰 | 10%澄清液 | 擦洗或喷雾 | 30~60分钟 |
| | 苯扎溴铵 | 0.5% | 擦洗或喷雾 | 60分钟 |
| 门把套 | 过氧乙酸 | 0.2%~0.4% | 浸湿 | 保持湿润 |
| | 84消毒液 | | 浸湿 | 保持湿润 |
| | 甲酚皂 | 3%~5% | 浸湿 | 保持湿润 |
| 褥垫、棉絮等 | 环氧乙烷 | 1.5 g/L | 熏蒸 | 12小时 |
| | 甲醛 | | 80 ml/m³ 熏蒸 | 6小时 |
| | 日光照射 | | | 6小时 |
| 5. 皮肤 | 甲酚皂 | 2% | 浸泡 | 1~20分钟 |
| | 苯扎溴铵 | 0.1% | 浸泡 | 1~20分钟 |
| | 肥皂水 | | 流水刷洗 | |
| | 过氧乙酸 | 0.2%~0.5% | 浸泡 | 1~2分钟 |
| 6. 敷料 | 煮沸 | | | 30分钟 |
| | 焚烧 | | | |
| 7. 残余食物 | 煮沸 | | | 20分钟 |
| 8. 垃圾 | 含氯石灰 | 1%~3% | 喷雾 | |
| | 甲酚皂 | 3%~5% | 喷雾 | |
| | 焚烧 | | | |

## 附录三　儿童计划免疫方案

表附3-1　儿童计划免疫方案

| 初种 | | 复种 |
|---|---|---|
| 初种时间 | 疫苗种类 | 复种时间 |
| 出生24小时内 | 乙型肝炎疫苗第1针 | |
| 出生24~48小时 | 卡介苗 | 小学一年级、乡村中学一年级 |
| 1个月 | 乙型肝炎疫苗第2针 | |
| 3个月 | 脊髓灰质炎三型混合疫苗<br>百白破菌苗第1针 | 4周岁<br>2周岁、小学一年级 |
| 4个月 | 脊髓灰质炎三型混合疫苗<br>百白破菌苗第2针 | |
| 5个月 | 脊髓灰质炎三型混合疫苗<br>百白破菌苗第3针 | |
| 6个月 | 乙型肝炎疫苗第3针 | |
| 8个月 | 麻疹疫苗 | 小学一年级 |

## 主要参考文献

[1] 饶和平.传染病护理[M].2版.杭州:浙江大学出版社,2015.
[2] 吴晓莲,陈东林.传染病护理学[M].南京:南京大学出版社,2014.
[3] 杨平,吴俊晓,周湘涛.儿科护理学[M].天津:天津科学技术出版社,2016.
[4] 张小来.传染病护理[M].2版.北京:人民卫生出版社,2018.
[5] 章新琼.基础护理学[M].合肥:安徽大学出版社,2012.
[6] 王荣俊.传染病护理[M].南京:东南大学出版社,2015.
[7] 张万秋,李松琴.传染病护理[M].上海:第二军医大学出版社,2011.
[8] 李兰娟,任红.传染病学[M].9版.北京:人民卫生出版社,2018.
[9] 周颖,梁春光.传染病护理[M].北京:科学出版社,2018.